总主编简介

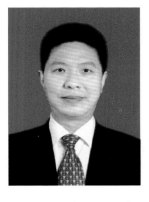

吴绪平，男，三级教授、主任医师，硕士研究生导师。现任中国针灸学会微创针刀专业委员会秘书长、中国针灸学会针刀产学研创新联盟理事长、世界中医药学会联合会针刀专业委员会学术顾问、湖北省针灸学会常务理事、湖北省针灸学会针刀专业委员会主任委员、湖北中医药大学《针刀医学》重点学科带头人、国家自然科学基金评审专家，已被收入《针刀医学传承家谱》，为中华针刀传承脉络第一代传承人。先后指导海内外硕士研究生 60 余名，2002 年 12 月赴韩国讲学，分别于 2003 年 3 月和 2011 年 5 月赴香港讲学。2013 年 11 月赴澳大利亚参加第八届世界针灸学术大会，并做学术报告。

40 年来，一直在湖北中医药大学从事针灸与针刀教学、临床及科研工作。主讲《经络腧穴学》《针刀医学》及《针刀医学临床研究》。研究方向：①针刀治疗脊柱相关疾病的临床研究；②针灸治疗心、脑血管疾病的临床与实验研究。先后发表学术论文 80 余篇，主编针灸、针刀专著 60 余部。获省级以上科研成果奖 6 项。主持的教学课题"针灸专业大学生最佳能力培养的探讨"，于 1993 年获湖北省人民政府颁发优秀教学成果三等奖。参加国家自然科学基金项目"电针对家兔缺血心肌细胞动作电位的影响及其机理探讨"，其成果达到国际先进水平，于 1998 年荣获湖北省人民政府颁发科学技术进步三等奖。参加的国家自然科学基金课题"电针对家兔缺血心肌细胞动作电位影响的中枢通路研究"达到国际先进水平，2007 年获湖北省科学技术进步三等奖。2005 年 10 月荣获湖北中医药大学"教书育人，十佳教师"的光荣称号。先后主编新世纪全国高等中医药院校规划教材《针刀治疗学》和《针刀医学护理学》，全国中医药行业高等教育"十二五"规划教材《针刀医学》《针刀影像诊断学》和《针刀治疗学》，新世纪全国高等中医药院校研究生教材《针刀医学临床研究》，全国高等中医药院校"十三五"规划教材《针刀医学》；主编《针刀临床治疗学》《分部疾病针刀治疗丛书》（1 套 9 部）及《专科专病针刀治疗与康复丛书》（1 套 16 部）、《针刀医学临床诊疗与操作规范》《中华内热针临床诊断与治疗》《中华内热针大型系列临床教学视听教材（12 集）》；总主编《分部疾病针刀临床诊断与治疗丛书》（1 套 10 部）；编著大型系列视听教材《中国针刀医学（20 集）》；独著出版《中国针刀治疗学》；主持研制的行业标准《针刀基本技术操作规范》于 2014 年 5 月 31 日由中国针灸学会发布，2014 年 12 月 31 日实施。主持研制的中国针灸学会针灸团体标准项目《循证针灸临床实践指南：针刀疗法》于 2019 年 11 月由中国针灸学会发布，2019 年 12 月 31 日起实施。

主要临床专长：擅长运用针刀整体松解术治疗各种类型颈椎病、肩周炎、肱骨外上髁炎、腰椎间盘突出症、腰椎管狭窄症、强直性脊柱炎、类风湿关节炎、膝关节骨性关节炎、神经卡压综合征、腱鞘炎、跟骨骨刺及各种软组织损伤疼痛等症。

主 编 简 介

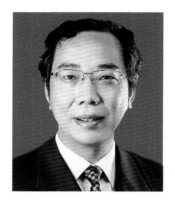

彭力，教授，主任医师，博士研究生导师，十堰市中医医院院长、党委书记。中国针灸学会微创针刀专业委员会第三届委员会顾问，中国针灸学会针刀产学研创新联合体常务副理事长，湖北省针灸学会副理事长，湖北省针灸学会穴位注射委员会副主任委员，湖北省老年医学会全息医学专业委员会副主任委员，《中国中医骨伤科杂志》《湖北医药杂志》编委。1995 年至今一直从事中风病的临床和科研工作，2000～2002 年在德国汉堡创伤医院神经科研修脑血管病的康复治疗。目前发表文章 30 余篇，参编专著 4 部，主持科研课题 10 余项。

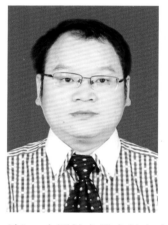

裴久国，副教授，主任医师，硕士研究生导师，十堰市中医医院针灸科主任，十堰市中医医院第五师双河市分院院长，全国第六批名老中医药专家学术经验传承人，中国针灸学会微创针刀专业委员会第三届委员会副主任委员，中国针灸学会针刀产学研创新联合体秘书长，中国针灸学会科普志愿者医师宣讲团团长，十堰市针刀医学研究所常务副所长，十堰市康复医学会副会长。擅长运用针灸、针刀整体松解术、内热针、神经阻滞术、射频靶点热凝术、胶原酶椎间盘溶解术、椎体成形术、椎间孔镜手术等技术治疗疼痛类疾病。参与中国针灸学会行业标准《针刀基本技术操作规范》、中国针灸学会针灸团体标准项目《循证针灸临床实践指南：针刀疗法》、中国针灸学会针灸病例注册登记研究《针刀松解术治疗肱骨外上髁炎》的主要研制工作，发表论文 10 余篇，主持课题 6 项，主编专著 3 部，参编专著 10 余部。

专科专病针刀整体松解治疗与康复丛书

总主编　吴绪平

膝关节疾病针刀整体松解治疗与康复

主编　彭　力　裴久国

中国健康传媒集团

中国医药科技出版社

内 容 提 要

本书共分十三章，第一章介绍膝部针刀应用解剖；第二章介绍膝关节的生物力学；第三章介绍膝部疾病病因病理学理论；第四章介绍膝关节疾病的检查方法；第五章介绍膝部针刀影像诊断；第六章介绍针刀操作技术；第七章介绍膝部慢性软组织损伤疾病；第八章介绍膝关节骨性关节炎；第九章介绍髌骨软化症；第十章介绍膝关节开放性手术后关节功能障碍；第十一章介绍膝关节疾病临证医案精选；第十二章介绍膝关节疾病针刀临床研究进展；第十三章介绍膝关节疾病针刀术后康复保健操。

全书内容丰富，资料翔实，图文并茂，言简意赅，实用性强。适用于广大针刀临床医师，全国高等中医药院校针灸骨伤、针刀及中医专业大学生、研究生阅读参考

图书在版编目（CIP）数据

膝关节疾病针刀整体松解治疗与康复 / 彭力，裴久国主编.—北京：中国医药科技出版社，2020.3

（专科专病针刀整体松解治疗与康复丛书）

ISBN 978-7-5214-1553-7

Ⅰ.①膝… Ⅱ.①彭… ②裴… Ⅲ.①膝关节–关节疾病–针刀疗法 Ⅳ.①R274.94

中国版本图书馆 CIP 数据核字（2020）第 020613 号

美术编辑 陈君杞
版式设计 张 璐

出版 **中国健康传媒集团**｜中国医药科技出版社
地址 北京市海淀区文慧园北路甲 22 号
邮编 100082
电话 发行：010-62227427 邮购：010-62236938
网址 www.cmstp.com
规格 787×1092mm ¹⁄₁₆
印张 15¼
字数 335 千字
版次 2020 年 3 月第 1 版
印次 2020 年 3 月第 1 次印刷
印刷 北京市密东印刷有限公司
经销 全国各地新华书店
书号 ISBN 978-7-5214-1553-7
定价 **49.80** 元

获取新书信息、投稿、为图书纠错，请扫码联系我们。

《膝关节疾病针刀整体松解治疗与康复》
编 委 会

序

    针刀医学发展至今，已具备较完整的理论体系，治疗范围也已由慢性软组织损伤和骨质增生类疾病扩展到内、妇、儿、五官、皮肤、美容与整形等临床各科疾病。针刀医学事业要不断发展壮大，需确立个人的研究方向，做到专科、专家、专病、专技。把针刀治疗的优势病种分化为多个专病或专科。从事针刀医学的各位中青年人才，应该走先"专而精"，后"博而广"的道路，这样才能为针刀医学的繁荣发展打下坚实的基础，才能为针刀医学走出国门、面向世界，"让针刀医学为全世界珍爱健康的人民服务"成为现实。

    得阅由湖北中医药大学吴绪平教授总主编的《专科专病针刀整体松解治疗与康复丛书》，甚感欣慰。该套丛书提出了人体弓弦力学系统和慢性软组织损伤病理构架——网眼理论的新概念，进一步阐明了慢性软组织损伤和骨质增生类疾病的病因病理过程及针刀治疗的作用机理，将针刀的诊疗思路发展到综合运用立体解剖学、人体生物力学等知识来指导操作的高度上来，将针刀治疗从"以痛为腧"的病变点松解提升到对疾病病理构架进行整体松解的高度上来，发展和完善了针刀医学的基础理论，从不同的角度诠释了针刀医学的创新，这将极大地提高针刀治疗的愈显率，让简、便、廉、验的针刀医学更加深入人心。

    该套丛书按专病和专科分为 16 个分册，每分册详细地介绍了相关疾病的病因、临床表现以及针刀整体松解治疗的全过程，将每一种疾病每一支针刀的具体操作方法淋漓尽致地展现给读者，做到理论与实践紧密结合，提高临床医师学习效率。该丛书是一套不可多得的针刀临床与教学专著，将对针刀医学的推广应用起到重要作用。故乐为之序。

中 国 工 程 院 院 士
天津中医药大学教授
国 医 大 师
2017 年 3 月 10 日

前　言

《专科专病针刀治疗与康复丛书》（一套 16 本）由中国医药科技出版社于 2010 年出版以来，深受广大针刀临床医师和全国高等中医药院校本专科大学生的青睐，该套丛书发行量大，社会反响强烈。在 7 年多的临床实践中，针刀治疗的理念不断更新、诊断技术不断完善、治疗方法不断改进，有必要将上述优秀成果吸收到本套丛书中来。应广大读者的要求，我们组织全国针刀临床专家编写了《专科专病针刀整体松解治疗与康复丛书》。本套丛书是在《专科专病针刀治疗与康复丛书》的基础上，对针刀基础理论、针刀治疗方法进行了修改与补充，增加了针刀影像诊断、针刀术后康复及针刀临床研究进展的内容，以适应针刀医学的快速发展和广大读者的需求。

《专科专病针刀整体松解治疗与康复丛书》包括《颈椎病针刀整体松解治疗与康复》《腰椎间盘突出症针刀整体松解治疗与康复》《强直性脊柱炎针刀整体松解治疗与康复》《脊柱侧弯针刀整体松解治疗与康复》《痉挛性脑瘫针刀整体松解治疗与康复》《股骨头坏死针刀整体松解治疗与康复》《肩关节疾病针刀整体松解治疗与康复》《膝关节疾病针刀整体松解治疗与康复》《类风湿关节炎针刀整体松解治疗与康复》《关节强直针刀整体松解治疗与康复》《常见运动损伤疾病针刀整体松解治疗与康复》《神经卡压综合征针刀整体松解治疗与康复》《常见内科疾病针刀整体松解治疗与康复》《常见妇儿科疾病针刀整体松解治疗与康复》《中风后痉挛性瘫痪针刀整体松解治疗与康复》《常见美容减肥与整形科疾病针刀整体松解治疗与康复》。各分册分别介绍了针刀临床应用解剖、生物力学、骨与软组织的力学系统——人体弓弦力学系统、慢性软组织损伤的病因病理学理论及骨质增生的病理构架、疾病的诊断与分型、针刀操作技术、针刀整体松解治疗、针刀术后康复治疗与护理、针刀临证医案精选、针刀治疗的临床研究进展及针刀术后康复保健操等内容。

本套丛书以人体弓弦力学系统和慢性软组织损伤的病理构架理论为基础，从点、线、面的立体病理构架分析疾病的发生发展规律。介绍临床常见病的针刀基础术式，如"T"形针刀整体松解术治疗颈椎病，"C"形针刀整体松解术治疗肩周炎，"回"字形针刀整体松解术治疗腰椎间盘突出症及"五指定位法"治疗膝关节骨性关节炎等。将针刀治疗从"以痛为腧"病变点的治疗提升到对疾病的病理构架进行整体治疗的高度上来，提高了针刀治疗的临床疗效。同时，以人体解剖结构的力学改变为依据，着重介绍了针刀闭合性手术的术式设计、体位、针刀定位、麻醉方法、针刀具体操作方法及其疗程，并按照局部解剖学层次，描述每一支针刀操作的全过程，将针刀医学精细解剖学和立体解剖学的相关知识充分应用到针刀的临床实践中，提出了针刀术后整体康复的重要性和必要性，制定了针刀术后的康复措施及具体操作方法。

本套《专科专病针刀整体松解治疗与康复丛书》共计 300 余万字，插图约 3000 余幅，图文并茂，可操作性强。成稿后，经丛书编委会及各分册主编多次修改审定后召开编委会定稿，突出了影像诊断在针刀治疗中的指导作用，达到了针刀基础理论与针刀治疗相联系、针刀治疗原理与针刀术式相结合、针刀操作过程与局部解剖相结合的目的，强调了针刀术后护理及康复治疗的重要性，反映了本时期针刀临床研究的成果。由于书中针刀治疗原则、术式设计及操作步骤全过程均来源于作者第一手临床资料，可使读者直接受益。本丛书适用于广大针刀临床医师，全国高等中医药院校的针灸推拿学、针刀、骨伤及中医学专业大学生和研究生阅读参考。

　　丛书编委会非常荣幸地邀请到中国工程院院士、国医大师、天津中医药大学石学敏教授为本套丛书作序，在此表示诚挚的谢意！

　　尽管我们做出了很大努力，力求本套丛书全面、新颖、实用，但由于针刀医学是一门新兴的医学学科，我们的认识和实践水平有限，疏漏之处在所难免，希望广大中西医同仁及针刀界有识之士多提宝贵意见。

丛书编委会

2017 年 6 月

编写说明

　　《膝关节疾病针刀治疗与康复》于 2010 年出版发行以来，至今已经 10 年。该书指导临床医师应用针刀治疗膝关节疾病，对提高针刀诊疗技术与术后康复起到重要作用，深受广大读者的青睐，社会反响强烈。随着社会的飞速发展，临床诊疗技术日新月异，针刀整体松解治疗疾病的思路不断拓展。经本书编委会反复酝酿、讨论，对该书进行了认真修订，进一步明确了针刀整体松解术治疗膝关节疾病的新理念和具体操作方法，有助于提高临床疗效；强化了现代康复治疗，重视针刀治疗与术后康复相结合。故将书名改为《膝关节疾病针刀整体松解治疗与康复》。

　　本书共分十三章，第一章介绍膝部针刀应用解剖；第二章介绍膝关节的生物力学；第三章介绍膝部疾病病因病理学理论；第四章介绍膝关节疾病的检查方法；第五章介绍膝部针刀影像诊断；第六章介绍针刀操作技术；第七章介绍膝部慢性软组织损伤疾病；第八章介绍膝关节骨性关节炎；第九章介绍髌骨软化症；第十章介绍膝关节开放性手术后关节功能障碍；第十一章介绍膝关节疾病临证医案精选；第十二章介绍膝关节疾病针刀临床研究进展；第十三章介绍膝关节疾病针刀术后康复保健操。

　　本书的特色在于以骨与软组织的力学系统为主线，详细阐述了膝关节疾病的力学病因、发病机制，论述了膝关节疾病立体网络状病理构架与临床表现之间的联系，并根据骨与软组织的力学系统平衡失调，设计了针刀整体松解术式。本书的另一个特色在于重视针刀术后的整体康复治疗对针刀疗效的影响，设计了多种针刀术后康复方法供针刀医师在临床上使用。

　　全书内容丰富，资料翔实，图文并茂，言简意赅，实用性强。适用于广大针刀临床医师，全国高等中医药院校针灸骨伤、针刀及中医专业大学生、研究生阅读参考。

本书编委会

2020 年 1 月

目　　录

第一章　膝部针刀应用解剖 ·· 1
　第一节　膝部体表标志及体表投影 ······································ 1
　　一、体表标志 ·· 1
　　二、体表投影 ·· 2
　第二节　膝部软组织 ·· 3
　　一、膝关节内侧部 ·· 3
　　二、膝关节外侧部 ·· 4
　　三、膝关节前部 ·· 6
　　四、膝关节后部 ··· 10
　第三节　膝部骨骼 ··· 12
　　一、股骨 ··· 12
　　二、胫骨 ··· 14
　　三、髌骨 ··· 15
　第四节　膝部稳定装置 ··· 16
　　一、胫腓关节构造 ··· 16
　　二、关节软骨 ·· 17
　　三、半月板 ·· 17
　　四、膝关节韧带装置 ··· 19
　　五、膝关节囊 ·· 23
　　六、膝关节周围的肌肉 ··· 23
　第五节　膝部滑膜腔与滑膜囊 ··· 27
　　一、滑膜腔 ·· 27
　　二、滑液囊 ·· 28
　第六节　膝部血管 ··· 29
　　一、膝部动脉 ·· 29
　　二、膝前血管吻合 ··· 31
　　三、膝部静脉 ·· 31
　第七节　膝部的神经分布 ··· 31
　　一、胫神经 ·· 31
　　二、腓总神经 ·· 33
第二章　膝关节的生物力学 ··· 35
　第一节　膝关节的运动和生物力学特点 ··································· 35
　　一、膝关节的运动 ··· 35

二、膝关节的力学功能 ……………………………………… 36

三、膝关节生物力学特点 ………………………………… 37

第二节　屈伸运动和力矩 …………………………………… 38

第三节　内翻—外翻运动和力矩 …………………………… 40

第四节　韧带的力矩 ………………………………………… 41

第五节　髌股关节的生物力学 ……………………………… 41

第六节　关节软骨的生物力学 ……………………………… 42

第三章　膝部疾病病因病理学理论 …………………………… 45

第一节　膝部慢性软组织损伤病因病理学理论 …………… 45

一、膝部慢性软组织损伤的概述 ………………………… 45

二、对膝部慢性软组织损伤病因病理学的认识 ………… 46

三、膝部弓弦力学系统 …………………………………… 49

四、膝部慢性软组织损伤的病理机制——网眼理论 …… 55

五、膝部慢性软组织损伤病因病理学理论对针刀治疗的指导作用 … 61

第二节　膝部骨质增生病因病理学理论 …………………… 62

一、骨质增生概述 ………………………………………… 62

二、人体对膝部异常力学状态的调节和适应 …………… 63

三、骨质增生病理机制 …………………………………… 66

四、膝部骨质增生病因病理学理论对针刀治疗的指导作用 … 66

第三节　膝部针刀治疗理论与经筋理论的关系 …………… 67

一、经筋理论概述 ………………………………………… 67

二、针刀治疗理论与经筋理论的关系 …………………… 67

三、针刀松解部位的选择与"以痛为腧"的关系 ……… 68

四、针刀治疗与经筋刺法的关系 ………………………… 68

第四章　膝关节疾病检查方法 ………………………………… 71

第一节　普通检查方法 ……………………………………… 71

一、视诊 …………………………………………………… 71

二、触诊 …………………………………………………… 71

三、动诊 …………………………………………………… 73

第二节　特殊检查方法 ……………………………………… 74

第五章　膝部针刀影像诊断 …………………………………… 80

第一节　膝部针刀影像诊断的优选原则 …………………… 80

一、X 线检查的优选原则 ………………………………… 80

二、CT 检查的优选原则 ………………………………… 81

三、MRI 检查的优选原则 ………………………………… 82

第二节　膝部 X 线检查 …………………………………… 83

一、膝部正常 X 线表现 ………………………………… 83

二、膝部异常 X 线表现 ………………………………… 85

第三节　膝部 CT 检查 …………………………………… 91

一、膝部正常 CT 表现……………………………………… 91
二、膝部异常 CT 表现……………………………………… 92
第四节　膝部 MRI 检查…………………………………… 96
一、膝部正常 MRI 表现…………………………………… 96
二、膝部异常 MRI 表现…………………………………… 100
第六章　针刀操作技术…………………………………… 109
第一节　针刀术前准备…………………………………… 109
一、针刀手术室的设置…………………………………… 109
二、针刀手术的无菌操作………………………………… 110
三、患者的体位选择……………………………………… 110
四、针刀手术的麻醉方式………………………………… 111
第二节　针刀操作方法…………………………………… 111
一、持针刀方法…………………………………………… 111
二、进针刀方法…………………………………………… 112
三、常用针刀手术入路…………………………………… 113
四、常用针刀刀法………………………………………… 113
五、常用针刀术后手法…………………………………… 115
六、针刀操作注意事项…………………………………… 116
第三节　针刀术后处理…………………………………… 116
一、针刀术后常规处理…………………………………… 116
二、针刀意外情况的处理………………………………… 117
第七章　膝部慢性软组织损伤疾病……………………… 121
第一节　膝关节外侧副韧带损伤………………………… 121
第二节　膝关节内侧副韧带损伤………………………… 126
第三节　膝关节创伤性滑膜炎…………………………… 130
第四节　髌下脂肪垫损伤………………………………… 136
第五节　髌韧带损伤……………………………………… 139
第六节　鹅足滑囊炎……………………………………… 142
第七节　髌下滑囊炎……………………………………… 144
第八节　腘窝囊肿………………………………………… 148
第九节　胫骨粗隆骨骺炎………………………………… 150
第八章　膝关节骨性关节炎……………………………… 154
第九章　髌骨软化症……………………………………… 166
第十章　膝关节开放性手术后关节功能障碍…………… 172
第十一章　膝关节疾病临证医案精选…………………… 179
一、膝关节外侧副韧带损伤临证医案精选……………… 179
二、膝关节内侧副韧带损伤临证医案精选……………… 179
三、膝关节创伤性滑膜炎临证医案精选………………… 180
四、髌下脂肪垫损伤临证医案精选……………………… 181

五、鹅足滑囊炎临证医案精选 ……………………………………… 182

六、髌下滑囊炎临证医案精选 ……………………………………… 183

七、腘窝囊肿临证医案精选 ………………………………………… 183

八、胫骨粗隆骨骺炎临证医案精选 ………………………………… 184

九、膝关节骨性关节炎临证医案精选 ……………………………… 185

十、髌骨软化症临证医案精选 ……………………………………… 188

第十二章　膝关节疾病针刀临床研究进展 ………………………… 190

一、膝关节内侧副韧带损伤针刀临床研究进展 …………………… 190

二、膝关节创伤性滑膜炎针刀临床研究进展 ……………………… 196

三、髌下脂肪垫损伤针刀临床研究进展 …………………………… 200

四、鹅足滑囊炎针刀临床研究进展 ………………………………… 205

五、膝关节骨性关节炎针刀临床研究进展 ………………………… 208

六、髌骨软化症针刀临床研究进展 ………………………………… 221

第十三章　针刀术后康复保健操 …………………………………… 225

第一章
膝部针刀应用解剖

　　膝部系指以膝关节为中心的部位，是下肢运动功能的重要部位，其解剖结构包括膝部的神经、血管、肌肉及骨骼等结构。

　　膝关节是人体关节中负重多而且运动量大的关节，位于下肢的中枢部。位于其上方的股骨和其下方的胫骨是人体最长的两个长骨。由于长的杠杆臂使膝关节所受的力较重，因此该关节劳损及创伤的机会较多，居人体所有关节之首位。膝关节又是人体最完善最复杂的关节，它不仅具备滑膜关节必备的主要结构，如关节面、关节腔及关节囊，而且还具有各种辅助结构，如关节半月板、韧带、滑囊、滑膜皱襞及脂肪垫等。复杂的结构，使膝关节处病种繁多，诊断困难。

　　熟知膝关节的正常及病理解剖是诊断与治疗膝关节疾病的前提。此外，具备综合分析能力及利用不同手段全面掌握膝关节的解剖，对膝关节疾病的诊断及整体治疗是非常有帮助的。

第一节　膝部体表标志及体表投影

一、体表标志

1. 髌骨

　　髌骨是人体最大的籽骨，位于膝关节前方皮下，股四头肌腱扩展部内，其表面界限极为明显，可摸清其下方的髌尖及上方的髌底。当股四头肌松弛时，髌骨可向上、下及左、右做适当的活动；当股四头肌收缩时，髌骨可随之向上、向下移动，且较固定。

2. 股骨内侧髁与外侧髁

　　股骨的下端膨大，形成内侧髁与外侧髁，两髁几乎全部位于皮下，外侧髁较内侧髁尤为显著，于下关节的内上方和外上方均易触及。在膝关节屈曲时能摸到股骨髁接触髌骨的关节面，该面的外侧缘在皮下有一隆起的骨嵴。

3. 股骨内上髁与外上髁

　　在股骨内侧髁的内侧面及外侧髁的外侧面均有一粗糙的凸隆，分别称为股骨内上髁和股骨外上髁。股骨内上髁较大，为膝关节胫侧副韧带附着部，内上髁的顶部有一三角形的小结节，为收肌结节，有大收肌腱附着，收肌结节相当于股骨下端骺线的平面，用指尖沿股部的内侧缘向下，首先摸到的骨性隆起即收肌结节。股骨外上髁较小，有膝关节腓侧副韧带附着。

4. 胫骨内外侧髁

胫骨内外侧髁为胫骨上端内外两侧的膨大处，位于膝关节内外侧的下方，并分别与股骨内外侧髁相对，内侧髁较大，外侧髁较突出，均易在皮下触及。在外侧髁的表面可触及一明显的结节，为髂胫束的主要附着处。

5. 胫骨粗隆

胫骨粗隆位于胫骨上端与胫骨体连接处的前方，为一呈三角形的粗糙的骨性隆起，在膝关节的前下方可清楚地观察到，因为胫骨粗隆是髌韧带的抵止点，顺着髌韧带向下（或顺着胫骨前缘向上）很容易触及该结构。

6. 胫骨前缘和内侧面

从胫骨粗隆向下触摸，可扪及胫骨前缘或前嵴，其上部较锐，至小腿下 1/3 段则变钝。胫骨的内缘不如前缘显著，但仍可触及，特别是下段较为明显。在胫骨前缘与内缘之间，为胫骨内侧面。自缝匠肌及半腱肌止点以下，胫骨的内侧面仅覆盖有皮肤和浅筋膜，故容易触及。

7. 腓骨头

腓骨头为腓骨上端的锥形膨大，又称为腓骨小头，体表位于胫骨外侧髁后外稍下方，与胫骨粗隆处于同一平面上。当膝关节屈曲时，可在膝关节的外侧下方看见腓骨头形成的隆起。腓骨头的顶部呈结节状，称为腓骨头尖，有股二头肌腱及腓侧副韧带附着，腓骨头及股二头肌腱均易触及。

二、体表投影

1. 腓总神经

腓总神经位于股二头肌腱的下方，下行至腓骨头，在其下 2.5cm 处，绕小腿前外侧分为浅及深支：①浅支主要为感觉神经，沿小腿外侧向下，绕过足背外侧及前侧；②深支为肌支，穿过肌层，与足背 1、2 趾间穿出至皮下。

2. 腘动脉

平股部的中下 1/3 交点作一环线，此线与股后正中线相交处内侧约 2.5cm 处为起点，该点至腘窝中点的连线，即为腘动脉斜行段的投影，经腘窝中点向下的垂线，即为腘动脉垂直段的投影。

3. 胫前动脉

胫骨粗隆与腓骨头连线的中点，该点与内外侧髁经足背连线的中点的连线，为胫前动脉的体表投影。

4. 胫后动脉

腘窝中点下方 7～8cm 处为起点，该点与内髁后缘与跟腱内缘之间连线的中点的连线，即为胫后动脉的投影。

第二节　膝部软组织

一、膝关节内侧部

膝关节内面的支持结构可分为三层。

1. 第一层

第一层为最浅层，为膝关节内侧第一层筋膜平面。这层平面由包被缝匠肌的纤维形成（图 1-1）。缝匠肌止于胫骨上端内侧面，而在远端的胫骨并无明显的止点。

股薄肌和半腱肌腱位于第一层和第二层之间的平面。向深方，第一层所形成的筋膜覆盖腓肠肌的两个头和腘窝结构。这一层为肌腹和腘窝区域神经血管的支持结构。

大约在内侧副韧带浅层前方约 1cm 处，第一层与第二层的前部与来源于股内侧肌的髌内侧支持带融合在一起。在前方远端，第一层加入胫骨外膜。

2. 第二层

第二层为内侧副韧带浅层平面。据某些学者描述，内侧副韧带浅层包括纵行和斜行两部分纤维（图 1-2）。纵行纤维（或称为前部纤维）起于股骨内上髁的凹槽，宽大的纤维束垂直向远端走行，止于胫骨内面。这个止点约位于胫骨关节面下约 4.6cm 处，位于鹅足止点的后方。斜行纤维（或称为后方纤维）起于股骨内上髁，与第三层混合，形成后内侧关节囊。

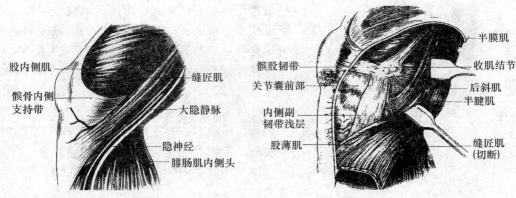

图 1-1　膝关节内侧部解剖　　　　　　　图 1-2　膝关节内侧副韧带浅层解剖

据某些学者报道，第二层垂直分成两半。在分界线前方，纤维向头端延续至股内侧肌，加入第一层，形成髌旁支持带。在分界线后方，纤维向头端走行至股骨髁，并从此处发出横行纤维，在第二层中向前走行至髌骨，形成内侧髌股韧带。内侧髌股韧带把髌骨连于股内侧髁，可阻止髌骨向外侧脱位。位于髌骨内侧下缘的是内侧半月板髌骨韧带，它连接髌骨和内侧半月板前角。

3. 第三层

第三层即膝关节囊层（图 1-3）。在内侧副韧带浅层深处，第三层变得更厚，形成由短纤维构成的垂直走向的带状结构，称为内侧副韧带深层。内侧副韧带深层从股骨内侧连接至半月板与胫骨外周边缘的中点。在前部，内侧副韧带深层与浅层固有滑膜囊之间结合得较为疏松，但在后部这两层融合在一起，因为深层韧带的半月板股骨部分在接近其头端附着处，倾向与覆盖的浅层韧带相互融合。

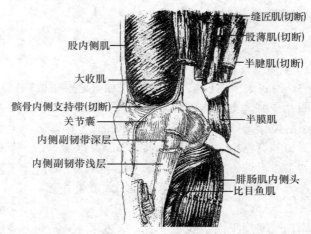

图 1-3　膝关节内侧观（第 3 层）

第二层和第三层融合所形成的后内侧区域，由半膜肌肌腱和肌腱鞘的 5 个附着处进行加强。半膜肌肌腱在胫骨的后内角有直接的腱性止点，还有一位于内侧副韧带浅层深处的胫骨第二止点。第三区域与内侧副韧带浅层的斜形纤维混合在一起，第四区域成双层向后止于近端半月板之上的关节囊。第五区域向近端和外侧走行至关节囊后部，形成腘斜韧带（图 1-4）。

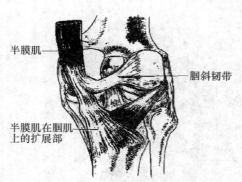

图 1-4　腘窝内的深层结构

在内侧半月板浅层区域，上述三层结构能很明显地区分开来。在前部，浅层和中层的一部分融合，并与来自股四头肌覆盖其上的支持带扩展部融合。中层前部与浅层内侧韧带分开，形成中层头部，保留为独立的一层，为髌股韧带。在前部，深层为菲薄而独立的一层；在后部，第一层变为深筋膜，第二、第三层融合成关节囊。

内侧副韧带浅层主要发挥抵抗外翻应力的作用，以对抗胫骨的外旋，在前交叉韧带缺失的膝关节内，有较弱的对抗胫骨前移的作用。内侧副韧带浅层的纵行纤维在膝关节完全伸直位和 90° 屈曲位，均处于张力状态，在 45°～90° 屈曲位时张力最大。内侧副韧带浅层的斜形纤维的作用较小，而内侧副韧带深层在对抗外翻应力时所起的作用较弱。

二、膝关节外侧部

膝关节外侧支持结构也分为三层。第一层包括浅筋膜（阔筋膜），髂胫束和股二头肌的后方扩展部（图1-5）。第二层由前部的股四头肌支持带和不完整的后部，即两块髌股韧带构成。第三层由外侧关节囊构成（图1-6）。在表面覆盖髂胫束之后，后方的关节囊由两层纤维组成。深层由冠状韧带和弓形韧带组成。浅层为原始的关节囊，包括侧副韧带和腓肠腓骨韧带。膝下动脉在这两层结构之间的区域穿过。

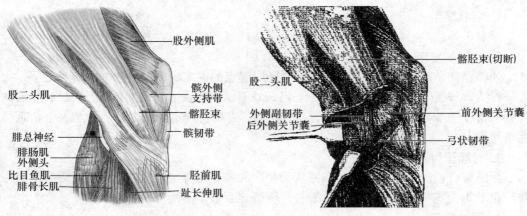

图1-5　膝关节浅层外侧观　　　　　图1-6　膝关节外侧观（第3层）

（一）第一层结构

1. 阔筋膜

阔筋膜在近端连于外侧肌间隔，进而连于股骨。阔筋膜的后部与股二头肌筋膜融合。髂胫束是阔筋膜纵行增厚的部分，走行于膝关节外侧，止于胫骨的 Gerdy 结节。一部分纤维又从 Gerdy 结节连接至胫侧粗隆。

2. 股二头肌

股二头肌由两个头组成：长头与半腱肌共同起于坐骨结节；而短头起于粗线的外侧唇、外侧髁上线及外侧肌间隔。两个头的神经支配均来自坐骨神经，但为不同的分支：长头由胫神经支配，而短头由腓总神经支配。两个头在膝关节之上融合为一个共同的肌腱，即折叠围绕外侧副韧带在腓骨茎突上的止点，并分为浅、中、深三层：①浅层以一个宽的扩张部止于邻近的胫骨近端部分；②中层较薄，包绕外侧副韧带，并以一个滑囊与之分开；③深层分叉，止于腓骨茎突和胫骨 Gerdy 结节。

股二头肌主要的作用是屈曲膝关节，并有较弱的伸髋和外旋胫骨作用。股二头肌被认为是膝关节外侧重要的静态和动态稳定装置，尤其是在膝关节屈曲超过30°时。

（二）第二层结构

外侧支持带包括两个组成部分：浅斜支持带和深横支持带。

1. 浅斜支持带

浅斜支持带行于浅层，连接髂胫束与髌骨。

2. 深横支持带

深横支持带更致密，由三个主要部分组成。①髁上髌骨带，也称为髌股横韧带，提供上外侧髌骨支持；②横支持带从髂胫束直接连至髌骨中部，提供主要的髌外侧支持；③髌胫带连接髌骨和胫骨远端。总体上，外侧支持带对髌骨的支持比相对的内侧部分的支持力更强。

（三）第三层结构

第三层，外侧关节囊层较薄，为纤维性，于膝关节近端和远端，连于股骨和胫骨周边。

1. 冠状韧带

附着于外侧半月板下边缘，向胫骨关节边缘延伸的部分，称为冠状韧带。

2. 外侧副韧带

外侧副韧带起于股骨外上髁，位于腓肠肌起点的前方，它行于外侧支持带之下，止于腓骨头，与股二头肌腱止点混合在一起。外侧副韧带在冠状位 MRI 上显示最好，呈现为低密度的细带状。因为该韧带为斜行走向，需要两到三个层面才能看到整个韧带的完整结构。

3. 腓肠腓骨韧带

腓肠腓骨韧带为外侧副韧带和弓状韧带之间的致密纤维，起于腓肠肌外侧头内的籽骨，止于腓骨茎突。一部分纤维从股骨外侧髁连至关节囊后部。

4. 弓状韧带

弓状韧带呈三角带状，其纤维较为坚固，纤维的走行方向也较一致。其由腓骨茎突向上发散，外侧支致密而坚固，附着于股骨和腘肌腱，较弱的内侧支在腘肌上弯曲走行，与腘斜韧带的纤维相融合，该支的游离部分呈新月形，腘肌腱的外侧部分（或股骨部分）由其下方出现，止于胫骨。

三、膝关节前部

1. 髌骨

髌骨的周缘类似三角形，尖端指向下方。高 47～58mm，宽 51～57mm，宽高之比为髌骨指数，相对比较恒定，但厚度变化较大，即由中间嵴的中点到髌骨表面的厚度为2～3cm，平均 2.5cm，此高度不包括关节软骨，仅指骨质的厚度，而该处的软骨也是最厚的（图1-7）。

髌骨前面，由各个方向观察，都略向外突。

（1）髌骨的前面　髌骨的前面可分为上、中、下三部分。

①上 1/3 部：为髌骨底，从上向下呈斜坡状，为股四头肌肌腱的止点。该腱浅表部分从前面向下延伸，形成与该骨密切相连的深筋膜。

②中 1/3 部：有大量的血管入口，X 线轴位片可见有许多垂直条纹呈绒毛状或毛发丛生状交叉。

③下 1/3 部：主要由髌腱所包绕。

（2）髌骨的后面　可分为上、下两部分。

①上部：占髌骨后面的 75%，有透明软骨覆盖，中央部分厚度可达 4～5mm，甚至更厚些。该透明软骨是人体最厚的关节软骨，具有重要的生理功能，也是导致病理改变

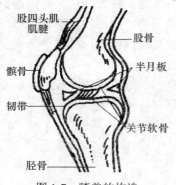

股四头肌
肌腱

股骨

髌骨

半月板

韧带

关节软骨

胫骨

图1-7　膝盖的构造

的基础。关节面大致呈椭圆形，纵行的中嵴将软骨面分为内、外两部分，形成以嵴为顶点的三角形，恰与股骨滑车槽相对应。内、外两面的功能大致相同，但通常外侧面略占优势。内侧面还有一纵行略斜的第二嵴，远端向中嵴靠拢，它将内面分为内面本身及小面，后者位于髌骨内缘。当膝充分屈曲时，第二嵴与股骨内髁的外缘相对应，而中嵴则与股骨外侧髁直行的内缘相适应。内面通常是扁平或微凸，软骨下骨与软骨面之间可能有差别。

②下部：为无关节软骨的部分，占髌骨高度的25%，该部向下形成近于圆形的三角形尖端，并附着有与之紧密相连的髌下脂肪垫血管。

普通 X 线轴位片显示的是软骨下骨的形状，对软骨面能否清楚地观察还取决于软骨本身的厚度，要清楚地观察到关节软骨面，需用对比剂来显示。外侧面长而宽，纵向及横向均呈凹陷状，更接近于冠状面；而内面及小面斜度相对较大。可将内、外面横分为3 部分，各占 1/3。在膝关节屈曲过程中（90°、60°、30°），上、中、下三面分别与股骨相接触，这在外面更明显。各面与股骨髁相关，其病理变化常与股胫间隔相关，又往往较之出现得早（图 1-8 和图 1-9）。

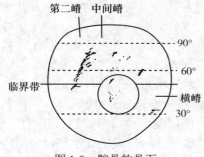

图 1-8　髌骨软骨面

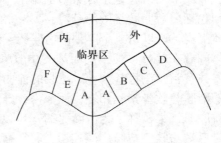

图 1-9　髌股关系

髌骨基底在近端，形成一个顶角指向后方的三角形，从后到前向远端倾斜，延续为髌骨的前面。从前面看，非常不规则，而且有股四头肌腱的止点。其分布为：前面为股直肌，中部为股内、外侧肌，后面为股间肌。腱止点与其后面的滑膜止点间为髌周脂肪垫，将二者分开，而腱止点处无脂肪，髌骨尖位于远端，圆的突起为髌腱的附着点。

髌骨侧缘大致与髌骨软骨面垂直，但较薄，斜向远端朝向中线，会聚到髌尖部。内侧缘比外侧厚。两侧从后向前都有滑膜、关节囊、髌股韧带、股四头肌扩张部附着。股内侧肌附着点比股外侧肌向下更远些。外侧缘接受阔筋膜纤维扩张部，所形成的支持带可有个体差异。

髌骨的骨小梁中央部分最密，常可深入到松质骨内，软骨下骨形成 X 线片上所显示的内外面的外廓，通常外侧更致密，意味着其负重较大。内侧线很少达到髌骨内侧缘，通常消失在内面与外面交界处。在两层密质骨（表层及软骨下骨）之间是松质骨，骨小梁排列彼此近于平行并垂直于髌骨冠状面。

2. 股骨滑车

股骨远端的前面与髌骨形成关节的部分，称为滑车，分为内、外两面。在近侧，两面连接形成浅槽；向远侧和后侧，该槽弯曲加深形成髁间窝。

滑车外侧面比内侧面更伸向近侧，面积较大，向远侧凸出。该面上所覆盖的软骨比髌骨的软骨薄，厚度为 2～3mm，而滑车内侧面软骨比外侧面薄。当膝关节充分伸直使股四头肌收缩时，髌骨可与股骨滑车上脂肪垫接触；当膝关节充分屈曲时，则和股骨内外侧髁相接触，后者在伸直位时可与胫骨平台相关节。

滑车上隐窝，位于股骨前面，恰当滑车面之近侧，稍微凹陷呈三角形。内侧为股骨远端的前内缘，外侧由股骨干的前外嵴形成，并融合于滑车外上缘。两缘连接处有一小结节，为关节囊附着处。该窝有血管进入，并被髌前脂肪所覆盖。外缘滑膜常增厚，纤维化，甚至变成纤维软骨。滑车的外侧面比内侧面更伸向近侧、前侧，所以滑车上缘从外向内、向远、向后斜行。

滑车的髁部连结：滑车髁部表面由一个浅沟将其分为相应的滑车面，该沟与充分伸膝时半月板的压迹相关，因而它是成年后继发出现的。股骨内髁小，向远端更突出、更斜向，内嵴比外侧嵴更突向前，而向侧面的发育差。滑车与髁部连结的内外侧是不对称的。

3. 髌股关节的滑膜

髌股关节的滑膜包括膝关节前部的滑膜，即髌上囊；中部包括髌骨周围及侧隐窝；下部则包括覆盖脂肪垫的部分。

髌上囊，可以是一个单独的滑膜腔。但往往与膝关节有广阔的交通。其延伸范围虽然个体间存在差异，但平均距离为由股骨髁近侧关节缘向上 4～5cm。滑膜覆盖股骨的前面，并有脂肪垫将其分开。滑膜的前面壁由伸膝装置覆盖。在股四头肌腱止点处，中央处的滑膜与软骨紧紧相连；而在内、外侧，则有少量脂肪将腱与滑膜分开。髌上囊上端附有股肌纤维，称之为滑囊张肌，可以随膝关节的屈伸运动而牵拉髌上囊以便活动。髌上囊远端与膝关节腔广泛相通。通常存在髌上滑膜皱襞所形成的纤维环，两侧特别明显。在外侧位于基底近侧 1.5cm 处。

髌周滑膜，该处滑膜向近侧与髌上囊延续。向内、外侧分别形成隐窝。一个小的滑膜皱襞（或称为缨穗），围绕髌骨，宽不足 1cm。内侧及外侧滑膜从各自髁部反折，衬覆于股四头肌扩张部的下面。病理情况下滑膜皱襞增厚可以摸到。髌周滑膜与半月板上的滑膜相延续，在内侧，有人可有从翼状皱襞内侧走向髌上滑膜内侧的滑膜皱襞，临床上有时可引起相应症状。

髌下滑膜是覆盖髌下脂肪垫的真正的滑膜层，也覆盖关节外髌骨下缘的后面。脂肪垫向上延伸，与髌骨两侧的髌旁皱襞相延续。脂肪垫上界通常超过髌骨关节面的中点，向后延伸成黏液韧带（是一个钟铃形的韧带），止于髁间窝的前缘。其在股骨附着处较窄，随其走向，脂肪垫加宽，向内外侧变薄形成翼状皱襞。黏液韧带向下形成一个薄的帆状膜，将股胫关节分为内外两腔。充分伸膝时，靠髌韧带拉紧，脂肪垫向前突至腱两侧，使之看起来好像内外分开的两个脂肪垫的假象，尤其当髌骨高位和（或）膝反张时更明显。因为这两种情况都可使伸膝装置和股骨髁之间容纳脂肪垫的空间减少。损伤或劳损可以使脂肪垫增生肥大，甚至产生症状。

4. 软组织稳定装置

髌骨是诸多解剖结构，如韧带、肌肉、腱膜及关节囊等会聚的焦点。但因滑膜广泛扩张，而关节囊又不十分明确，故稳定作用不大。其稳定系统主要依靠韧带和肌腱，使髌骨在纵向与横向上都获得牢固的稳定。这些稳定装置可分为主动和被动两类。

（1）被动稳定装置　即位于下面的髌腱，其可限制髌骨从胫骨向上升。该腱为一扁腱，于髌尖起点处，该腱宽 3cm；于胫骨结节止点处，该腱宽 2.5cm。长度为 6～7cm，厚约 7mm。其方向大致与下肢长轴一致，但有时从近到远向外移动，从而增加髌骨外移的倾向。在髌骨内侧，关节囊增厚形成坚韧的纤维层，附着于筋膜相关部分，共同形成软组织稳定装置的被动成分，再加上滑车的限制作用，可共同约束髌骨的移动。

（2）主动稳定装置　股四头肌 4 个主要肌肉在远端会合成股四头肌腱，附着于髌骨基底，其止点处可被明确地分为 3 层。

①浅层：为股直肌止点，位于髌骨基底的前区，还有髌骨前面的上 1/3。大部分浅层纤维越过髌骨前面，形成一连续的、坚韧的纤维组织桥，并过渡到髌腱内，使股四头肌直接止于胫骨上。

②中层：为股内侧肌和股外侧肌会合所形成坚韧的腱膜，止于髌骨基底恰当股直肌止点的后方。它们还分别向下延续到髌骨内外侧缘。

③深层：内侧纤维止点比外侧下降走得较远些。股间肌止点是通过一个宽而薄的肌腱止于髌骨基底，处于股内外侧肌的后方，关节囊的前方。内侧和外侧止点还分别由各自的髌股韧带所加强。股四头肌的四部分构成了软组织稳定结构的主动装置。

5. 髌股关节的血管

髌股关节具有丰富的血液供应，接受来自两侧与近、远侧的动脉输入（图 1-10）。其静脉回流与动脉的走行基本一致。

（1）近侧与远侧的动脉输入

①近侧：膝动脉发出分支到髌骨外上缘。该分支在膝前形成吻合网，并通过股四头肌腱附着处，与膝上及膝内上动脉的分支形成吻合，供应髌骨内上部分。

②远侧：膝内下动脉到达髌骨内下，并形成吻合网，分支到达髌上及髌内缘。向外侧经髌腱后与膝外下动脉形成吻合网。胫前返回动脉也到达髌骨的外下缘。

（2）两侧的动脉输入　髌股关节的两侧，接受浅深两层吻合网的供应。膝部的膝上动脉、膝外上动脉、膝内上动脉、

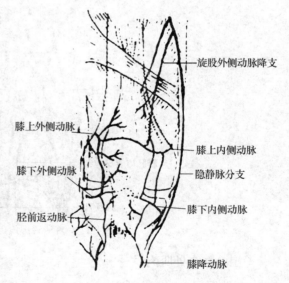

图 1-10　胫前动脉血液供应

膝外下动脉、膝内下动脉、胫前返动脉及胫内返动脉等，在髌骨周围形成髌周循环网，供应髌骨及髌股关节的前部。还有两个较深的吻合网，来自膝上动脉和膝下动脉，供应位于滑膜交会处的股骨和胫骨，髌股关节的后部及股部，包括滑膜、胫骨及股骨骨骺。髌骨从其周围接受动脉的分支，再形成一髌周环。髌骨的血液供应是很丰富的，进入髌骨本身有两条主要入路：一个是通过髌骨前面的中 1/3，另一个是后面下部关节外的部分。

髌骨的血液循环很丰富，既有很好的营养，又有多渠道的环流系统，无论前后都有

丰富的吻合系统。血管供应的功能方面，受全身和局部因素影响，特别是交感神经系统的影响。髌股循环不仅是一个纯网状结构，还涉及髌骨营养方面的疾病，并受关节功能的影响。

（3）静脉回流　髌骨下可见髌骨的静脉出口。髌骨前面也有较多的侧支循环。在髌股关节处存在两个主要的回流径路，一是腘静脉，另一个是位于内侧的大隐静脉。

四、膝关节后部

膝关节后部系指股骨下端及膝关节后方由肌肉围成的菱形间隙，即腘窝。

（一）腘窝境界

1. 上界

腘窝内上界为半膜肌，外上界为股二头肌。

2. 下界

腘窝下内及下外分别为腓肠肌内、外侧头。

腘窝由浅及深，分别为皮肤、皮下脂肪及阔筋膜，向下延续为小腿筋膜（图1-11）。腘窝区的筋膜较薄弱。

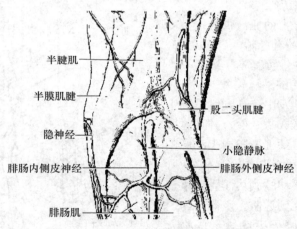

图1-11　腘窝后部浅层肌肉和神经解剖

（二）腘窝处肌肉

1. 腓肠肌

分布于膝关节后部的肌肉主要是腓肠肌，内、外两头分别起于股骨内、外侧髁。内侧头较大，以短腱起于股骨内侧髁上方的腘面；外侧头较小，起于股骨外侧髁上方的股骨外侧面。两头皆有肌纤维起自关节囊的后面。两头起点下方与股骨髁之间有滑囊相隔，内侧滑囊较大，而且常与关节囊相通。若受损伤或发生炎症，造成渗液过多，可形成突向腘窝的囊肿。在膝关节平面以下两头向中线靠拢，组成腘窝下内及下外侧壁，再向下聚成宽广的弓形腱膜与其深面的比目鱼肌相结合，故称为比目鱼肌腱弓。在腓肠肌内外两头越过股骨内外侧髁处，可有籽骨存在（图1-12）。

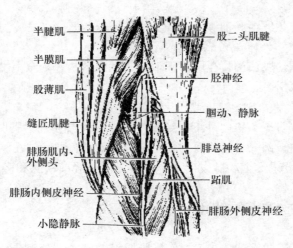

图 1-12 腘窝后部深层肌肉和神经解剖

图中标注（从上到下，左侧）：半腱肌、半膜肌、股薄肌、缝匠肌腱、腓肠肌内、外侧头、腓肠内侧皮神经、小隐静脉

图中标注（右侧）：股二头肌腱、胫神经、腘动、静脉、腓总神经、跖肌、腓肠外侧皮神经

2. 跖长肌

跖长肌又称跖肌，是一个肌腹短小而肌腱细长的肌肉。以小肌肉起于股骨外上髁腓肠肌外侧头的上方，肌纤维仅延伸 7～10cm 即变成细长的肌腱附着于腓肠肌内侧头深面，走行于比目鱼肌与腓肠肌之间，止于跟骨的内缘或合并附着于跟腱内缘。

3. 腘肌

腘肌，位于腓肠肌深处，膝关节线后下方。该肌有三个起点，最强有力的是起自股骨外侧髁，另一重要起点是起自腓骨头，第三个则起自外侧半月板后角。三处起点组成斜行的"Y"形弓状韧带，该肌向后下越过关节线时居关节囊与滑膜之间，在外侧半月板外缘沟中下降。到关节后面形成肌腹，穿越弓状韧带之深面，向内下止于胫骨上端内后方。腘肌表层纤维与弓状韧带相融合。围绕腘肌腱的滑囊，为关节滑膜的延伸部分，常与关节腔相通（图 1-13）。

上述腘部肌肉均受胫神经支配。

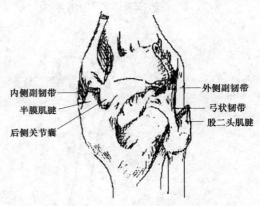

图中标注（左侧）：内侧副韧带、半膜肌腱、后侧关节囊

图中标注（右侧）：外侧副韧带、弓状韧带、股二头肌腱

图 1-13 膝关节后部韧带和肌腱

（三）腘窝内容

由浅及深，腘窝内容为：小隐静脉、胫神经、腓总神经、腘静脉、腘动脉及淋巴结。

1. 小隐静脉

小隐静脉在腘窝下部穿过筋膜，在膝关节平面下向深处汇入腘静脉。

2. 胫神经

胫神经在深筋膜下脂肪中沿中线下行，在腘窝中上部发出肌支，支配跖肌、腓肠肌及腘肌，并分出皮支，在腘窝下端穿过深筋膜至皮下。

3. 腓总神经

腓总神经沿腘窝外上壁在股二头肌腱内侧斜向外下，自腓肠肌外侧头表面出腘窝，穿腓骨长肌与腓骨颈间至胫前。

4. 腘静脉

腘静脉位于腘动脉浅面，在腘窝下端偏于动脉的内侧，至上端偏于动脉的外侧，向上由大收肌裂口穿出。

5. 腘动脉

腘动脉自大收肌裂孔斜向外下，经股骨下端、关节囊到达腘肌后面，并分为两支。腘肌构成腘窝底的一部分，其后面为腘动脉及腘静脉。腘动脉在腘肌后发出肌支及 5 条关节支，分布于关节内。该动脉发出两个主要分支—胫前动脉和胫后动脉，分别向下行。

6. 淋巴结

腘窝深淋巴结分布于血管两侧。

7. 腘斜韧带

腘斜韧带位于腘肌深面偏内上，为半膜肌腱的延续部分，纤维自胫骨内髁后方斜向外上，止于股骨外侧髁的后上方。腘斜韧带的深面与关节囊融合，靠半膜肌牵拉而紧张，以防止膝关节过伸，是增强膝关节后侧稳定的重要结构。

第三节　膝部骨骼

一、股骨

股骨是人体最长、最粗的长骨（图 1-14）。其长度约为体高的 1/4，分为一体及上、下两端。

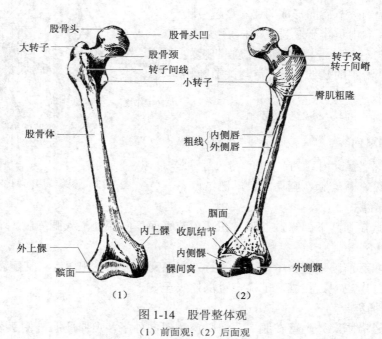

图 1-14　股骨整体观

（1）前面观；（2）后面观

（一）股骨体

股骨体略弓向前，上段呈圆柱形，中段呈三棱柱形，下段前后略扁。股骨体后面的纵行骨嵴，称为粗线，此线上端分叉，向上外侧延续为粗糙的臀肌粗隆，为臀大肌的附着处；向上内侧延续为耻骨肌线。粗线下端也分为内、外两线，二线间的骨面，称为腘面。在粗线的中点附近，有开口朝下的滋养孔。

（二）股骨近端

股骨近端有朝向内上方的股骨头，其与髋臼组成关节。股骨头顶端的中部，有小的股骨头凹，股骨头韧带附于此凹。股骨头下方缩细的部分，称为股骨颈。股骨颈与股骨体连接处的上外侧的粗糙隆起，称为大转子，而内下方的隆起，称为小转子，均有肌腱附着。大、小转子之间，前面为转子间线，后面为转子间嵴。大转子是重要的体表标志，可在体表扪及。

（三）股骨远端

股骨远端为许多韧带及肌腱的附着部位，解剖外形也较为复杂。股骨远端向两侧及后方膨大，分别形成半球形的股骨内侧髁与外侧髁。两髁关节面于前方连合，形成一矢状位的浅凹，即关节软骨髌面，伸膝时可容纳髌骨。

无论从外形和大小来看，股骨内、外侧髁并不对称。股骨内侧髁较大，且矢状面上前后曲率较为一致，较外侧软骨面更向后凸，面积比外侧髁小而且低。关节面的矢状线与关节面横轴呈 120° 交角，较外侧髁的 100° 为大。故内侧髁不但有前后向的屈伸活动，还有旋转活动。而股骨外侧髁则较小，矢状面上自前向后的曲率逐渐增大。股骨外侧髁扁平，但髌面较大而高起，比内侧髁高起约 0.5cm，以容纳关节面较大的髌骨外侧部，并防止髌骨向外脱位。

两髁末端侧向及前后向均为弧形的关节面。从股骨远端轴向观察，可发现股骨外侧髁轴线较内侧髁者稍短，且股骨外侧髁轴线与矢状面的夹角比股骨内侧髁轴线与矢状面的夹角要小，后者与矢状面的夹角可达 20° 左右。以股骨髁间窝为中点，股骨外侧髁较内侧髁稍宽大。股骨内、外侧髁前方由一沟槽（即股骨滑车）所分隔（图 1-15）。股骨滑车的最深部称为滑车沟，滑车沟较内、外侧髁之间的正中平面稍偏向外侧。

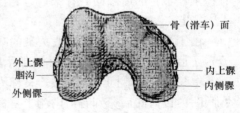

图 1-15 髁间切迹

股骨内外侧髁的远端与后方被髁间窝分隔。髁间窝的外侧壁较平坦，前交叉韧带近端即起于此，后交叉韧带则起于髁间窝内侧壁。髁间窝与腘平面之间有一条髁间线，有腘斜韧带及关节囊附着。腘平面为股骨粗线内外唇及髁间线所围成的三角形平面，位于股骨体下端的后面。髁间窝狭窄，可导致前交叉韧带损伤，有研究表明，前交叉韧带损伤则极可能是继发于韧带与狭窄髁间窝的撞击。

腘肌腱起于股骨外侧髁关节面近侧的一浅沟，称为腘肌腱沟，它将外上髁与关节间隙分隔开。腘肌腱由此经过，腓肠肌外侧头附于后上方，腘肌腱位于前下，腓侧副韧带位于其间，并越过腘肌腱。股骨外上髁较小但较为突出，是腓侧副韧带的起点。股骨内侧髁上有较为隆起的收肌结节，大收肌即止于此。

股骨内上髁位于收肌结节的前远方，为一"C"形的嵴状隆起。内上髁中央凹为胫骨结节，为髌韧带在胫骨上的附着点。胫骨结节外侧2～3cm处的结节样突起，称为Gerdy结节，为髂胫束的附着点。

二、胫骨

胫骨位于小腿的内侧，是粗大的长骨。胫骨分为体及上、下两端（图1-16）。

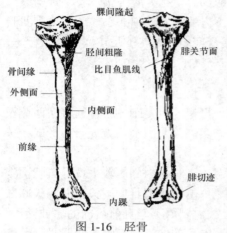

图1-16 胫骨

（图中标注：髁间隆起、胫间粗隆、腓关节面、骨间缘、比目鱼肌线、外侧面、内侧面、前缘、腓切迹、内踝）

（一）胫骨体

胫骨体呈三棱柱形，其较锐的前缘及内侧面直接位于皮下，故易于皮下触及；外侧缘称为骨间缘，为小腿骨间膜的附着处。后面上方有斜向下内的粗糙的比目鱼肌线。胫骨体上、中1/3交界处的附近，有开口向上的滋养孔。

（二）胫骨远端

胫骨远端的下面有下关节面。胫骨远端向内下方突出的部分，称为内踝，可在体表扪到。内踝外侧有内踝关节面，与胫骨的下关节面共同与距骨组成关节。胫骨远端的外侧面有腓切迹与腓骨相接。

（三）胫骨近端

胫骨近端宽厚，称为胫骨髁，横切面呈三角形。其上面称为胫骨平台，向后倾斜约20°，并且向两侧膨大形成胫骨内外侧髁，与股骨下端内外侧髁分别对应，以增加膝关节的稳定。股骨与胫骨内外侧髁的关节面并不完全吻合，胫骨内侧平台较外侧平台宽大且平坦，平台的后部向胫骨干后方悬出。与此相反，胫骨外侧平台较内侧平台窄小且向上方隆起。

由于半月板的存在，胫股关节的吻合程度较单纯骨性的胫股关节要好。半月板显著改善了胫股关节间吻合程度并增加了胫股关节间的接触面积。胫骨两髁之间有髁间隆起，由两个胫骨髁间结节构成，又称为内外侧髁间嵴，呈圆锥状，其高低常有变异。前髁间凹内自前向后分别有：内侧半月板前角、前交叉韧带、外侧半月板前角附着。前髁间凹后方为内侧与外侧髁间嵴，内、外侧髁间嵴间，为嵴间沟。

胫骨髁间嵴的功能并非为交叉韧带及半月板提供止点，而是通过对股骨内、外侧髁内、外侧面的阻挡作用，以提供膝关节内外方的稳定性。隆起的前后形成平坦的粗面，是髁间的前后区，为前后交叉韧带及半月板的附着处。髁间嵴后方为后髁间凹，自前向后，后髁间凹内分别有：外侧半月板与内侧半月板后角附着。后交叉韧带止于胫骨内外侧髁间的胫骨后上缘。胫骨前方最为突起的三角形结构，为胫骨粗隆，是髌韧带在胫骨上的附着点，它们之间有髌下滑液囊。

胫骨后面的上部有粗糙的线样结构，称为腘线，该线由腓关节面向下、向内侧斜行，正好将腘肌与比目鱼肌分开。该线下方有较大的滋养孔，其营养血管由此进入，走向远侧。胫骨结节外侧的 Gerdy 结节上有髂胫束附着。胫骨外侧髁之后外侧面有一个小的圆形腓骨关节面，与腓骨小头相接。胫骨近端主要为松质骨，是关节内骨折易发处。内侧髁骨小梁较外侧髁稀少、疏松，内侧平台呈凹陷形，主要承接圆凸的股骨内髁，又因为内侧半月板耐磨损能力不如外侧，故随年龄老化而易形成膝内翻。

三、髌骨

髌骨是人体内最大的籽骨，位于股四头肌腱中，与股骨滑车相关节。髌骨前后扁而不规则，呈不对称的卵圆形，顶点指向肢体远端，其上缘圆平而厚为髌底，髌骨下端尖窄称为髌尖。髌尖薄而锐，其后为粗面；髌骨前面粗糙，两者均为髌韧带的主要起点，为股四头肌腱膜所覆盖。股四头肌腱向下延伸，包裹髌骨的前方，并与髌韧带相融合（图 1-17）。髌骨与股骨滑车相关节，形成髌股关节室，又称为膝关节前侧室。

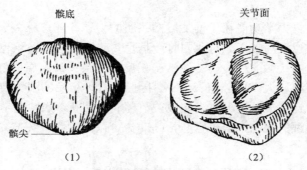

图 1-17　髌骨
（1）前面观；（2）后面观

髌骨关节面以纵行嵴分为内外两部分，再由横嵴等分为上中下三区，加上髌骨内缘的小关节面，共分为 7 区。髌骨内外侧各有 3 个接触面，第 7 个接触面位于髌骨内侧缘。总的来讲，髌骨的内侧关节面较小且呈凹陷形，髌骨外侧关节面较大，约占整个髌骨的 2/3，在矢状面上呈后凸形，冠状面上则仍呈凹陷形。

髌骨的形态可以分为 6 种类型（图 1-18），其中 1 型与 2 型为稳定型髌骨，其他 4 型

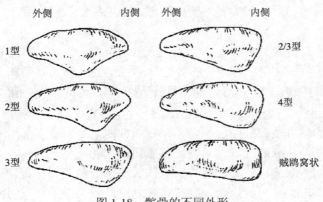

图 1-18　髌骨的不同外形

为不稳定型，可能是由于髌骨半脱位后在不平衡应力作用下导致的。覆盖髌股关节面的软骨是全身最厚的透明软骨，最厚处可达 6.5mm 左右。

股骨滑车向内外侧延伸，通过一隆起的嵴与股骨内外侧髁相连接。髌骨并非完全落于股骨滑车内，在股骨滑车内滑行的过程中，髌股关节间的接触面不断发生变化。伸膝角度不同则有不同的髌股接触面。伸膝 30° 时，下区与股骨滑车相接触，120° 时或以上时髌骨内侧小面与股骨髁相接触。膝关节屈曲 10°～20° 时，髌骨下端内外侧关节面同时与股骨滑车相接触，接触面成一横行的窄条状。

随着膝关节屈曲度数的增加，髌骨与滑车的接触面逐渐向近侧和外侧移行。当膝关节屈曲 45° 时，髌股关节接触面积达最大值，髌骨对应股骨的内外侧接触面经中间嵴相互连接而成椭圆形分布。当膝关节屈曲 90° 时，髌骨对应股骨的接触面移行到髌股关节面的上部。膝关节屈曲达 90° 后，随着屈曲度数的进一步增加，髌骨对应股骨的内外侧接触面逐渐分离，并相互独立。髌骨内侧缘的奇面只有在膝关节极度屈曲时，才与股骨相接触。

髌骨的主要生物力学功能在于增加股四头肌的力臂。随着膝关节屈曲度数的增加，髌股关节间的应力也逐渐加大。与此同时，髌股关节间的接触面积也逐渐增大，使得接触应力分布于较大的接触面积。与上述情况相反，当膝关节由屈曲位对抗应力伸直时，髌股关节间应力逐渐增大而接触面积变小。因此，对于相应的膝关节的病变，让患者自屈曲位对抗应力伸直膝关节，可引出髌股关节疼痛的症状。当膝关节完全伸直时，髌股关节已脱离相互接触的状态，所以直腿抬高动作可以消除髌骨关节内的应力。

第四节　膝部稳定装置

一、胫腓关节构造

在胎儿时期，胫骨与腓骨均与股骨相接触。由于胫骨的生长速度比腓骨快，导致胫股关节与腓骨头之间出现距离，关节囊的一部分被腓骨头向下牵拉形成上胫腓关节。腓骨头的关节面指向上方并稍向前内方倾斜，与胫骨干骺端的后外侧面相关节。腓骨头的尖端自腓骨后外向上凸起，其上有外侧副韧带、腓骨籽骨韧带、股二头肌腱及弓状韧带附着。

上胫腓关节衬有滑膜。关节囊增厚为关节囊韧带，关节前后方均有前后上胫腓韧带加强。下胫腓关节有一韧带联合，胫腓骨之间通过坚强的骨间韧带相互连接。胫腓骨间膜纤维起于腓骨骨间嵴向内下走行，止于胫骨骨间嵴，骨间膜上方留有较大的孔，胫前血管可由此穿出。

上胫腓关节的前方及相邻的胫腓骨，是趾长伸肌、胫前肌及腓骨长肌的起始部位。上胫腓关节的后方及相邻的胫腓骨则是比目鱼肌的起始部位。

作为腘动脉的终末支，胫前动脉在上胫腓关节下方约两横指处穿过骨间膜的裂隙，进入小腿的前侧室，并有一返动脉自胫前动脉发出，加入膝关节周围血管网。胫前神经与腓总神经的终末支均穿过趾伸肌与腓骨间的肌间隔，与胫前动脉相伴行。腓总神经发出腓浅神经，从腓骨外侧向下走行，进入腓骨长肌。

二、关节软骨

关节软骨是由胶原纤维基质和分布于其中的水化蛋白多糖构成的高度分化的结缔组织。透明软骨按胶原纤维的排列与软骨细胞的分布可分为若干个不同的区。越接近软骨下骨，软骨细胞的密度越高。反之，越靠近关节面，软骨细胞的密度越低。在软骨细胞增殖区的基底部分有一嗜碱性的区域，称为潮线或潮标区。软骨的钙化发生于潮线，潮线以下是钙化的软骨，其主要功能是将软骨固定于软骨下骨。软骨没有血运，一般认为软骨浅层的软骨细胞从关节液摄取营养，软骨深层的软骨细胞从软骨下骨摄取营养。

正常软骨呈白色，表面光滑、质地坚硬。如关节软骨发生损伤或退变，其肉眼及镜下外观均会发生显著变化。根据软骨退变的镜下特征性表现将其分为五级。

①0级：正常，软骨呈白色。

②1级：软骨连续性较完整，但软骨表面出现肿胀及软化。

③2级：软骨表面出现裂隙及纤维化，但范围小于1.3cm。

④3级：病理表现同2级，但病变范围大于1.3cm。

⑤4级：软骨下骨裸露，该级已无法与骨关节炎相区分。有些情况下，关节软骨可因分层作用而呈现斑片样剥脱。

关节软骨或关节面的损伤也可间接由软骨下骨的病变（如骨坏死或剥脱性骨软骨炎）引起。对膝关节而言，剥脱性骨软骨炎常发生于股骨内侧髁邻近髁间窝的部位，剥脱的软骨片可以从骨床剥离，形成游离体。

三、半月板

半月板是位于股骨和胫骨的髁部之间的半月形纤维软骨盘，切面为三角形，外缘较厚，内缘锐利。

（一）半月板的作用

（1）传递关节内应力，减少股骨和胫骨的直接相撞，防止关节囊和滑膜在屈伸运动时的撞击。

（2）调节滑液的分布，使关节均匀分布于关节面，起到润滑关节和营养关节的作用。

（3）增加关节间的吻合程度。

（4）减少撞击，防止关节运动时关节内软组织发生撞击。半月板后角为楔形，在前交叉韧带功能不全时，可一定程度上防止胫骨向前方移位。并且具有保护关节软骨的作用。

（二）半月板的成分

半月板的主要成分是胶原与非胶原蛋白。此外，黏多糖与糖蛋白也是组成半月板的重要成分。尽管半月板内含有4种类型的胶原，但1型胶原含量最多，占所有胶原的90%，为胶原中的最主要成分。

组织学研究结果表明，半月板内成纤维细胞与纤维软骨细胞散在分布于嗜伊红胶原纤维构成的有机基质内。胶原束呈半圆拱形排列，以利于吸收应力。为了增加半月板的强度并防止半月板纵行劈裂，半月板的表面及与胫骨平台平行的中间部分的胶原纤维，均呈放射状排列，使半月板既能抗剪力又具有抗压力的功能。

胶原纤维约占半月板净重的 0.6%，其主要作用是使半月板受力变形后恢复原有形态，当半月板变性时成纤维细胞可以化生为软骨样细胞。

（三）内侧半月板与外侧半月板

半月板外缘较厚并与关节囊相连接，由外向内，半月板逐渐变薄，内缘游离于关节腔内。内、外侧半月板各覆盖相应胫骨平台关节面的外周 2/3。半月板股骨面凹陷与股骨髁相接触，胫骨面平坦地坐落于胫骨平台上。

1. 内侧半月板

内侧半月板接近半圆形，长约 3.5cm。横断面为三角形，前后不对称，后角比前角宽大。内侧半月板后角附着于胫骨髁间窝后部，正好位于前交叉韧带和外侧半月板前角的前方。前角的附着点变异较大，通常附着于胫骨髁间窝前部，大约位于前交叉韧带止点前缘前方 7mm 处，与胫骨棘内侧平齐，但此处附着点非常脆弱。半月板间横韧带是一个厚度变异较大的纤维带状结构，它的作用是连接内、外侧半月板的前角（图 1-19）。内侧半月板外周连续附着于膝关节囊。内侧半月板的中点通过内侧副韧带深层的关节囊增厚部分与股骨更坚固地连接。半月板的胫骨附着部分（冠状韧带）则附着于关节面外约几毫米的胫骨边缘，形成一滑囊窝。半月板后内侧通过关节囊被半膜肌附着。

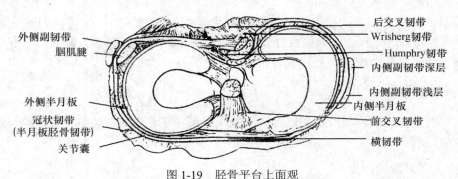

图 1-19　胫骨平台上面观

2. 外侧半月板

与"C"形的内侧半月板不同，外侧半月板接近圆形，比内侧半月板覆盖的区域更大。其前角附着于髁间窝，正位于胫骨棘外侧前缘，与前交叉韧带相邻。后角附着于髁间窝部胫骨棘外侧的后方，与内侧半月板的前部相邻。外侧半月板的后角通过半月板股骨韧带与股骨内侧髁的外侧壁相连。这些半月板股骨韧带包绕着后交叉韧带，也被称为 Humphry 韧带和 Wrisberg 韧带。Hmnphry 韧带走行于后交叉韧带的前方，而 Wrisberg 韧带走行于后交叉韧带的后方。

内侧半月板与外周的关节囊连续附着，但外侧半月板的附着被通过腘肌腱的腘裂缝所阻断。此外，与内侧半月板不同的是，外侧半月板不与副韧带直接相连。外侧半月板后外侧在腘裂缝处被腘肌腱分割而形成凹槽。部分肌腱纤维在此位置与半月板上边缘相连。由于外侧半月板不像内侧半月板那样与关节囊广泛相连，所以它的活动性更大，移位可达 1cm。外侧半月板的活动被腘肌腱和半月板股骨韧带所限制。因此，半月板的损伤发生于外侧的较少见。内外侧半月板比较见表 1-1。

表 1-1 内外侧半月板比较表

名称	内侧半月板	外侧半月板
宽度	窄而长	宽而短
面积	弯度小而面积大	弯度大而面积小
厚度	薄	厚
形状	前窄后宽	前后等宽
与关节囊	相连	不相连
活动情况	前后一体活动	后部固定前部活动
活动度	小	大（±1cm）
止点距离	前后止点相距远	前后止点相距近
变异	常见磨损	中部可变窄，畸形多

半月板周围有较丰富的血运，体部无血管而从关节液吸取营养。半月板的血液供应主要源于膝内、外动脉。半月板周围血管呈环形分布，发出放射状分支指向关节中心，血管透达内侧半月板宽度的 10%~30%，外侧半月板宽度的 10%~25%。半月板的无血管区，会随着年龄的增加逐渐扩大，因此，成年人的半月板体部撕裂无法修复。只有边缘撕裂伤才可能愈合。

四、膝关节韧带装置

（一）交叉韧带

1. 交叉韧带的功能

交叉韧带以其在胫骨上的附着方式而得名，它在膝关节中发挥着重要的作用。交叉韧带的主要作用是：①稳定膝关节，阻止胫骨与股骨之间的前后向移位。②其上分布众多的感觉神经末梢，从而在本体感觉上发挥重要作用。

这些韧带为关节内韧带，但由于其表面覆盖一层滑膜，因此被认为是滑膜外的结构。它们由膝中动脉的分支和双侧膝下动脉提供血液供应。

2. 交叉韧带的成分

交叉韧带以胶原基质为主要成分，大约占到净重的 3/4。主要的胶原为 1 型胶原，剩余的为 3 型胶原。在前交叉韧带中，这些胶原被组织成许多 20μm 粗的纤维束，大量的纤维束再组合成 20~400μm 直径的纤维束。纤维母细胞和弹性蛋白（<5%）和蛋白多糖（1%）则构成了交叉韧带的其余部分。在生理条件下，水占到净重的 60%。在显微镜下观察到，韧带及肌腱与骨相连部位结构为胶原纤维，直接与骨内的纤维相连。可以分辨出钙化的前缘，类似介于类骨质和矿化骨之间的结构。

3. 前交叉韧带与后交叉韧带

（1）前交叉韧带 起于股骨外侧髁内面的后部，韧带的平均长度为 38mm，平均宽度为 11mm（图 1-20，图 1-21）。以一种半环形片段的形式与髁间切迹相连。韧带附着点前边界平直，后边界为凸形。韧带向前、远侧及向内侧走行，止于胫骨。在它的整个行程中，韧带的纤维轻度向外旋转。在股骨止点下方大约 10mm，韧带呈直立状态，韧带的胫骨止点呈宽阔下陷区域，位于髁间窝胫骨棘的前外侧。韧带的胫骨止点呈斜向，比股骨止点更牢固。它与外侧半月板的前角之间通过小束相连。

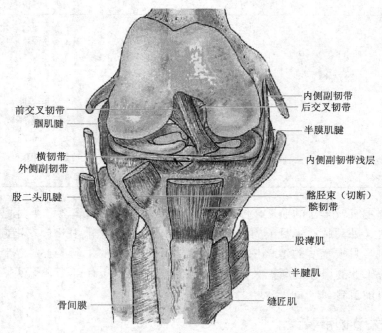

图 1-20　前交叉韧带（前面观察）

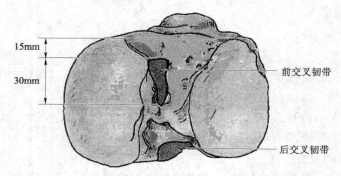

图 1-21　前后交叉韧带（水平面观）

前交叉韧带可以限制胫骨向前滑动。伸膝时，它与关节囊、两侧副韧带及后交叉韧带一起限制侧方及旋转运动；屈膝时，则与胫侧副韧带、关节囊及后交叉韧带一同限制侧方运动及旋转运动（图 1-22）。与后交叉韧带一同限制过度屈曲。与后交叉韧带、两侧副韧带、关节囊及腘斜韧带共同限制过度伸直。当伸膝达最后阶段时，可限制胫骨旋转。前交叉韧带的最大牵张力约为 1725±270N，这远小于许多剧烈体育活动所产生的应力。

膝关节的稳定性需要一些动态稳定结构，如肌肉通过膝关节产生稳定力，可使肌肉能辅助稳定膝关节。前交叉韧带分布有大量的本体感受器和游离神经末梢，发挥重要的本体感觉功能。前交叉韧带运动由胫后神经的分支来支配。

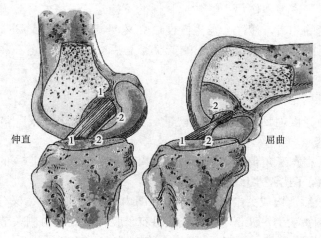

图 1-22　前交叉韧带伸直和屈曲位解剖位置

（2）后交叉韧带　起于股骨内侧髁外面偏前无关节面处，平均长度为 38mm，平均宽度为 13mm。与前交叉韧带一样，其起点也呈半环状，水平走向，附着点的上边界平直，下边界呈凸形。其中部最窄，呈扇形向两边延伸，上部比下部稍宽。韧带纤维以内外方向止于胫骨，以前后方向附着于股骨。韧带在胫骨的附着点位于关节内胫骨上关节面后部的凹处。胫骨附着点向远端延伸至相邻胫骨后面达 1cm 处。在紧靠胫骨附着点处，后交叉韧带发出一小束与外侧半月板的后角混合在一起。

后交叉韧带能提供限制胫骨相对股骨向后滑移的大部分限制力。当膝关节屈曲时，其可被最大限度地拉紧，当膝关节内旋时则变得更紧张（图 1-23）。后交叉韧带由前部纤维和后部纤维组成，前部纤维组成下韧带的主体，在膝关节屈曲时紧张，在膝关节伸直时松弛。后部纤维较薄弱，组成韧带较细部分。后交叉韧带与侧副韧带及腘肌腱共同起到稳定膝关节的作用。一旦断裂，则胫骨向后不稳。切断试验表明，单独切断后交叉韧带，膝关节屈曲时的后移位明显增加。

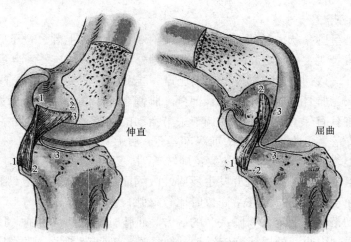

图 1-23　后交叉韧带伸直和屈曲位解剖位置

后交叉韧带损伤比前交叉韧带损伤较少见，损伤多发生于膝关节屈曲位或过屈时前方受击打的情况下。这类损伤很少导致症状性的不稳定，但可能导致慢性疼痛。膝关节内侧间室显著退变的患者，往往会发生慢性后交叉韧带损伤。交叉韧带上部附着点的特点，可导致韧带屈曲时沿纵轴扭转。前交叉韧带与后交叉韧带附着在相对面上，所以会沿相反方向扭转。

（二）侧副韧带

侧副韧带分为胫侧副韧带和腓侧副韧带。

1. 胫侧副韧带

胫侧副韧带呈扁宽三角形，基底向前，为内侧关节囊纤维层加厚的部分。胫侧副韧带分为浅、深两层，两层密切结合无间隙。

（1）深层　较短，构成关节囊的一部分，即内侧关节囊韧带。又分为前、中、后三部分。其后 1/3 又称为后斜韧带。深层纤维附着于股骨及胫骨内侧关节面之边缘，前后与关节囊相续，紧密附着于内侧半月板上。后斜韧带起于前部纤维后上方 1cm 处的内收肌结节，向后下分为三束止于胫骨、关节囊及腘斜韧带。

胫侧副韧带与半膜肌腱纤维相连，当屈膝 60° 时，韧带松弛，但可由半膜肌牵拉而使之紧张，同时也牵拉内侧半月板后移，以免受到股骨和胫骨关节面的挤压，所以后斜韧带具有动力性和静力性双重稳定作用。

（2）浅层　纤维较长，位于深层之外，是坚强扁平的三角形纤维带。它起于股骨内上髁内收肌结节附近，止于胫骨上端的内面，位于胫骨关节面之下约 2～4m 处。部分纤维较长，远端止点可达胫骨内侧髁关节面下 7cm 处。前部纤维纵行向下，长约 1cm，亦称为前纵部，止于鹅掌下 2cm 处。前纵部与胫骨上端之间有黏液囊，关节活动时有利于韧带前后滑动。

胫侧副韧带浅层后部由短纤维组成，分为后上斜部及后下斜部。后上斜部起于前纵部浅层上端后缘，斜向后下，止于胫骨内侧髁后缘，并向后延伸，附着于内侧半月板后缘。后下斜部起于前纵部下端后缘，斜向后上，越过半膜肌腱，止于胫骨内侧髁后缘，并附着于内侧半月板后缘。

2. 腓侧副韧带

腓侧副韧带呈圆条状，长约 5cm。其近端附着于股骨外上髁，位于腘肌沟的近侧，向下后方止于腓骨头尖稍前处。它将股二头肌腱分为两部分，与外侧半月板之间被关节囊和腘肌腱隔开，该韧带后方的关节囊较肥厚。腓侧副韧带可分为深、浅两部，深部为外短韧带，浅部为腓骨长肌向上的延长部分。腓侧副韧带与外侧半月板被腘肌腱分开。

胫侧副韧带具有保持关节稳定和调节关节活动的功能，其紧张度随关节位置的不同而改变。膝关节完全屈曲时，韧带的前纵部紧张，后上斜部和后下斜部松弛；半屈位时，大部分韧带松弛，膝关节可以轻度外翻及旋转活动。膝关节完全伸直时，全部韧带紧张，通过神经调节可使膝关节周围肌群发生反射性收缩而加强关节的稳定。膝在全屈或全伸位时相对稳定而不易损伤；而在半屈位时比较松弛，易受损伤。

胫腓侧副韧带的位置均偏于膝关节的后方。屈膝时侧副韧带松弛，胫骨可有稍许旋转活动，不能限制内收、外展或旋转活动；伸膝时侧副韧带紧张，膝关节变得稳定，可防止膝过度伸直。小腿外旋时，腓侧副韧带松弛，有时可扭转、卷曲或突出。

3. 髌韧带

髌韧带为强壮扁平的韧带，长约 5cm。它在近端起于髌骨下极，在远端它止于胫骨结节；其位于髌骨前面的浅层纤维与股四头肌腱的纤维相连续。股四头肌腱内、外侧部分别从髌骨的两侧通过，止于胫周结节近端的两边。这些纤维性增宽部分与关节囊融合，形成髌骨内外侧支持带。髌韧带正常情况下在 MRI 上显示为低信号，但在它与髌骨及胫骨的附着处可以呈现中等密度的影像。与其他部位一样，肌腱局灶性的不连续或高信号影像表明该韧带的破裂或撕裂。

髌韧带连接髌骨下缘与胫骨结节。因为股骨干有一倾斜角，因此股四头肌与髌韧带不在一条直线上。所形成的角度经常为外翻角，男性平均为 14°，女性为 17°。这个角称为股四头肌角（Q 角），在股骨内旋时角度的大小增加。所导致髌骨的外脱位趋势，能被股骨滑车的外侧唇、股内斜肌的水平纤维及髌内侧支持带所对抗。

髌韧带后表面通过一个较大的髌下脂肪垫与关节的滑膜囊分开；通过一个滑囊与胫骨分开。脂肪垫填充了股骨髁和髌韧带之间的空隙。在运动时这个潜在性空腔随膝关节活动的变化而改变形状。这个脂肪垫被无数的源于膝动脉的血管所贯穿。髌韧带在股骨髁间切迹和脂肪垫之间形成一不完全的间隔。

五、膝关节囊

膝关节囊是一独立的纤维膜性结构，由纤维层和滑膜层构成，狭义的关节囊仅指纤维层而言。

在膝关节前部，关节囊深层纤维将半月板前缘与胫骨髁以纵行纤维相连，称为冠状韧带。在近端，膝关节囊在髌骨以上 3～4 指的近股骨髁关节面边缘处附着于股骨髁间窝和股骨后部，纤维束被供血管和神经通过的孔隙分割；在远端，除了腘肌腱通过裂缝进入关节之外，膝关节囊附着于胫骨周缘。

在膝关节后部，膝关节囊包含起于股骨髁和髁间窝壁的垂直纤维。在此区域，膝关节囊被起于半膜肌腱的腘斜韧带加强。腘斜韧带构成腘窝底的一部分，腘动脉从其上通过。在腘裂缝处，膝关节囊移行向下，正对股骨头，形成外侧半月板和腓骨茎突之间的弓状韧带。

六、膝关节周围的肌肉

膝关节外的肌肉肌腱是支持和影响膝关节功能的重要动力结构。既是膝关节运动的因素，也是膝关节稳定的因素。它与韧带、关节囊等静力稳定因素共同成为膝关节的稳定因素，按部位可以分为前、后、内、外四个区。

（一）膝关节前侧肌肉

1. 股四头肌

股四头肌是膝周围最强大的肌肉，股四头肌附着在髌骨的近端，为伸膝装置。它包括股直肌、股外侧肌、股内侧肌及股中间肌四个不同的部分，有共同的肌腱止点。

（1）股直肌　股直肌有两个头，直接（或间接）起于髂骨，然后融合形成肌腹，在大腿前部向远端走行，然后逐渐变细，在髌骨上极近端5～8cm处形成肌腱。股直肌大约占股四头肌横切面的15%（图1-24）。

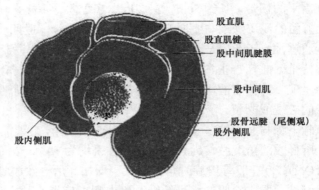

图1-24 股四头肌的分布

（2）股外侧肌 起点为宽带状，从转子线近端开始，沿粗线向下延伸。股外侧肌远端有一纤维性增宽部分与髌骨外侧支持带相混合。并通过它与胫骨直接相连。

（3）股内侧肌 起于转子线的远端，沿螺旋线走行至粗线内侧唇。该肌肉最远端的纤维起于大收肌肌腱，几乎水平向前走行，加入共同的肌腱，止于髌骨的内侧缘，这部分肌肉为股内斜肌。与股外侧肌一样，股内侧肌也有一个远端纤维性扩大部分，与髌内侧支持带混合。

（4）股中间肌 起于股骨干的前外侧面，在内侧，其部分肌纤维与股内侧肌混合。

这四块肌肉在远端混合在一起形成股四头肌腱，向前延伸至髌骨形成髌韧带（图1-25）。

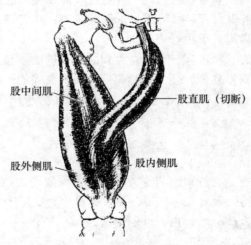

图1-25 股四头肌群分布

股中间肌和股直肌几乎垂直地止于髌骨上缘，而股内侧肌和股外侧肌纤维则斜行止于髌骨。股四头肌腱分为三层结构：浅层由股直肌组成，中间层由股内侧肌和股外侧肌组成，深层由股中间肌组成。

股四头肌腱在远端通过一个扩张部向前连于髌骨。在大部分情况下，只有来自股直肌部分的肌腱纤维与髌骨上的远端相延续。然而在一些情况下，来自骨外侧肌的纤维可直接与远端相连。另外，股内侧肌和股外侧肌形成的扩张部通过髌骨支持带与胫骨相连。股四头肌群的最主要功能是伸膝、屈髋，维持人体直立、行走及跳跃等功能活动。

2. 缝匠肌

缝匠肌为全身最长的肌肉，起自髂前上棘，向远端和内侧走行于大腿的前部，形成收肌管的顶部，止于胫骨上端内侧面。在远端，缝匠肌肌腱变得宽大，分散分布的肌腱纤维与膝内侧第一层混合在一起。缝匠肌、股薄肌和半腱肌的肌腱共同组成鹅足。缝匠肌肌腱扩展部较表浅，覆盖股薄肌和半腱肌的止点。

缝匠肌收缩时能屈髋、屈膝，并可使已屈的小腿内旋，对膝关节内侧起稳定作用。缝匠肌由股神经分支支配。

（二）膝关节后侧肌肉

1. 股二头肌

股二头肌长头起于坐骨结节，短头起于股骨嵴外侧之下部及外侧髁上线，二者融合一起，止于腓骨小头及其前部之筋膜，功能为伸髋屈膝，并使膝微外旋。

2. 半腱肌与半膜肌

半腱肌起于坐骨结节，向远端走行，位于半膜肌表面内侧；半膜肌起于坐骨结节上部和外侧凹陷处，二肌下行，与缝匠肌、股薄肌形成鹅掌。半腱肌的止点正位于胫骨上股薄肌止点的远端，形成平均宽度约为 20mm 的联合结构。

半腱肌、半膜肌有伸髋屈膝及内旋膝的作用（图 1-26，图 1-27）。

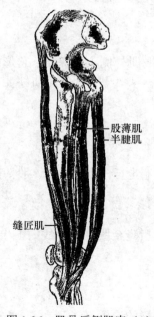

图 1-26　股骨后侧肌肉（1）

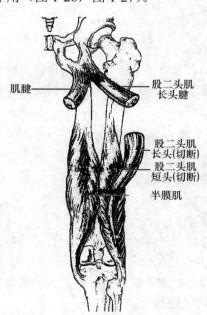

图 1-27　股骨后侧肌肉（2）

3. 腓肠肌

腓肠肌以一个外侧头起于股骨外侧髁，以一个大的内侧头起于股骨的腘面和股骨内侧髁（图 1-28）。外侧头有一大的肌性起点，但内侧头起于内侧髁与内侧副韧带的附着点相邻部分，为腱性结构。在膝关节以下，两头向中线靠拢，再向下与比目鱼肌合成为小腿三头肌，在下端形成约为 15cm 长的跟腱，止于跟骨结节。

腓肠肌的主要功能为跖屈踝关节和屈膝。

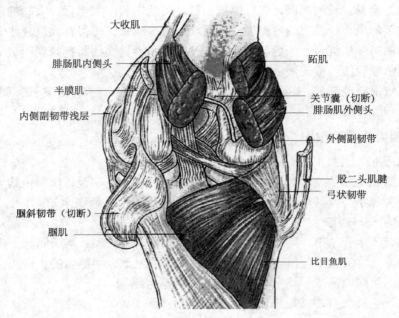

图 1-28　膝关节后侧肌群

4. 跖肌

跖肌有一小的肌腹，起于股骨外上髁线，位于腓肠肌外侧头的深面。它形成一条非常细长的肌腱，向远端走行位于腓肠肌内侧头的深面。大约 7% 的人跖肌缺如，形成一退化的结构。

（三）膝关节内侧肌肉

1. 股薄肌

股薄肌宽而薄，起于耻骨下支，沿大腿内侧向远端走行，止于鹅掌。股薄肌能屈膝并使之内旋。

2. 耻骨肌

耻骨肌位于内收肌之上。起自耻骨梳，止于股骨粗隆至股骨嵴一线的上半部分。

3. 内收长肌

内收长肌起于耻骨体前面，止于股骨嵴内侧唇。

4. 内收短肌

内收短肌起于耻骨体及其下支的前面，止于股骨嵴的内侧。

5. 内收大肌

内收大肌分两部分，内侧部及坐骨部。前者起于耻骨下支及坐骨支，后者主要起于坐骨结节，该肌止于股骨嵴全长及股骨内髁的内收肌结节。

内收诸肌的主要功能是使大腿内收。耻骨肌、内收长肌、内收短肌、内收大肌又能屈股并使其外旋。

（四）膝关节外侧肌肉

1. 腘肌

腘肌起于股骨外侧髁的前方，向后下越过关节时居关节纤维囊与滑膜之间。腘肌有3个头，分别起于胫骨外侧髁、腓骨小头和外侧半月板后角。前两个起点组成斜的"Y"型韧带的臂，称为弓状韧带。此肌腱由滑膜包绕，穿过弓状韧带内侧支下缘，形成一薄扁三角形肌肉。止于胫骨后面腘线近端三角形平面的内 2/3，也有部分直接附着于腓骨头。此肌腱也附着于弓状韧带，大约一半的纤维附着于外侧半月板。半月板之下的滑膜向深嵌入肌肉中，形成腘滑囊。

腘肌的作用主要是在膝关节屈曲时，与半月板股骨韧带共同控制半月板的活动。并能在膝关节负重位时，通过使股骨外旋转，从而使膝关节解锁以允许屈曲，在收缩时拉小腿内旋，防止内收。

腘肌由胫神经发支支配，此分支向远端走行与腘静脉交叉，到达肌肉下缘，进入深层。

2. 阔筋膜张肌

阔筋膜张肌起自髂骨翼前部，髂前上棘及其下切迹的外缘。肌膜长约 15cm。向下在大腿上中 1/3 交界处止于髂胫束两层间。髂胫束为阔筋膜在大腿外侧的增厚部分。其上端始于大转子处，下行越过膝关节止于胫骨外侧髁。

该肌收缩可拉紧已伸直的膝关节而使之稳定。

3. 股二头肌长头与半腱肌

股二头肌长头与半腱肌共同起于坐骨结节及骶结节韧带，短头起于股骨嵴下半外唇，在长头深面与之相结合。当膝关节屈曲时，股二头肌肌腱可在外侧皮下摸到。在内侧，有两条肌腱非常明显。

第五节　膝部滑膜腔与滑膜囊

一、滑膜腔

1. 滑膜的特点

正常的滑膜为平滑、半透明粉红色的组织，其表面覆盖一层滑膜细胞。人类膝关节的发育最为完善，其滑膜具有以下特点。

①滑膜面积最大，分泌区最广；

②脂肪垫及绒毛数量最多、最大；

③与肌腱明显分开；

④滑膜形成许多囊状隐窝，使滑膜腔容积大为增加。

2. 滑膜内的细胞

滑膜细胞包含两类细胞群，即具有巨噬细胞功能的细胞和具有分泌功能的细胞。1

型细胞具有吞噬作用，包含大量的线粒体、溶酶体和吞噬体，其表面呈波状。2 型细胞具有分泌功能，包含粗面内质网和游离核糖体。这层细胞构成内膜层，位于其内的为内膜下层，即纤维血管带，包含小动脉、脂肪以及不同种类的结缔组织细胞，纤维母细胞和组织细胞。这层纤维血管带在关节囊的止点处逐渐变得更纤维化。

3. 膝关节内滑膜的构成

膝关节滑膜是人体关节中面积最广、最复杂的滑膜，所形成的滑膜腔也是人体最大的滑膜腔。滑膜包裹膝关节内面向上延展至髌骨之上的髌上囊。

髌上囊通过脂肪层与股骨前面分开，其最上部分附着于股骨干前面的膝关节肌。膝关节周围的肌肉可阻止髌上囊内陷入髌骨之下，在关节内，滑膜覆盖交叉韧带和腘肌腱。

在关节囊后外侧以上，滑膜围绕腘肌腱形成一个滑膜隐窝。在半月板之下的冠状隐窝也衬垫着滑膜，在前部滑膜覆盖位于髌韧带和关节囊后方的脂肪垫。滑膜比关节囊更丰富，滑膜常形成许多皱褶，正常情况下，皱襞通常为胚胎发育期被吸收的滑膜隔的残余部分。最常见的滑膜皱襞位于髌下（黏液韧带），髌上和髌内。

后滑膜腔与腘窝囊相连，腘窝囊位于半膜肌腱和腓肠肌腱之间，在膝关节中注入染料，可使此腘窝囊膨胀，当发生关节内渗出时，此囊也可以变大，形成腘窝囊肿。此滑膜腔正常情况下不与膝关节周围的任何其他囊腔相通。

二、滑液囊

滑液囊又称为滑膜囊、滑囊，为纤维组织囊袋，形扁壁薄，内衬有滑膜或细胞。囊内含有少量黏液以减少相邻组织之间的摩擦。滑囊多位于肌腱与骨面相接触之处，或相互摩擦的组织之间。膝关节周围肌腱较多，关节表浅，活动度大，因此摩擦劳损及创伤机会多，因而滑液囊也较多。其中有 3 个滑囊常与关节腔相通，即髌上囊、腘肌囊及腓肠肌内侧囊。有 5 个囊与关节腔不相通，分别为髌前囊、浅层髌下囊、深层髌下囊、鹅足囊、半膜肌囊（图 1-29）。

1. 髌上囊

位于股四头肌腱深面，髌底之上方，为膝部最大的滑膜囊。往往与膝关节腔相通，而被视为膝关节滑膜腔的一部分。该滑囊与股骨之间有一层脂肪，可避免髌上囊与股骨粘连。起于股骨下端之膝肌附于髌上囊。屈曲时髌骨向下移则髌上囊随之下移；伸膝时膝肌可拉髌上囊向上。膝关节腔的上界大约在髌骨上缘上方 3cm 处，但如果与髌上囊相连则可高出髌骨上缘达 7~8cm。

2. 腘肌腱囊

腘肌腱囊与膝关节外侧髁腔相通，位于腘肌腱和外侧半月板、胫骨外侧髁、胫腓近侧关节之间，能减缓腘肌腱和其他坚硬结构间的摩擦及撞击。有时该囊与胫腓近侧关节相通，从而使膝关节腔也与胫腓近侧关节相交通。

3. 腓肠肌囊

腓肠肌囊位于腓肠肌内侧头深面，通常与内侧髁腔相通。该囊还与位于半膜肌深面的一个囊交通，因而它可以使半膜肌囊与膝关节交通。

4. 髌前囊

髌前囊在髌骨前面，位于深层皮下组织内，在髌骨下半及髌韧带上半与皮肤之间，有时其范围可高过髌骨。髌前皮下囊的存在可以允许膝前的皮肤自由活动，该囊可分为两个：浅层位于阔筋膜与股四头肌腱之间为髌前筋膜下囊；深层在股四头肌腱与髌骨骨膜之间为髌前腱下囊。受伤后肿起，有时髌前皮下囊可分成两部分，不要误以为骨折。

5. 浅层髌下囊（髌下浅囊）

浅层髌下囊介于皮肤与髌韧带、胫骨结节之间，可与髌前皮下囊相通连。可减少跪位时的摩擦。多次跪位摩擦导致该囊发炎时，称为侍女膝。

6. 深层髌下囊（髌下深囊）

深层髌下囊介于髌韧带深面与胫骨上端前面之间，为固有滑囊。

7. 鹅足囊

鹅足囊位于缝匠肌腱、股薄肌腱、半腱肌腱的深面与胫侧副韧带之间，此囊大而恒定，临床发病概率较大。

8. 半膜肌囊

半膜肌囊位于半膜肌与腓肠肌内侧头浅部之间。

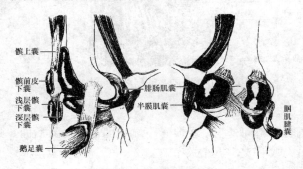

图 1-29　膝关节滑囊

第六节　膝部血管

一、膝部动脉

膝关节的血液供应主要来自环绕膝关节的动脉网，此网由股深动脉所发出的旋股外侧动脉降支，股动脉所发出的膝最上动脉，腘动脉所发出的膝上、膝中、膝下动脉，以及胫前动脉上端所发出的胫前返动脉共同组成。

1. 股动脉

股动脉在进入收肌裂孔之前向下发出膝动脉。此血管依次发出隐血管支、关节支和深斜支。

（1）隐血管　隐血管与隐神经一起向远端走行，经过缝匠肌，与膝下内侧动脉吻合。

（2）关节支　关节支在股内侧肌内向远端延伸，与膝上外侧动脉吻合，加入髌周血管网。

（3）深斜支　深斜支沿股骨内面走行，发出股骨髁上支和侧副肌支。腘动脉从

Hunter 管穿出，在股骨中、下 1/3 进入腘窝（图 1-30）。在近端，其通过一厚的脂肪垫与股骨分开，位于远端后关节线区域。它直接与腘斜韧带接触。在远端，此动脉向浅层走行至腘筋膜，止于腘筋膜下缘，分为胫前动脉和胫后动脉。

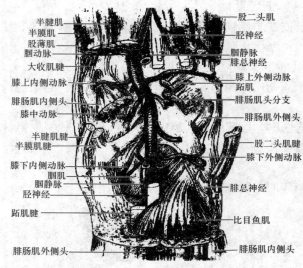

图 1-30　腘窝的腘动脉分支

2. 腘动脉

　　腘动脉自大收肌裂孔斜向外下，经股骨下端腘面，关节囊后面，到腘肌后而分为两末梢支，腘动脉发出无数肌支，五个关节支。

　　（1）膝中动脉　起于腘动脉的前面，穿过后斜韧带，供应后关节囊和关节内结构，包括半月板后角。此动脉的韧带支横过滑膜，形成血管丛，覆盖于前交叉韧带和后交叉韧带，穿过韧带，与小血管吻合，纵行至胶原纤维。交叉韧带也接受膝下动脉终末支血供。前交叉韧带几乎不从韧带-骨止点处接受实质性血供。

　　（2）膝上内侧动脉与膝上外侧动脉　起于腘动脉的后面，既而绕过股骨下端正对股骨髁近端处。

　　①膝上外侧动脉：进入股二头肌深处，与旋股外侧动脉降支吻合。

　　②膝上内侧动脉：向前走行于半膜肌和半腱肌深面，移行于腓肠肌内侧头止点近端。

　　（3）膝下内侧动脉与膝下外侧动脉　在关节线以下水平从腘动脉双侧发出的是膝下内侧动脉和膝下外侧动脉。

　　①膝下外侧动脉：正位于外侧关节线相邻位置。其向深处外侧副韧带走行，在腓骨头近端，向前外转向，加入前部血管的吻合处。

　　②膝下内侧动脉：其分支在前部脂肪中形成复杂毛细血管网，为脂肪垫、滑膜腔及髌韧带提供丰富的血运。

　　所有四组膝内外侧动脉终末支也延伸至半月板，但有学者报道其主要血运来自膝上外侧动脉与膝下外侧动脉。半月板只有周围 30% 接受血管供应血液，因此并非整个半月板都接受均匀的血管供应血液。

二、膝前血管吻合

膝前血管吻合是由四根膝上下动脉、膝降动脉分支、旋股外侧动脉降支及胫前动脉返支组成，血管吻合在股深动脉起点处将膝动脉、腘动脉和胫前动脉连接起来。

有学者报道，血管吻合在膝关节前部围绕髌骨形成血管环，在髌骨下极有 9～12 根滋养血管从血管环发出，在髌骨前面的一系列小沟中向近端走行。这些血管由髌骨表面中 2/3 穿入。另外两极血管由尖端区域穿入髌骨。

中部的支持带主要是由来自膝降动脉的血管吻合供应的。外侧支持带主要由膝上下动脉和膝下外侧动脉形成的外侧血管吻合提供血运。

膝前皮肤由前部血管吻合的终末支提供血运。另外，提供股直肌血运的穿支，同时支配膝前方皮肤。

三、膝部静脉

腘静脉位于腘动脉浅面，由腘动脉的外侧进入腘窝，在腘窝下端偏于动脉内侧，至上端则偏于动脉外侧。在整个腘窝中，它位于动脉和胫神经之间。腘静脉向上进入收肌裂孔。

第七节　膝部的神经分布

膝关节周围的神经分布非常丰富，膝关节的活动主要由两组神经支配（表 1-2）。

一、胫神经

胫神经从大腿中段处发于坐骨神经。其向远端走行，穿过腘窝，先移行于深筋膜之下的脂肪层；再向远端，移行于腓肠肌两头之间。

1. 皮支

胫神经皮支即腓肠神经，在腓肠肌表面下行（图 1-31）。

2. 肌支

胫神经肌支支配跖肌、腓肠肌、比目鱼肌和腘肌。

3. 后关节支

后关节支为胫神经最大、最恒定的分支，其向外走行，包绕腘血管，然后向深处走行，加入腘神经丛。其纤维穿过腘斜韧带，支配后关节囊、环半月板周围关节囊和覆盖交叉韧带的滑膜。两组神经纤维均穿入半月板的外层 2/3，该神经仅支配环绕半月板周围的关节囊。

4. 闭孔神经后部终末支

闭孔神经后部的终末支与股动脉并行进入腘窝，也加入腘神经丛，因此也支配关节囊和半月板。

膝关节前内侧和前外侧区域的关节囊和韧带由前组输出的神经支配，尤其是支配股四头肌神经的关节支。最大的分支起源于支配股内侧肌和部分前内侧关节囊的神经。

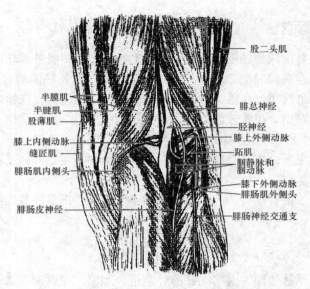

图 1-31　膝关节后部浅层血管神经分布

在外侧，支配股外侧肌的神经支配上外侧关节囊；在前部，来自髌上囊的神经支配股中间肌。

隐神经起源于股神经后部分支，在收肌管的下端，该神经在膝关节内侧缝匠肌和股薄肌之间穿过深筋膜，加入髌神经丛，提供前内侧关节囊、髌肌腱和前内侧皮肤的神经支配（图 1-32）。在远端，隐神经的缝匠肌支和大隐静脉一起走行于小腿的内面（图 1-33）。

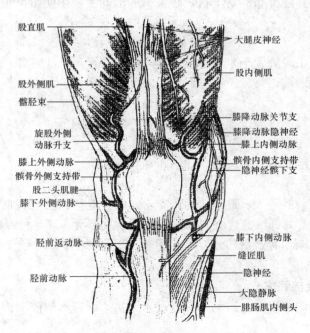

图 1-32　膝关节前部浅层神经血管结构

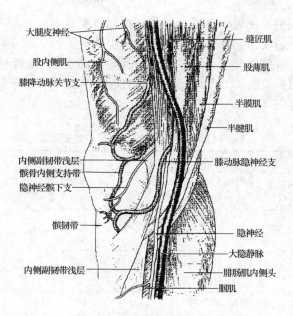

图 1-33 膝关节前内侧部浅层血管神经分布

髌神经丛位于髌骨和髌肌腱的前部。它由位于大腿外侧、中间和内侧皮神经以及隐神经的髌下支之间无数的交通支形成。

二、腓总神经

腓总神经由胫神经外侧进入腘窝，于股二头肌腱内侧向远端走行。腓总神经走行于股二头肌腱和腓肠肌肌腱外侧头之间，向远端走行于腓骨头后方（图 1-34）。随后其绕

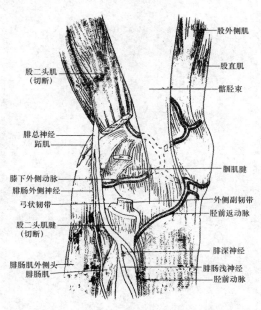

图 1-34 膝关节外侧面浅层血管神经分布

腓骨颈外侧面走向浅层，通过一纤维性通道穿过腓骨长肌，分为腓浅神经和腓深神经。其皮支是腓肠神经交通支，它连接腓肠神经和小腿前外侧面上部皮肤的小分支。

腓总神经的两个关节支分别为外侧关节神经与腓肠返神经。外侧关节神经起于关节线水平，支配下外侧关节囊和外侧副韧带；腓肠返神经走行于胫骨前方、腓骨长肌的内部，进入关节的前外侧。

表 1-2 作用于膝关节的肌肉及神经支配表

神经支配	肌肉	肌肉类型	作用
臀上神经、臀下神经	髂胫束、阔筋膜张肌	伸肌	伸膝
	部分臀大肌	伸肌	
股神经	股四头肌	伸肌	锁紧机制
	缝匠肌	屈肌	
闭孔神经	内收肌	屈肌	
	股薄肌	屈肌	内旋小腿
坐骨神经的胫段	半腱肌、半膜肌、腘肌	屈肌	
	腓肠肌、跖肌	屈肌	
坐骨神经的腓段	股二头肌	屈肌	外旋小腿

第二章

膝关节的生物力学

第一节　膝关节的运动和生物力学特点

一、膝关节的运动

膝关节的运动主要包括伸直、屈曲和旋转运动，主要由支配膝关节的肌肉、神经、肌腱及韧带等结构的协调作用来完成。

1. 伸直运动

膝关节的伸直功能主要由股四头肌提供。其中股直肌为双关节肌，具有屈膝伸髋功能。

股内侧肌在完成伸膝最后 10°～15° 时，在锁紧机制中起作用。股四头肌牵拉伸膝时，两股骨髁向前转动并同时向后滑动。股骨内侧髁大且弧度较长，其转动及后滑较外侧快，此时韧带被拉紧，以阻止股骨前移及膝过伸。

在膝关节接近完全伸直的最后 10°～15° 时，股骨外侧髁的转动及后滑已经完成，内侧髁连同内侧半月板加速进行后滑，使股骨在胫骨上作一定角度的内旋，使外侧副韧带进一步紧张，前后交叉韧带分开。内侧副韧带前部前移，腘斜韧带被拉紧，整个关节被锁紧以维持稳定。

当膝关节由屈曲到伸直 90° 以上时，伸膝关节主要靠股四头肌的股直肌起作用；而小于 90° 时，则其他三个头的肌肉均参与伸膝作用。在伸膝 30° 位时，伸膝力量最强，力矩最大，所以跑跳动作都以这个角度发力为最佳。

在伸直过程中，髌骨最重要的功能是作为股四头肌腱的支点，其可增加股四头肌的作用力矩以加强伸膝力量，尤其对膝关节伸直最后 10°～15° 的位置极为重要。此外，髌骨还有车链作用，可增加膝关节的旋转度。

2. 屈曲运动

屈曲膝关节由腘肌牵拉胫骨内旋或股骨外旋开始，此时股骨内侧髁连同内侧半月板一起前移，以纠正膝关节在最后伸直过程中的外旋倾向。腘绳肌的牵拉及部分腓肠肌的作用，使膝关节屈曲。同时，髌韧带及髌骨逐渐陷入股骨髁间，以控制股骨的活动。屈肌肌力为伸肌的 1/3，约为 15kg。

3. 旋转运动

膝关节屈曲时可有旋转运动，屈膝 90° 时旋转度最大。外旋功能主要依靠股二头肌及髌胫束的作用完成；内旋功能主要依靠半腱肌、半膜肌、缝匠肌及腘肌的作用完成。旋转活动主要受关节囊及交叉韧带的限制。

二、膝关节的力学功能

关节的力学功能是使骨骼在功能负荷下进行活动。在日常生活中，对于膝关节来说，其力学功能通常指与行走相关的活动，包括跑、走及上下台阶或坡道。在这些活动中，功能性负荷来自站立时地面对足部的反作用力，或摆动期腿部的惯性负荷。除了如站立等静态姿势的活动外，膝关节必须承载不断变化的负荷，同时，它必须允许其三个骨性部分之间发生活动。膝关节活动中最主要的作用是自主控制屈伸运动。虽然膝关节也能进行其他活动，如内翻-外翻成角活动，但屈伸运动是受到直接自主控制的，也是维持关节正常功能所必需的。

1. 站立

安静站立时，髋关节与膝关节均处于伸直位。体重力线自膝、踝关节轴稍前方垂直于地面。此时肌肉仅有少量活动。维持此状态的首要作用是关节的紧密嵌合，同时也有赖于骨面的稳定和韧带的紧张，伸膝肌和屈膝肌随时调节人体位置以维持该关节的伸直位。

2. 行走

行走的步态周期包括着地支撑期及着地摆动期。

（1）支撑期　自足跟着地起至足趾离地止，又可分为足跟着地期、站立中期、推离期及加速期4个阶段。

（2）摆动期　自足趾离地到足跟着地止，可分为摆动前期、摆动中期（或超越期）及摆动后期3期。

在整个常速步态周期中，膝关节始终未完全伸直，这可减轻震荡，增加灵活度，故膝周肌肉的完整协调十分重要。

3. 跑跳活动

（1）跑　没有支撑期而有摆动期，支撑腿的伸膝与足蹬地同时进行。

（2）跳　可分为起跳、腾空和落地三阶段。是指由髋关节与膝关节从屈曲转换为伸直，而踝关节从背伸位转换为跖屈，以使身体腾空向前的动作。

4. 上下楼梯

上楼主要是膝部伸肌起作用，下楼则主要靠伸膝、屈膝肌同时起控制屈髋、屈膝而完成动作。在研究膝关节功能时，承担负荷与动力学功能常常被分割成两个概念。膝关节动力学的改变可造成关节受力的变化，因此承载负荷的过程也能影响关节运动。膝关节的运动包括屈曲、伸直和旋转。屈曲是由腘绳肌和股二头肌共同作用的，同时腓肠肌和腘肌也发挥部分作用。屈曲受膝关节后部软组织的限制。伸直由股四头肌发挥作用，因为关节面形状和韧带附着的关系，在伸直终末，股骨在胫骨上内旋，形成锁定机制锁住关节。相对活动过程中的其他旋转运动来说，该运动是完全被动的运动，这是由于关节的几何形状和静态稳定结构所致，这在前文已描述过了。例外情况是，股骨的外旋导致关节解锁从而使屈曲能继续，该运动是由腘肌控制的。缝匠肌、股薄肌和腘绳肌是膝关节的弱旋转肌。通常所起作用很小。内侧的缝匠肌、股薄肌和半腱肌以及外侧的髂胫束通常作为"牵引绳"来稳定骨盆。

三、膝关节生物力学特点

膝关节位于下肢中部，负担体重和主要运动功能。股骨和胫骨是人体最长的两个骨骼，对膝关节形成较长的作用力臂，强的膝部肌肉常跨过两个关节，如髋膝或膝踝关节，因此在人体诸关节中，膝关节所受应力最大。膝关节为改良的铰链关节，因骨性结构而拥有有限的稳定性。由于各骨面之间缺乏相互吻合，使得膝关节有六个自由度的活动，包括三个平面的平移（内-外，前-后和远端-近端）和三个平面的旋转（屈-伸、内旋-外旋和内翻-外翻）。

关节的活动性和稳定性由附加的关节内静态稳定结构及关节外静态和动态稳定结构控制。在过伸位时，侧副韧带和交叉韧带均紧张，双侧半月板的前部被整齐地拉伸于胫骨和股骨髁之间。在屈曲开始时，膝关节"解锁"，股骨在胫骨上发生外旋。在开始的 30°屈曲中，股骨在胫骨上后移。在 30°屈曲之后，股骨髁围绕胫骨髁上的某一点旋转。

1. 半月板

半月板在膝关节伸直位时受关节面挤压，在屈曲位时与股骨一起向后移动，外侧半月板比内侧半月板更明显。股骨内髁关节面比股骨外侧髁关节面更大一些，因此，当运动方向被逆转时，外侧间室比内侧间室先达到全伸位置。当达到终末伸直位时股骨在胫骨上内旋使膝关节被"扣锁"，类似于旋紧螺丝钉的最后动作，直到内侧间室也达到伸直极限。

2. 侧副韧带

内侧副韧带浅层部分纤维在屈曲过程中一直保持紧张状态，而外侧副韧带仅在伸直位时紧张，在膝关节屈曲位时即松弛下来，从而允许胫骨外侧髁有更大的位移。

内侧副韧带浅层是内侧最重要的稳定结构，当膝关节屈曲时，纵行纤维向后移动。当膝关节伸直时，后部纤维紧张，前部纤维松弛，被韧带后部拉向内部。当膝关节屈曲时，前部纤维向近端移动，并紧随膝关节的屈曲进一步变得紧张。这种活动是由于其股骨起点的椭圆形外观，在膝关节屈曲时改变方向，以至于大部分前部纤维的附着点抬高。当膝关节屈曲时，随着韧带前缘变紧，后部逐渐松弛并在整个屈曲过程中保持松弛。后斜纤维在伸直时松弛，部分位于纵行纤维的底部。

3. 其他结构

膝关节外侧稳定性由几个结构共同维持。在膝关节伸直位时，髂胫束纤维至关重要，因为这些纤维附着于股骨近端、胫骨远端。在膝关节屈曲时，髂胫束向后移动，变得较为松弛；在屈曲超过 30°时，股二头肌肌腱就成为最重要的外侧稳定结构。

外侧韧带和弓状韧带在伸直时变紧，但整个屈曲过程中均处于松弛状态。因此在屈曲过程中，向外侧旋转的可能比向内侧程度更大。外侧半月板的附着和屈曲时支持韧带的松弛允许这种旋转运动。此外股骨在胫骨上有较大程度的旋转，但在内侧这种旋转运动很小。腘肌腱在外侧半月板上的附着使半月板被牵扯向后，避免了膝关节屈曲时半月板的嵌顿现象。

4. 交叉韧带

（1）前交叉韧带　包括两种功能性束带—前内带和较粗壮的后外侧部分。伸直位时，韧带呈扁平带状，后外侧的大半韧带紧张。在屈曲刚开始时，较小的前内侧带变紧，而其余大部分韧带则松弛，屈曲时前内侧韧带提供了对抗胫骨向前移位的主要限制力。

（2）后交叉韧带　包括两个不可分割的部分，前部构成了韧带的大部分，后部较小的部分斜行走向胫骨后部。伸直位时，韧带大部分松弛，只有后部紧张。屈曲时韧带大部分变紧，小部分松弛。

第二节　屈伸运动和力矩

在进行各种行走活动时，膝关节必须对抗触地时足部所受的负荷，并提供必要的力和力矩来克服摆动期腿部的惯性影响，许多研究者对不同行走活动中的地面接触应力进行测量，发现这些力量在步态周期中不断变化。正常行走时地面接触应力可达体重的1.3倍，而奔跑时可超过体重的2倍。

同时，足与地面的接触应力方向也在不断变化。在站立相足跟触地时，应力方向为向上、向后；在站立相中期，应力向上并稍向前。这些功能负荷均对膝关节产生一个力矩，而这一力矩必须被协同肌群所克服。功能负荷所产生力矩的强度取决于真正的旋转中心，协同肌群为平衡该外加力矩所必须产生的力的大小也取决于关节的旋转中心。

在步态站立相早期，地面的反作用力向上、向后，该力使膝关节屈曲，而股四头肌的力可对抗这种作用力。跟接触力和髌韧带力产生一个对胫骨的方向向上的力，与之相对抗的是膝关节对胫骨产生的方向向下的力。在站立相中期，地面和足反作用力位于骨关节的前方，该力促使膝关节伸直，而屈膝肌力则加以对抗，其合力可以使关节在胫骨平台前部产生反作用力，关节旋转中心由靠后的位置移动到较为靠前的位置（图2-1，图2-2）。

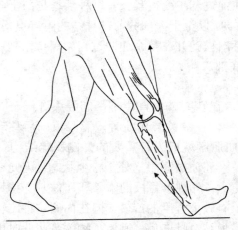

图2-1　步态站立相早期

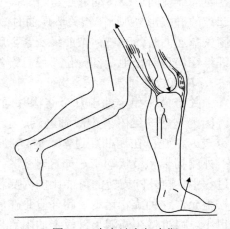

图2-2　步态站立相中期

功能负荷、肌力和关节反作用力这三种主导力量必须能够提供一种平衡。这种平衡条件使关节接触应力有了一种特定的作用线。功能负荷的方向、强度及肌力的大小及方向，产生了特定方向和大小的关节反作用力。

当膝关节活动时，胫骨静止，而股骨围绕胫骨上特定的一点旋转，称为瞬时中心。股骨在与胫骨接触点的速度方向必须与接触点和瞬时中心的连线相垂直。正常膝关节活动的力学性质要求瞬时中心必须位于通过关节表面接触点的关节面垂直线上（图 2-3），也就是说，在功能正常时，膝关节面之间可产生滑动。当一个关节面在另一关节面上方滑动时，瞬时中心必须位于关节面的垂直线上。如果关节面之间没有滑动，而是倾向于相互分离（图 2-4）或挤压，则瞬时中心将偏离这一垂线。当关节面和（或）韧带结构不在正常解剖位置时，这种情况均可发生。

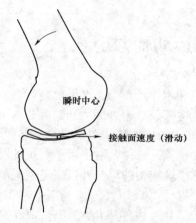

图 2-3　正常膝关节运动时的滑动现象

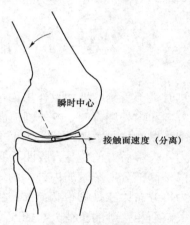

图 2-4　非正常状态下膝关节运动时的分离现象

在膝关节正常受力时，如果关节接触点被迫由后方向前方移动，关节瞬时运动中心也会相应地从通过后方接触点的垂直线移到通过前方接触点的垂直线上。对于任一特定的屈伸角度，关节的瞬时中心并不仅仅由韧带动力学限制和关节面决定，它还取决于接触点的位置。这些位置的范围会产生变化，尤其是当交叉韧带缺失或撕裂后。因此，可以把交叉韧带看作限制膝关节瞬时中心的结构，但同时也应注意，交叉韧带本身的弹性结构。在很小的应力下，可允许胫骨或股骨相对移动 1～2mm，这足以造成接触点位置的显著改变，从而引起膝关节动力学功能的变化。膝关节面之间的形合度越好，同样小的相对位置变化所引起的接触点改变就越明显。

通过研究发现，半月板的功能之一是使骨性表面发生较小的位移，即可使接触点的位置产生较大的变化。这主要是因为它们增加了关节硬度，在挤压负荷下减少关节的总体形变。这意味着其他关节面与半月板一起维持其本身的形合度。其次，它们有效增加了关节接触面积，并减少接触压力，从而增加关节形合度。

显然，关节面接触点的运动变化有利于关节的力学性能。接触点的相对后置，以及旋转中心的相应后移，增加了伸膝装置的力臂并减少了功能负荷的力臂。当负荷向前移动时，瞬时中心随接触点后移，这时屈肌可享有更长的力臂，而功能负荷的力臂则相应减少。如果关节活动受限，瞬时中心的移动也受限，肌肉的力臂就不再变化，肌肉力嵌会增加，反而增加关节负荷。

用于克服外加负荷的肌肉力量强度明显大于功能负荷本身，肌肉力量大约是功能负荷的 3 倍，考虑到两种力量力臂的相对长度，如此大的肌肉力量或许是有利的。总体来说，功能负荷的力臂变化很大，对于下肢而言，可与腿部等长。穿重靴进行直腿抬高试验就是一个这样的例子。相反，由于肌肉解剖位置的影响，使肌肉力量的力臂相对固定，则改变力臂的唯一方法是移动关节旋转中心本身。通常来说，外加负荷在力臂上的优势比为 1：1～6：1。因此，研究者在计算膝关节受力时，常可见到很大的应力。在最简单的平衡条件下，关节反作用力的强度与肌力基本相等。由于肌力是造成关节反作用的最主要因素，因此，在正常活动时，膝关节反作用的负荷在理论上可达体重的 2～5 倍，而在更剧烈的活动中甚至可以增加到体重的 24 倍。

第三节　内翻—外翻运动和力矩

行进时足部受到的地面反作用力可以分为垂直和水平两部分。水平部分可进一步分为前后方向和内外侧方向。内外侧地面反作用力产生膝关节内外翻力矩，关节内可产生三种机制加以对抗。由于内外翻力矩与屈伸力矩同时产生，伸膝或屈膝肌群必然被激活。随着应力在关节后方的传导，股四头肌被激活。膝关节有三种机制可用于对抗地面反应应力的内外侧部分所产生的内外翻力矩：一是关节接触应力的再分布；二是增强的关节接触应力再分布；三是韧带负荷的产生。

与关节面相接触的负荷分布的改变必须通过关节轻度内翻成角来实现。成角是内侧髁所受的挤压应力增加，而外侧髁负荷降低造成的。

如果足底受到的内侧作用力过大，则关节外侧部将开始分离而丧失接触，使外侧接触应力消失。此时，内侧间室的负荷无法继续增加，膝关节就无法提供更多的外翻力矩来克服外加内翻负荷的增大。足底内侧作用力的继续增大只会使关节逐渐分离，使韧带逐渐牵张。在这种情况下，股四头肌和腘绳肌的主动收缩可以平衡外加内翻负荷，并防止内翻成角。如果两块肌肉的收缩程度成比例，则净屈伸力矩就不会改变；如果两者同时增加力量，关节压力负荷也会增加。当腘绳肌的主动收缩和股四头肌的收缩增强，关节的压力负荷可相应增强，两组肌肉均增加相应比例的肌力。肌力的增加，加大了关节压力负荷，因此关节内侧的接触压力也加大。这种压力负荷所引起的净外翻力矩也会增大。因此，当关节外侧倾向于分离时，主动肌肉收缩可增加关节负荷，使内侧间室压力增大，从而产生一个稳定性力矩，以对抗外加负荷。

如果通过肌肉主动收缩以增强关节压缩负荷后，其平衡力矩仍小于所需要的外翻力矩，或者外来负荷发生过于迅速，使肌肉来不及收缩以增强关节压缩负荷，则需要其他稳定机制的参与。关节出现内翻成角，韧带被牵张，可产生弹性应力，造成平衡性的外翻力矩。研究表明，当侧副韧带被牵张至 2～4mm 时，可产生很大的负荷。当外侧关节分离（成角）至侧副韧带被牵张到上述程度时，它们所产生的负荷就成为提供力矩平衡的显著因素。

第四节 韧带的力矩

韧带产生张力并提供对抗外加负荷的力矩的能力取决于韧带的大小和位置。外侧与内侧副韧带由于其所处位置的优势，因此很适合于提供外翻和内翻力矩。

牵张韧带产生的外翻力矩与膝关节张开的程度、外侧韧带的硬度及关节的长度成正比。交叉韧带也能产生内外翻力矩。交叉韧带的作用距离小于外侧韧带的作用距离。此时，仍可计算每单位内翻成角使交叉韧带所产生的力量。对于相同的成角量，交叉韧带所产生的力量约为侧副韧带的 1/4，因此可以认为交叉韧带是"次级"内翻稳定因素。而且，在临床上也发现，交叉韧带缺失的膝关节在松弛位受内外翻力矩影响时无明显异常。

在所有上述分析中可以看出，膝关节必须产生一个内在力矩以对抗外加的功能负荷。这一外加力矩作用于关节附近并被两种作用于胫骨上的力量所对抗。当功能负荷作用于屈伸平面内时，这两个力分别为通过髌韧带的肌力和胫骨平台上的关节反作用力，二者的合力产生了平衡外加功能负荷的力矩。对于内外翻力矩，上述三种平衡机制的任何一种，都产生两个力来对抗外加力矩。在第一种机制之中，为通过髌韧带传导的股四头肌力与胫骨内髁的关节反作用力。在第二种机制中，同样为肌力（髌韧带和腘绳肌作用于同一直线）和关节反作用力。在第三种机制中，这种肌力-关节反作用力对得到了侧副韧带力及其产生的额外关节反作用力的加强。

总之，一对力量在关节内可产生力矩。这种力量通常由关节反作用力和肌肉韧带力所组成。但是，如果外加功能负荷为一轴向转矩（围绕胫骨轴产生转矩），则力量可以仅为韧带力，如在站立期中足部受到的转矩。在没有肌力作用的情况下，必须产生一对韧带张力来抵抗这种转矩。膝关节周围几乎所有的韧带结构都能产生斜向力。其中任何一对，如内侧副韧带，都能产生对抗外加转矩的力量。一对力量中也可以有肌肉产生的力，因为有肌肉斜行跨过膝关节。但必须是成对力量才能产生转矩。因此，当考虑韧带抵抗扭转负荷时，应把韧带成对加以分析。

第五节 髌股关节的生物力学

髌股关节与股胫关节的力学性质大不相同。髌股关节作用力并不能直接平衡功能负荷，它是为了在股四头肌通过髌韧带对胫骨施力前改变其作用方向而产生的。所以，髌骨的力学作用只是机械性地改变受力方向。作用于髌股关节面上的力量能产生一种汇聚效果，即各向分布的关节接触力可以由一个单一力量所替代。因此，髌骨对三种力发生反应，即股四头肌拉力、髌韧带拉力及髌股关节面上的净压力，这三种力必须在同一平面内。

临床上考虑髌骨疾病时最常见的问题是髌骨受力的大小和方向。在某些条件下，股骨对髌骨的净反作用力相当大，在有些活动中甚至可达到体重的 4～5 倍。

对髌骨进行生物力学分析时应考虑几个因素。髌股关节在关节动力学功能与其骨性结构的相对位置之间并不存在固定关系。对于任一屈膝角度，实际接触部位都是可变的，它取决于特定负荷的作用。因此，只包含一种负荷状态的实验结果也只能适用于特定条件。其他负荷状态，如行走与爬楼梯相比，即使产生相似的屈膝角度，也会对髌股关节面产生不同的负荷条件。

在同一屈膝角度下，不同的活动方式也会产生不同的负荷状态。例如，在坐位拍腿时，由屈膝90°至伸直的过程中，功能负荷（重力对下肢的作用）不断发生变化。屈膝90°时，功能负荷为零，因为重力通过关节中心点，而股四头肌张力为零。当膝关节充分伸直时，功能负荷最大。当从椅子中站起时，屈膝90°的位置上会产生很大的功能负荷，为了保持平衡，股四头肌也需要产生相当大的力量。相反，当处于站立位关节充分伸直时，股四头肌对髌骨的作用力则很小，因为此时腿部受到的功能负荷作用线距离关节旋转中心很近。在任何情况下，只要确定了股四头肌力和关节的特定几何形状，即可考虑股骨髁上的负荷分布。尤其要强调的是，应用生物力学原理的前提是这些力量位于同一平面内。因此，分布于髌骨承重部位上的力量必须能转化为与肌力和髌韧带负荷处于同一平面内的力。

临床所测量的某些参数，对于理解解剖结构对髌股关节接触力的影响非常重要。当于前后位方向观察时，伸展的膝关节可显示一个股四头肌 Q 角。股四头肌 Q 角越大，外侧面相对于内侧面的接触力就越大。然而，当膝关节屈曲到一定程度时，就不能再用 Q 角来测量这一负荷的分布，因为此时髌骨所受的矢力呈三维方向。

第六节　关节软骨的生物力学

脊椎动物体内的滑膜关节，使它们具备完成各种复杂运动的能力。滑膜关节运动时需要几种相关联的组织（如骨、韧带、肌腱、滑膜和关节软骨）间的协调运动才得以完成，其中关节软骨具有最特异的生物力学性质。

关节软骨有光滑的支撑面，骨组织可以在这种界面上无摩擦的滑动，或者相互间做旋转运动。关节软骨的表层就像一个形状可变的软垫，可以分散并减低由于运动而产生的高负荷压力。关节软骨是一种弹性极高的物质，在人的一生中，可以承受上千万次的循环负重活动。

而关节软骨的厚度可能受到机体自身内在因素的限制，软骨的养分主要靠关节腔滑液内的营养物质来提供。同一机体内，不同的关节以及同一关节的不同部位的软骨的厚度也不一样。在关节的发育历程中，它的机械负重能力可能与软骨厚度和外形有关。通过对大范围的物种的调查发现，软骨厚度与机体不同部位的负重程度有关，负重较高的下肢关节，其软骨厚度一般高于负重较轻的上肢关节。

关节软骨的修复和再生能力有限，如果承受应力过大，就可能被破坏，破坏进程与下述条件有关：①承受应力峰值的总数；②承受的应力值；③胶原、糖蛋白基质的分子和显微结构。尽管厚度不一，但不同物种关节软骨内部的层次排列基本上还是相同的。胶原纤维的排列构造组成关节软骨的外部框架。胶原纤维穿过钙化软骨层向上延伸，在接近软骨表面处弯曲形成弓形结构。关节软骨从形态上可分为四层，即浅表层、中间层（移行层）、深层及钙化软骨层。每一层的细胞形态、结构及生物力学性质，都针对力学上的需要进行优化。胶原纤维构成关节软骨的框架，在深层，胶原排列方向与骨板垂直，并锚定在软骨下骨上。在移行层中，胶原相互连接形成弓形。在浅表层中，纤维与表面呈平行分布。

浅表层基质内的蛋白多糖含量最低，水分的含量最多，浅表层的胶原纤维形成与软骨面平行的薄层。这些纤维使浅表层具有很高的抗牵拉强度，这可以保护下面的组织避免它们受到很高的切应力。同时，浅表层可以限制细胞间水分的丧失，增加组织内的液体压力，从而极大地增加了关节软骨承受应力的能力。移行层的性质介于浅表层和深层之间，软骨细胞较小，呈圆形，蛋白多糖较多，水分较少。深层的体积占软骨体积的90%以上。深层蛋白多糖含量最多，水分含量最少，这使得其抗压力的作用最强。钙化软骨层位于软骨下骨表面，很薄，属于矿化层，其形状与骨相符合，有助于骨与软骨之间的链接，在关节受损或发生关节炎性病变时钙化层增生，引起软骨变薄。

在生物体中很容易发现柔软的、有弹性的组织与坚硬的组织相互结合而具备一定的生理功能。在骨骼系统中，骨组织提供了运动的支架，软骨层则减少机械性震荡。骨的强度是软骨的1000倍，但骨折所需的外力只是1%；而软骨在承受到骨折所需力量为50%时，在显微镜下仍无明确的损害，因为软骨比骨更容易变形，这就增大了关节负荷的接触面积，从而使应力分布在更广的范围上。

人类承重关节的软骨在日常活动，如快走或慢跑时，所受的力是体重的5倍。软骨能够承受压力的一个重要原因是其基质内有液体压力存在。通过这些液体的作用，关节软骨在承受巨大压力的情况下，传导到基质上的应力却很少。

软骨的力学性质与细胞外基质的成分和构成密切相关，因此其力学性质随种类、年龄及软骨在体内位置的不同而有所差异。和大多数生物材料一样，软骨是非线性、各向异性材料，其力学强度与应力作用时间、方向（牵拉或压缩）及样本的位置相关。

可以测定软骨的抗张力、抗压缩及抗剪切的强度。这些试验可以在"蠕变"或"应力释放"实验中的条件下进行。在恒定载荷导致受试物体迅速变形时，随之而来的是时间和液体依赖性的应力变化。变形在基质及其内部液体压力同外界载荷相当时停止。在一定条件下，受试物体只发生有限的变形，此时载荷立即加大，直到与内部的力量达到平衡，然后是时间依赖性的松弛。在"蠕变"或"应力释放"实验中，在初始液体渗出以前，软骨的力学性质是坚硬的、有弹性的、不可压缩的，液体渗出后则像是一个较为柔软的物体。有三种参数最常用于描述软骨的力学性质，分别是模量、泊松比及渗透系数。

模量反映的是物体抗载荷的能力，可以在拉力、剪切和压力测试中得到。泊松比描述了物体的可压缩特性。渗透系数用来描述液体从基质中渗出的难易程度，与基质内空隙的大小和相通性有关。

关节活动时，关节软骨面之间产生相互压缩和放松作用。压缩时，基质内液体溢出，放松时，液体进入基质内，如此反复交替进行，以保持关节软骨细胞的营养供给。这种营养供给渠道遭到破坏容易发生软骨基质改变，进而使软骨细胞退化和死亡，产生骨关节退行性改变。其病因主要为：①外来的过度负重，或是由于整个应力太大，或是由于负重区域太小，或二者兼而有之。②内在的软骨缺陷，软骨遭受单次重伤或多次轻伤，使软骨受到损害；或是软骨病变，由于炎性疾患、代谢性疾患等使软骨失去支撑，营养缺乏而导致发病。骨关节炎状态下的软骨，在组织学上表现为细胞的增殖、合成增加及区域性的退变、坏死、炎症并存，软骨中可以检测到大量的基质金属蛋白酶。

在正常健康的软骨中，基质的合成和降解维持一定的平衡。在病理条件下，分解代谢加强，可发生逐步的但不可逆的软骨损害。骨关节炎的软骨降解表现，在组织学上为蛋白聚糖的缺失和软骨表面的纤维化，对胶原的损害导致组织中水分增加。在后期，裂隙形成，甚至可以深达软骨下骨，后期还有软骨的囊性变和骨赘形成，纤维软骨取代透明软骨并发生硬化。

第三章

膝部疾病病因病理学理论

第一节　膝部慢性软组织损伤病因病理学理论

一、膝部慢性软组织损伤的概述

1. 针刀医学对人体的分类（综合分类法）

针刀医学根据人体组织的物理性能及外部物理形态，将人体分为刚体（骨组织）、柔体（软组织）和流体（人体的各种体液）。硬组织指骨组织。软组织包括肌肉、韧带、筋膜、关节囊、滑囊、腱鞘等运动系统的软组织、内脏器官以及神经、血管、大脑、小脑、延髓、脊髓等，体液包括血液、淋巴液、各种组织液。根据人体各部位的软组织和硬组织的形态结构和功能不同，将人体软组织和硬组织分为脊柱弓弦力学解剖系统，四肢弓弦力学解剖系统，脊-肢弓弦力学解剖系统和内脏弓弦力学解剖系统。这四个系统相互制约、相互联系、共同完成人体的力学功能，维持人体的力学平衡。

2. 膝部慢性软组织损伤的概念

针刀医学将除硬组织（骨组织）之外的一切组织损伤称软组织损伤。软组织损伤后，在人体自我修复和自我调节过程中所出现的失代偿现象，即慢性软组织损伤。膝部慢性软组织损伤属于脊柱弓弦力学解剖系统损伤。膝部慢性软组织损伤即由膝部软组织损伤后，在人体自我修复和自我调节过程中所出现的失代偿现象，即为膝部慢性软组织损伤。并最终可导致膝部慢性软组织损伤性疾病。

3. 膝部慢性软组织损伤的范围

过去对慢性软组织损伤疾病的范围认识不足，认为慢性软组织损伤就是运动系统组织器官的损伤。其实这种认识是不完善的，膝部慢性软组织损伤疾病不仅是指以上这些组织器官受到损害而导致的疾病，还包括膝部的神经、血管、韧带、筋膜、大脑、小脑、延髓、脊髓等。这些组织既然是软组织，那么它们的损伤性疾病就应该是软组织损伤疾病，由此导致的慢性疾病，就属于慢性软组织损伤的范围。

4. 膝部软组织损伤的各种形式

损伤就是指人体组织受到程度不同的破坏，如破裂、断裂、变形、坏死、循环通道堵塞、缺损等。造成膝部损伤的形式大约有如下 8 种：

（1）暴力损伤　指膝部受到外来的跌、打、碰、撞、挤、压、拉等所造成的损伤。

（2）积累性损伤　指膝部受到一种较轻微持续性反复的牵拉、挤压而造成的损伤，这种损伤通过长时间的积累，超过人体自我恢复代偿能力，就成为一种积累性损伤疾病。

（3）情绪性损伤　由于情绪过分激动造成膝部血管膨胀、肌肉强烈收缩或痉挛，导致血管壁损伤、肌纤维断裂；或者情绪过分抑制，造成膝部血液循环减慢，使之在某部位梗死，导致的损伤。

（4）隐蔽性损伤　这种损伤大部分不为患者所察觉，比如在一些娱乐性活动中或偶然的较轻微的跌、打、碰、撞，所造成的损伤。当时有疼痛感受，但并没在意，过了一段时间后发觉疼痛，患者往往忽略损伤史，而容易被误诊为其他疾病。

（5）疲劳性损伤　指人长时间超负荷工作所造成的损伤。如长期伏案工作造成颈椎有关部位的损伤就属于疲劳性损伤。

（6）手术性损伤　指膝部外科手术的开展所造成的损伤。外科手术是为了治病的，但它所造成的损伤也是不可避免的，外科手术必须破坏切开正常的组织结构才能达到病变部位，手术切口也要通过瘢痕组织才能愈合。所以，外科手术除了治病的意义之外，手术同样对人体造成一种新的损伤。

（7）病损性损伤后遗症　指由某种疾病造成软组织损伤的结果。如类风湿关节炎引起关节周围的软组织炎性反应，渗出、水肿、最终导致软组织粘连、瘢痕和挛缩，骨关节变形。

（8）环境性损伤　指天气高温、严寒、超高温作业、火热灼伤等所造成的损伤。高温可以引起血管暴涨、破裂；严寒可引起软组织痉挛、挛缩（都可以造成牵拉性损伤）并会引起血液、体液潴留、堵塞；火热灼伤造成组织坏死、大量渗出、阻塞循环通道。

以上所列 8 种软组织损伤的形式，本身就包括了内脏的软组织损伤，从而使我们能够清楚认识到这类内脏病的根本病因是软组织损伤之后，在自我修复过程中产生的新的病理因素（粘连、瘢痕、堵塞、挛缩）造成的。

二、对膝部慢性软组织损伤病因病理学的认识

关于慢性软组织损伤，多少年来人类在不断的探讨它的病因，并提出了各种理论，这些理论都从不同角度揭示了慢性软组织损伤病理变化过程，为进一步研究慢性软组织损伤的病因提供了条件，但是都没有从根本上解决慢性软组织损伤病因问题。问题就在于把这些本来属于慢性软组织损伤病理变化过程中的一种现象，误认为是病因，使得我们的临床专家以"这种现象"当作"病因"，制定出各种各样的治疗方案都不能取得满意的疗效。

1. 无菌性炎症学说

任何刺激作用于机体，只要有适当的强度和时间，并超越了机体的防御能力都可引起炎症。一般致炎因子有如下四类。①生物性因子：致病微生物，如细菌、病毒、立克次体、真菌、螺旋体、寄生虫等。②物理性因子：高温、低温、放射线，以及各种机械损伤。③化学性因子：包括酸、碱等腐蚀性化学物质和战争毒气。④过敏性因子：如花粉、皮毛、鱼、虾及其他粉尘可作为过敏原引起变态反应性炎症。此外，某些感染后，抗原抗体复合物亦可引起炎症。

慢性软组织损伤的炎症反应，致炎因子当然主要是非生物因子，亦即由非细菌之类

的致炎因子所致，故称为无菌性炎症。

慢性软组织损伤所引起的无菌性炎症多为慢性的，一般在急性发作期才有局部疼痛加剧现象。其炎症的局部症状，在体表表现不突出，也不易看到，因为血管充血、氧合血红蛋白增多而呈现的红色，只在表皮下的慢性软组织损伤疾病的急性发作期才可偶尔见到，轻度者病灶处皮肤可见红晕，只有在触诊时才可触知块状、条索状肿物；热也是在触诊时才偶可触知。最主要的局部症状为痛（或麻、酸、胀），功能障碍也表现最为明显。

炎症的转归，有愈复、转变为慢性、扩散三种情况。慢性软组织损伤都是损伤后没有完全愈复，变为不完全愈复，成为经久不愈的慢性疾病。也就是说慢性软组织损伤主要病理病机是慢性无菌性炎症。

无菌性炎症学说给治疗该疾病提供的理论依据就是要努力使这种无菌性炎症消除，即可治愈该类疾病，从上述理论的叙述，可说是客观而清楚的。但临床实践证明，在慢性软组织损伤的急性发作期，其效果明显，但难以根除；不在急性发作期，几乎是无效的。

2. 闸门学说

即闸门控制学说，这是 1965 年 Melzack 和 Wall 在特异学说和型式学说的基础上，为疼痛控制所提出的，其基本论点是：粗纤维和细纤维的传导都能激活脊髓后角上行的脑传递细胞（T 细胞），但又同时与后角的胶质细胞（SG 细胞）形成突触联系，当粗纤维传导时，兴奋 SG 细胞，使该细胞释放抑制递质，以突触前方式抑制 T 细胞的传导，形成闸门关闭效应。而细纤维传达则抑制 SG 细胞，使其失去 T 细胞的突触前抑制，形成闸门开放效应。另外粗纤维传导之初，疼痛信号在进入闸门以前先经背索向高位中枢投射（快痛），中枢的调控机制在通过下行的控制系统作用于脊髓的闸门系统，也形成关闭效应。细纤维的传导使闸门开放，形成慢性钝痛并持续增强。

3. 激发中心学说

激发中心学说是近 20 年来，国外在研究慢性软组织损伤疾病的病理机制中提出的一种学说。该学说认为慢性软组织损伤疾病的一些顽固性痛点处有一个疼痛的激发中心，这个激发中心是该种疼痛的根源，如果设法把这个激发中心破坏，疼痛就可消失。那么这个激发中心的内在原因是什么？它的组织学、形态学、生物化学和生理学基础是什么？目前只是借助于现代仪器测知，疼痛部位有一个激发疼痛的疼痛源。

4. 筋膜间室综合征学说

筋间室综合征（osteofascial compartment syndrome）是一个外来语，"compartment"的英文原意为"隔室""隔间"，如译成间隔综合征，则易于和解剖学上的"间隔"相混淆（因为解剖学上一般将肢体内分隔肌肉群的筋膜板称为"间隔"），而造成误解，所以在我国统一命名为筋膜间室综合征，以表明病变发生在筋膜内的组织上。

此理论认为在肢体中，在骨和筋膜形成的间室内，因各种原因造成组织压升高，由于间室容量受筋膜的限制，压力不能扩散而不断升高，致使血管受压损伤，血液循环受阻，供应肌肉、神经组织的血流量减少，严重者发展为缺血坏死，最终导致这些组织功能损害，由此而产生一系列症候群，统称为筋膜间室综合征。

各种致病因素，急性损伤（如骨折、严重软组织撕裂和挫伤、血管损伤或手术误伤等）和慢性损伤（如软组织劳损、肌肉疲劳，某些出血性、神经性疾病，药物刺激，肾性或医源性原因等）均可导致本病的发生。但其病理变化产生了一个共同的结果，即筋膜包围的间室内组织压不断增高，以致压迫血管，妨碍血液循环，肌肉和神经因此而缺血，甚至坏死。

5. 痹症学说

慢性软组织损伤性疾病属于中医痹症范围。《灵枢·贼风》云："若有所堕坠，恶血在内而不去，卒然自怒不节……寒温不时，腠理闭而不通，其开而遇风寒，则血气凝结，与故邪相袭，则为寒痹。"

痹者，闭也，闭塞不通之义。外伤日久，再"寒温不时"，则"气血凝结，与故邪相袭"，闭而不通而为痹，这是讲暴力外伤后遗的软组织损伤疾病。对于劳损引起者，经文也有阐述，《素问·宣明五气篇》云："五劳所伤，久视伤血，久卧伤气，久坐伤肉，久立伤骨，久行伤筋，是谓五劳所伤。"所谓血、肉、筋都指软组织，所谓"久"就是时间长久，时间久而伤，即现代所说之劳损，亦即慢性软组织损伤。

关于痹症的临床症状，《素问·痹论》中说："痹，或痛，或不痛，或不仁。"又说："痛者寒气多也，有寒故痛也；其不通不仁者，病久入深，荣卫之行痹，经络时疏，故不通，皮肤不营故为不仁。"不仁，就是知觉不灵、麻木之意，与慢性软组织损伤的痛、麻症状完全一致。

"痹"是不通的意思，是气血运行郁滞而导致功能紊乱的病理概念；也是气血郁滞后产生局部疼痛和感觉迟钝、麻木不仁、运动障碍、无力、挛缩等症状的总称。清代医家沈金鳌在《杂病源流犀烛》一书中，对"痹"的说明更加清楚："痹者，闭也，三气杂至，壅蔽经络，血气不行，不能随时祛散，故久而为痹。或遍身或四肢挛急而痛者，病久入深也。"

6. 气滞血瘀学说

中医学对慢性软组织损伤所表现的疼痛，认为主要是由于"气滞血瘀"所引起，即所谓"不通则痛"。因为慢性软组织损伤疾病，显著的肿胀都不明显，皮肤颜色大都正常。不像急性损伤那样，伤肿严重，病情严峻急迫，疼痛剧烈，而是慢慢隐痛，亦有的时发时止，休息后减轻，劳作后加重，此即为气血凝滞、流通不畅使然。

这种对慢性软组织损伤的病理认识是有一定道理的。中医所讲的"气"，即现代所说的能量动力之类和呼吸之气。"血"，即血液，血流。损伤日久，局部和整体能量均受损耗，且加疼痛，动力无从发挥；损伤时络破血溢，日久不能恢复，局部组织变性，甚至有无菌性炎症反应，局部血液被阻，病变部位缺氧缺血，当然就是气滞血瘀了。

7. 肌筋紧张学说

近年来，中国学者通过对慢性软组织损伤的病理作深入的观察和研究，根据中医学的有关理论，提出了可与气滞血瘀理论相媲美的肌筋紧张学说，并提出和"不通则痛"相对应的"不松则痛"的论断。这一病理观点，无疑更加接近慢性软组织损伤病理的本质，所以带给临床更多的启迪和指导。损伤日久，在局部发生一连串生物物理学和生物化学变化，在自我修复过程中，局部缺氧缺血，软组织挛缩。中医学就有"大筋变短，小筋变粗"的说法。这一学说的提出，对慢性软组织损伤的病理研究来说确是一大进步，它揭示了慢性软组织损伤疾病中一个重要的病理变化。

8. 动态平衡与力平衡失调学说

慢性软组织损伤是人体对软组织损伤的自我修复和自我代偿的结果。当人体某一软组织受到异常应力的作用后，首先在病变部位造成局部的出血、渗出，人体会通过自身的调节系统，利用粘连、瘢痕对损伤部位进行修复。如果这种修复在人体的代偿范围内，人体的力学平衡状态未被打破，则不会引起相关的临床表现。如果这种修复超过人体代偿所能承受的最大代偿范围，就会导致人体的力学平衡失调，从而引起相应的临床症状。

三、膝部弓弦力学系统

一副完整的弓箭由弓、弦和箭三部分组成，弓与弦的连结处称为弓弦结合部，一副完整弓弦的力学构架是在弦的牵拉条件下，使弓按照弦的拉力形成一个闭合的静态力学系统。弦相当于物理学的柔体物质，主要承受拉力的影响；弓相当于物理学的刚体物质，主要承受压力的影响。射箭时的力学构架是在弦的拉力作用下，使弓随弦的拉力方向产生形变，最后将箭射出（图3-1）。

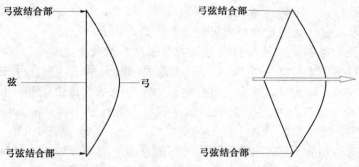

图 3-1　弓弦组成示意图

人体骨与骨之间借结缔组织、软骨和骨相连接。骨连接的形成有两类：直接连接和间接连接。直接骨连接是指骨与骨之间借助韧带、软骨或骨直接相连，如椎弓间的黄韧带连接，前臂骨之间的骨间膜和颅骨之间的缝等，间接连接是指骨与骨之间由结缔组织相连结，这种骨连接又称滑膜关节或者关节，这种骨连接中间留有空隙，因而可以进行广泛的运动。针刀医学研究认为，人类在逐渐进化过程中，人体骨连接方式类似弓箭形状的力学连接，作者将其命名为人体弓弦力学解剖系统。

要使骨关节运动，使人体产生协调一致的活动，必须依靠由肌肉、韧带、筋膜、关节囊等软组织组成的动力力学系统的帮助才能完成。这个系统保证了人体能完成各种复杂的运动。骨关节是弓弦力学系统中的弓；肌肉、韧带、筋膜、关节囊等软组织是弓弦力学系统中的弦；上述软组织在骨骼的起止点就是弓弦连接部（结合部）。人体内的弓弦系统是对称的，都是以骨关节为弓，分别在骨关节的前、后、内、外形成长短不同、平面不同、形状不同的对称性弓弦力学系统，以维持人体的正常运动功能。

（一）定义

人体弓弦力学解剖系统是以骨骼为弓，以连接骨骼的关节囊、韧带、肌肉、筋膜为弦，完成人体运动功能的力学解剖系统。

（二）分类

人体弓弦力学解剖系统的组成部分可分为单关节弓弦力学解剖系统、四肢弓弦力学解剖系统、脊柱弓弦力学解剖系统、脊-肢弓弦力学解剖系统及内脏弓弦力学解剖系统。

四肢弓弦力学解剖系统，脊柱弓弦力学解剖系统，脊-肢弓弦力学解剖系统，内脏弓弦力学解剖系统，它们都是由单关节弓弦力学解剖系统组成的。这四个系统既是独立的力学解剖结构，完成各自系统内的力学传导，维持各自系统内的力学平衡，同时，各系统之间又相互渗透、相互作用，使人体成为一个完整的力学解剖系统。比如，脊柱弓弦力学解剖系统的弓是脊柱骨骼，弦是与之相连接的软组织（关节囊、韧带、肌肉、筋膜），它的功能是维持脊柱的力学平衡；四肢弓弦力学解剖系统的弓是四肢骨骼，弦是与之相连接的软组织（关节囊、韧带、肌肉、筋膜），它的功能是维持四肢的力学平衡；脊-肢弓弦力学解剖系统的弓是头颈部骨、肩胛骨、髋骨、肱骨、股骨。弦是与之相连接的软组织。它的功能是通过软组织将头颈部弓弦力学解剖系统与四肢弓弦力学解剖系统连接起来，从而使头颈部与四肢的力能够相互传导、相互制约，维持头颈部和四肢的力学平衡；内脏弓弦力学解剖系统的弓是头颈部，胸廓，骨盆，弦是连接各个内脏的韧带、筋膜、肌肉，它的功能是维持内脏的平衡位置，从而保证各内脏器官的正常生理功能。而内脏弓弦力学解剖系统与脊柱弓弦力学解剖系统及脊-肢弓弦力学解剖系统紧密相关。因为脊柱弓弦力学解剖系统、脊-肢弓弦力学解剖系统、内脏弓弦力学解剖系统都有一个共同的弓——脊柱，所以，脊柱弓弦力学解剖系统是否正常，不仅与脊柱弓弦系统本身有关系，还与脊-肢弓弦力学解剖系统及内脏弓弦力学解剖系统有直接关系，脊柱的力学异常，除了引起脊柱本身的病变以外，还会引起内脏的病变。

根据其解剖和功能不同，四个弓弦力学解剖系统中的每个弓弦力学解剖系统又分解出子系统。如四肢弓弦力学解剖系统分为肘关节弓弦力学解剖子系统，腕关节弓弦力学解剖子系统，手部关节弓弦力学解剖子系统，膝关节弓弦力学解剖子系统，踝关节弓弦力学解剖子系统，足部关节弓弦力学解剖子系统；脊柱弓弦力学解剖系统分为头颈段弓弦力学解剖子系统，胸段弓弦力学解剖子系统，腰段弓弦力学解剖子系统，骶尾段弓弦力学解剖子系统；脊-肢弓弦力学解剖系统分为肩关节弓弦力学解剖子系统和膝关节弓弦力学解剖子系统等。

（三）单关节弓弦力学解剖系统

单关节弓弦力学解剖系统是包括一个骨连接的解剖结构（图3-2）。由静态弓弦力学解剖单元、动态弓弦力学解剖单元和辅助装置3个部分组成。静态弓弦力学解剖单元（静态单元）是维持人体正常姿势的力学解剖结构；动态弓弦力学解剖单元（动态单元）是以肌肉为动力，使人体骨关节产生主动运动的力学解剖结构；动静态单元共用一个弓（骨骼），只是弦不同，静态单元的弦是关节囊、韧带、筋膜，动态单元的弦是骨骼肌。故静态单元是动态单元的基础，维持人体静态力学平衡，如站姿、坐姿、卧姿，动态单元是静态单元表现形式，维持人体主动运动功能。两者相互作用，不可分割。静中有动，动中有静，动静结合，功能平衡。辅助装置是包括两个部分：一是保证人体弓弦力学解剖系统发挥正常功能的解剖结构，如脂肪、皮下组织、皮肤等。二是辅助特定部位的弓弦力学解剖系统发挥正常功能的解剖结构。如籽骨、副骨、滑液囊及腱鞘等。

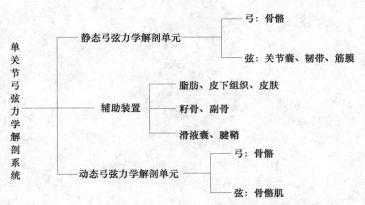

图 3-2　单关节弓弦力学解剖系统的组成构架示意图

单关节弓弦力学解剖系统由静态弓弦力学解剖单元、动态弓弦力学解剖单元、辅助装置构成。

1. 静态弓弦力学解剖单元

骨与骨之间以致密结缔组织形成的关节囊及韧带连接方式称为关节连接。关节连接是人体保持姿势及运动功能的基本单位，是一个典型的静态弓弦力学解剖单元。一个静态弓弦力学解剖单元由弓和弦两部分组成，弓为连接关节两端的骨骼，弦为附着在两骨骼之间的关节囊、韧带或（和）筋膜，关节囊、韧带或（和）筋膜在骨骼的附着处称为弓弦结合部（图 3-3）。

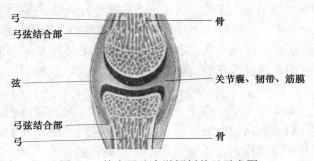

图 3-3　静态弓弦力学解剖单元示意图

由于关节囊、韧带及筋膜本身没有主动收缩功能，它们的作用是保持关节正常的对合面，同时又维持关节稳定性，所以，静态弓弦力学解剖单元的作用是维持人体正常姿势的固定装置。

2. 动态弓弦力学解剖单元

一个动态弓弦力学解剖单元由静态弓弦力学解剖单元加上相应弓上的骨骼肌两部分组成。骨骼肌在骨面的附着处称为弓弦结合部（图 3-4）。

由于动态弓弦力学解剖单元以肌肉为动力，以骨骼为杠杆，是骨杠杆系统的力学解剖结构。骨骼肌有主动收缩功能，所以，动态弓弦力学解剖单元是骨关节产生主动运动的力学解剖学基础。

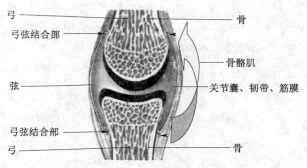

图 3-4 动态弓弦力学解剖单元示意图

3. 辅助装置

要完成人体运动功能，只有弓弦结构是不够的，还必须有保护弓弦力学解剖结构发挥正常功能的组织，包括皮肤、皮下组织、脂肪、籽骨、副骨、滑液囊及腱鞘等。

（1）皮肤 皮肤指身体表面的组织，覆盖全身，是人体最大的器官，它使体内各种组织和器官免受物理性、机械性、化学性和病原微生物性的侵袭。皮肤除了承担着保护身体、排汗和感觉冷热功能外，还是最为敏感的压力感受器，对维持人体内外的力学平衡非常重要。在人体弓弦力学解剖系统中，营养支配皮肤的神经血管均行经于软组织（弦）如肌肉、筋膜中，所以，如果软组织（弦）产生粘连、瘢痕和挛缩，就会影响皮肤的营养和血管，引起一系列皮肤的疾病。针刀通过调节弦的力学平衡治愈皮肤病的案例就充分说明了这一点。比如，痤疮（青春痘），是一种损容性的皮肤疾病，累及毛囊及皮脂腺，易反复发作。皮损主要发生于暴露部位，面部、前胸和背部，西医研究认为，痤疮的发生与雄激素过度分泌、皮脂分泌增加、毛囊导管角化过度、痤疮丙酸杆菌感染、环境因素、遗传因素及皮脂膜破坏有关。所以应用激素治疗本病，但激素是一把双刃剑，在治病的同时，又可引起其他的并发症和后遗症。针刀整体松解颈项部软组织及面部筋膜、肌肉的粘连和瘢痕，改善了皮肤营养和神经支配功能，没有使用任何药物就可以在短时间内治愈痤疮。

（2）皮下组织 从广义来讲，皮下组织是指脊椎动物真皮的深层，从狭义来讲是指真皮与其下方骨骼、肌肉之间的脂肪结缔组织。皮下组织是从真皮下部延续而来，由疏松的结缔组织及脂肪小叶构成。皮下脂肪层是储藏能量的仓库，又是热的良好绝缘体，此外还可缓冲外来的冲击，保护内脏器官。除脂肪外，皮下组织也含有丰富的血管，淋巴管，神经，汗腺和毛囊。在人体弓弦力学解剖系统中，皮下组织将筋膜与皮肤分隔开来，一方面，人体深层软组织（肌肉，韧带）通过深筋膜的约束以维持圆形或者类似圆形，最大限度避免外力的损伤；另一方面，将皮肤与筋膜分隔以后，使皮肤可以独立完成它自身的功能，如保持弹性，分泌和排泄功能等。

（3）脂肪 除了我们已熟知的功能如供给能量、人体内三大组成部分（蛋白质、脂肪、碳水化合物）之一、维持人体体温以外，针刀医学研究发现，脂肪的另一个重要功能是分隔，即将两层不同结构、不同功能的弦（软组织）分开，使它们能够完成各自的功能而又不会相互影响。比如，伸膝是膝关节的主要功能之一。髌韧带起于髌骨下极，止于胫骨粗隆，它是固定髌骨的重要解剖结构，主要受纵向牵拉力的影响；膝关节前侧滑膜是膝关节囊的组成部分，其作用是分泌滑液，维持关节的润滑，保证关节的全方位运动功能。它主要受到关节滑液张力的影响。从解剖层次上，髌韧带位于浅层，膝关节前侧滑膜位于深层，由于它们所受到的力学大小不同、方向不同、作用点不同，如果没有脂肪将它们分开，必然会引起髌韧带与膝关节前侧滑膜的摩擦，最终导致两者粘连、瘢痕，影响膝关节的功能；脂肪的这一功能保证了在同一部位不同结构、不同方向的软组织同时完成不同的生理功能。

（4）籽骨（副骨）　籽骨（副骨）的来源一直没有搞清楚，由于籽骨的形状类似于植物所结的种子，所以用籽来形容。对它的功能更是知之甚少。对副骨的描述是人体内额外长出来的小骨，再无下文。其实，籽骨（副骨）是人体弓弦力学解剖系统的辅助装置。它是人类进化过程中为了生存以及适应自然界的变化所形成的一个力学解剖结构。恩格斯说："形态学的现象和生理学的现象，形态和机能是互相制约的。"形态结构是组织器官机能活动的物质基础，机能变化是导致组织器官形态结构发展的重要因素。比如，髌骨是人体中最大的籽骨。它的形成和发展是人体从爬行动物发展成为直立状态的结果。爬行动物的四肢关节平衡支撑身体重量，但发展到直立状态的人类，人体躯干的重量通过头颈部、髋关节、膝关节到踝足，可见，人体的重量主要是通过下肢骨关节承担的。膝关节是一个平面关节，它的功能主要是伸膝和屈膝。膝关节的活动度超过了90°，可达 140°。在伸屈膝关节过程中，股四头肌是抵抗重量的最重要结构。当膝关节运动从 0°到 90°时，股四头肌腱与股骨髌前部的摩擦很小，当膝关节活动超过 90°时，股四头肌腱与股骨髌的摩擦最大，股四头肌腱与股骨髌不断的摩擦，必然引起膝关节的力平衡失调。长此以往，就会导致股四头肌腱的断裂。前面已经讲过，人体是一个复杂的力学结构生命体。故当肌腱与股骨的力平衡失调超过了人体的代偿限度，人体就会通过粘连、瘢痕和挛缩来加强股四头肌腱的力量，如果还不能代偿，人体就会通过硬化、钙化、骨化来对抗这种力平衡失调，髌骨就是人体代偿的产物。髌骨的形成使膝关节活动超过 90°时，不再是肌腱与股骨的摩擦，而是髌骨与股骨髌的摩擦，同时，髌骨的形成将股四头肌由一个动态弓弦力学解剖单元变成了股四头肌动态弓弦力学解剖单元和髌韧带静态弓弦力学解剖单元两个力学单元，这样，伸膝的力也就从一个弓弦力学解剖单元变成了两个，以适应膝关节的功能。这种新的力学环境说明了结构与机能的有机结合，证明了人体具有巨大的自我修复和自我调节能力，能够根据力学的变化，生成相应的解剖结构。副骨的形成也是如此。

（5）滑液囊　滑液囊是在一些肌肉起止点和骨面之间生成的结缔组织小囊，壁薄，内含滑液，可减缓肌腱与骨面的摩擦。这个细微的解剖结构没有得到足够的重视，医生常常是因为滑囊炎将其切除，导致不必要的后遗症和并发症。滑液囊是人体弓弦力学解剖系统中的润滑结构。由于弓（骨骼）和弦（软组织）的组织结构不同，故弓弦结合部（软组织在骨面的起止点）是应力集中部，人体为了防止弓与弦的摩擦，就在弓弦结合部形成了分泌滑液的滑囊。根据生物力学原理，哪个部位受到的摩擦应力大，人体就会在该处设置防摩擦装置，故膝关节的滑液囊最多。

（6）腱鞘　包于某些长肌腱表面，多位于腱通过活动范围较大的关节外。腱鞘由外层的腱纤维鞘和内层的腱滑膜鞘共同组成。腱滑膜鞘呈双层套管状，分内、外两层。内层紧包于肌腱的表面；外层紧贴于腱纤维鞘的内面。内、外层之间含有少量的滑液，可起约束肌腱的作用，并可减少肌腱在运动时的摩擦。

单关节弓弦力学解剖系统的功能有两个，一是保证各骨连接的正常位置，二是完成各骨连接的运动功能。尤其是关节的运动功能。人体进化为直立行走，其关节连接的形状和关节受力方式也发生了变化。骨骼本身不能产生运动，关节是将骨骼连接起来的一种高度进化模式，只有骨骼肌收缩，才能带动关节的运动，从而完成关节运动。正常的关节是运动的基础，肌肉收缩是运动的动力。我们的骨骼肌都是超关节附着，即肌肉的两个附着点之间至少有一个以上的关节，肌肉收缩会使这些关节产生位移，完成特定的运动功能。静态弓弦力学解剖单元保证关节的正常位置，动态弓弦力学解剖单元使关节产生运动。所以将关节作为弓弦力学解剖系统的基本运动单位。

人体各部位的力学性能不同，所以构成了众多的形状不同、功能不同的单关节弓弦力学解剖系统。主要有四个，即四肢弓弦力学解剖系统，脊柱弓弦力学解剖系统，脊-肢弓弦力学解剖系统和内脏弓弦力学解剖系统（图3-5）。

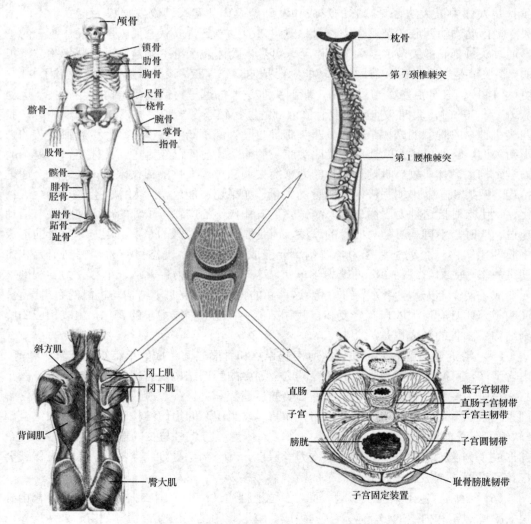

图 3-5　人体四大弓弦力学解剖系统示意图

4. 膝关节的弓弦力学系统 主要由以下几部分组成。

（1）膝关节环形弓弦力学系统 以股骨下段、胫骨上段为弓，以膝关节关节囊、关节周围韧带（如胫、腓侧副韧带、腘斜韧带等）为弦，作用是将膝关节固定于正常的位置。

（2）髌骨环形弓弦力学系统 以股骨下段，髌骨、胫骨上段为弓，以髌股韧带、髌内、外侧支持带为弦，将髌骨固定在正常位置。

（3）膝关节前侧长纵形弓弦力学系统 以股骨下段、髌骨上部为弓，以股四头肌为弦，作用是使膝关节伸直。

（4）膝关节前侧短纵形弓弦力学系统 以髌骨下部、胫骨上部为弓，以髌韧带为弦，作用是使膝关节伸直。

（5）膝关节内侧纵形弓弦力学系统 以股骨下段，胫骨上段为弓，以附着于胫骨内侧的软组织为弦，作用是使膝关节保持膝外翻角的正常位置，并可协助伸膝、屈膝。

（6）膝关节外侧纵形弓弦力学系统 以股骨下段，胫骨上段为弓，以附着于腓骨内侧的软组织为弦，作用是使膝关节保持膝外翻角的正常位置。

（7）膝关节后侧纵形弓弦力学系统 以股骨下段，胫腓骨、跟骨为弓，腓肠肌为弦，作用是使膝关节屈曲。

从上面的弓弦力学系统中，可以看出，膝关节是由附着于膝关节周围的软组织，通过类似弓箭的力传导方式来保持正常的关节对位，完成各种功能。由于有膝外翻角的存在，膝关节内侧纵形弓弦力学系统尤为重要，它是膝关节骨性关节炎的始发病灶。随着病情发展，影响膝关节其他弓弦力学系统的异常，最终引发临床表现。根据弓弦力学系统的力学原理，肌肉、韧带的起止点（弓弦结合部）是应力最集中的部位，经过膝关节的软组织的行经路线也是应力集中部位。只要对这些软组织的起止点以及软组织的行经路线的力平衡进行调节，膝关节的功能就能恢复正常。

我们设计的治疗膝关节骨性关节炎的针刀整体松解术，就充分体现了弓弦力学系统在疾病的发生发展过程中的基础作用。针刀不但要松解病变关键点（弓弦结合部）的粘连瘢痕，比如，内、外侧副韧带的起止点、鹅足、髌骨内、外、上、下缘、腓肠肌起点，还要松解软组织行经路线的粘连和瘢痕，比如髌韧带中点、内侧副韧带的行经路线。以求从根本上消除膝关节骨性关节炎的病理构架。

四、膝部慢性软组织损伤的病理机制——网眼理论

（一）网眼理论的定义

慢性软组织损伤不是一个点的病变，而是以人体弓弦力学解剖系统为基础，形成以点成线、以线成面、以面成体的立体网络状的一个病理构架。我们可以将它形象地比喻为一张渔网，渔网的各个结点就是弓弦结合部，是软组织在骨骼的附着点，是粘连、瘢痕和挛缩最集中、病变最重的部位，是慢性软组织损伤病变的关键部位；连结各个结点网线就是弦（软组织）的行经路线。

由于软组织的附着部位不同，同一个骨骼又有多个软组织的附着，而这些软组织的行经路线也是各不相同，所以就形成了以软组织在骨骼的附着点为结点，以软组织的路

线为网线的立体网络状病理构架。

慢性软组织损伤是人体对软组织损伤的自我修复和自我代偿的结果。当人体某一软组织受到异常应力的作用后，首先在病变部位造成局部的出血、渗出，人体会通过自身的调节系统，利用粘连、瘢痕对损伤部位进行修复。如果这种修复在人体所能承受的代偿范围内，人体就恢复正常的力学平衡状态，不引发临床表现。如果人体不能通过粘连、瘢痕和挛缩对抗异常应力，就会引起软组织挛缩，导致这个软组织的力平衡失调。由于同一骨平面有多个软组织的附着，一个软组织损伤后，就会引起周围软组织的粘连和瘢痕，导致周围软组织的受力与异常。而同一骨平面所附着的软组织的行经路线各不相同，又会引起多个软组织的粘连、瘢痕和挛缩，从而形成一个以点成线，以线成面，以面成体的网络状病理构架。

所以，要调节疾病的病理构架，就必须用针刀对网络的关键接点（弓弦结合部）和网络连接线（弦的行经路线）进行整体松解，才能破坏病理构架，使之恢复到人体的代偿范围以内。对关键接点的针刀松解，首先要对原始病变点的粘连、瘢痕进行针刀松解，其次要对病变软组织起止点附近有关联的软组织起止点进行针刀松解，必要时还需对远离病变部位，但与病变有关联的软组织起止点进行针刀松解。对网络连线的针刀松解实际就是对与损伤软组织相关联的软组织行经路线关键点进行针刀松解。

根据弓弦力学系统在躯干部的组成情况，躯干部位的软组织损伤，病变侧的粘连、瘢痕会导致病变侧软组织起止点的拉力增大，而对侧相应的软组织则会产生代偿性的拉力增加。如一侧的肩胛提肌损伤后，病变侧的肩胛提肌的起止点和行经路线形成的粘连、瘢痕，会导致同侧的上段颈椎与肩胛骨之间的拉力异常，引发同侧的肩背疼痛，随着病情的发展，对侧肩胛提肌起止点的拉力也增加，同样可引起对侧的肩背疼痛。故对躯干部位的慢性软组织损伤，不仅要用针刀调节病变侧的关键连接点，减除病变侧的异常拉力，还需调节对侧的相应部位的软组织起止点，减除由于病变侧的拉力所引起的对侧相应软组织的异常拉力，才能调节整个网状构架的结构，治愈疾病。

网眼理论以人体弓弦力学系统为基础，将中医宏观整体的理念与西医微观局部的方法结合起来，既从总体上去理解疾病的发生发展，又从具体的病变点对疾病进行量化分析，为针刀治疗疾病提供了整体治疗思路，特别是对针刀定点、定位具有指导作用。根据疾病的种类不同，损伤程度的不同，个体对病变的自我修复、自我调节的能力的不同，疾病的病理构架可大可小，连接点可多可少，调节这些连接点，是调节整个病理构架网络的前提。针刀的作用就是松解这些病理构架的关键点，而术后的手法就是对残余的粘连、瘢痕、挛缩进行进一步的松解。如屈指肌腱鞘炎是因为手指活动频繁或手掌用力过度或长期从事用力握硬物工作，造成手指屈指肌肌腱与腱鞘长期刺激和摩擦，使腱鞘肥厚及纤维化，形成环状狭窄。当伸屈手指时，粗大的肌腱从狭窄处滑过，引发弹响，它的病理构架是环形的，病变关键点只有一个，位于环形卡压的正前方，应用斜刃针刀在关键点切割，再将掌指关节过伸牵拉弹压一下，在数分钟内可治愈。再如，肩周炎是因为肩关节周围软组织起止点及其行经途中广泛的粘连、瘢痕、挛缩，形成了一个完整的网状病理构架，限制了肩关节的活动，通过针刀临床实践及 B 超证实，它的病变关键点有 4 个，即肱二头肌短头的起点、肱二头肌长头经过结节间沟点、肩胛下肌的止点及小圆肌的止点，应用"C"形针刀松解术对上述 4 点进行精确松解，再用举肩、后伸内收旋转手法将残余的粘连松解，就可治愈。又如，针刀治疗股骨头缺血性坏死，针刀不仅要松解髋关节囊及局部韧带的粘连和瘢痕，还要松解腰部及髋关节周围的肌肉，因为股骨头坏死后，髋关节所承担的压力就由腰部的软组织和骨骼所承担，必然引起腰部的代偿，引起腰痛及腰椎曲度的变化，针刀对腰部相关部位松解后，纠正了腰部的受力状态；同时，由于髋关节周围肌肉的粘连、瘢痕，导致髋关节间隙变窄，股骨头所承担的压力增大，针刀对髋关节周围的肌肉起止点松解后，就从根本上解除了股骨头压力过大的原因。针刀通过对此病的整体治疗，不仅减除了局部的疼痛，而且解除了引起股骨头坏死的病因，从而达到治愈疾病的目的。

　　为了更好地理解网眼理论，下面以膝关节骨性关节炎为例，将网眼理论对针刀治疗的指导作用加以阐述（图3-6）。

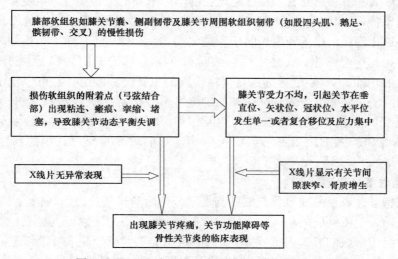

图3-6　网眼理论对针刀治疗的指导作用示意图

　　如将膝关节骨性关节炎的病理构架比喻为一幢楼房，首先应用针刀破坏整个楼房的钢筋水泥的支撑点（网眼结构的连接点——弓弦结合部），即应用针刀松解病变软组织的粘连、瘢痕、挛缩和堵塞集中部位；并部分切断它们彼此的连接线（网眼结构中的连线——弦的行经路线），即对不同层次、不同组织间的粘连点、瘢痕点进行闭合切割松解；再应用手法，推倒尚未完全倒塌的楼群（网眼结构中的整体层面），即用手法松解病理构架中各软组织间的残余粘连、瘢痕及挛缩点，然后应用药物理疗，预防感染，促进局部新陈代谢，加速代谢产物的吸收。通过点→线→面针刀综合治疗，破坏了膝关节骨性关节炎的病理构架，从而达到治疗目的。一次就能治愈该病。

　　网眼理论是在人体弓弦力学系统的基础上，通过对慢性软组织损伤和骨质增生的病因病理学理论的认识和总结所提出的慢性软组织损伤的整体构架理论，这个理论对于制定针刀治疗慢性软组织损伤性疾病和骨质增生症的整体思路、确定针刀治疗的部位、针刀疗程的长短、使用针刀的数量、针刀术后手法操作等都具有积极的临床指导意义。

　　慢性软组织损伤病理构架的网眼理论为研究慢性软组织损伤提供了形态病理学论据，为针刀提高治愈率、降低复发率提供了形态解剖学基础。理解和掌握慢性软组织损伤的病理构架理论—网眼理论，首先要弄清创伤的修复愈合方式，粘连、瘢痕、挛缩和堵塞，才能理解慢性软组织损伤的本质及其病理构架。

（二）现代创伤愈合的方式

1. 炎症反应期

软组织损伤后，局部迅速发生炎症反应，可持续 3～5 日。此过程中最主要的病理反应是凝血和免疫反应。凝血过程中，引发血小板被激活、聚集，并释出多种生物因子，如促进细胞增殖的血小板源性生长因子、转化生长因子，这些因子和血小板释放的花生四烯酸、血小板激活的补体 C5 片段等共同具有诱导吞噬细胞的趋化作用，血小板源性内皮细胞生长因子在炎症反应期后参与肉芽毛细血管的形成，增加血管通透性，使中性粒细胞、单核细胞游离出血管，并在趋化物的作用下到达损伤部位。免疫反应首先是中性粒细胞、单核-巨噬细胞的作用，中性粒细胞首先进入损伤组织，并分泌血小板活化因子和一些趋化物质，在各种生长因子和趋化物的联合作用下，随之单核细胞到达损伤部位，并转化为巨噬细胞。上述中性粒细胞和单核-巨噬细胞均具有很强的清除坏死组织、病原体的功能。单核-巨噬细胞是炎症阶段的主要分泌细胞，它可以分泌许多生长因子和刺激因子。这些因子为炎症后期的细胞增殖分化期打好了坚实的基础。同时，巨噬细胞还可影响生长因子和细胞间的相互作用，没有巨噬细胞，它们将不易发挥作用。淋巴细胞和肥大细胞也参与炎症反应期，它们对血管反应、组织再生修复能力等均有影响。

2. 细胞增殖分化期

此期的特征性表现是通过修复细胞的增殖分化活动来修复组织缺损。对表浅损伤的修复主要是通过上皮细胞的增殖、迁移并覆盖创面完成；对于深部其他软组织损伤则需要通过肉芽组织形成的方式来进行修复。肉芽组织的主要成分是成纤维细胞、巨噬细胞、丰富的毛细血管和丰富的细胞间基质。在普通软组织中，成纤维细胞是主要的修复细胞。肉芽组织内的血供来源于内皮细胞的增殖分化和毛细血管的形成，先是内皮细胞在多肽生长因子的趋化下迁移至伤处，迁移至伤处的内皮细胞在一些生物因子的刺激下开始细胞增殖，当内皮细胞增殖到一定数目时，在血管生成素等血管活性物质的作用下，分化成血管内皮细胞，并彼此相连形成贯通的血管。

3. 组织的修复重建期

肉芽组织形成后，伤口将收缩。而后，体表损伤由再生上皮覆盖或瘢痕形成；深部损伤则形成肉芽组织达到损伤的暂时愈合。在普通的软组织损伤中，再经过组织重建，即肉芽组织转变为正常的结缔组织，成纤维细胞转变为纤维细胞，从而实现损伤组织的最终愈合。

（三）慢性软组织损伤的本质

慢性软组织损伤后，人体通过自我修复、自我调节过程对受损软组织进行修复和重建，其修复重建方式有 3 种：一是损伤组织完全修复，即组织的形态、功能完全恢复正常，与原来组织无任何区别；二是损伤组织大部分修复，维持其基本形态，但有粘连或瘢痕或者挛缩形成，其功能可能正常或有所减弱；三是损伤组织自身无修复能力，必须通过纤维组织的粘连、瘢痕和挛缩进行修复，其形态和功能都与原组织不同或完全不同，成为一种无功能或为有碍正常功能的组织。了解创伤愈合和过程，正确认识粘连、瘢痕和挛缩及堵塞的本质，对针刀治疗此类疾病具有重要临床指导作用。

1. 粘连的本质

粘连是部分软组织损伤或手术后组织愈合时必然经过的修复过程，它是人体自我修复的一种生理功能。但是，任何事物都有两面性，当急、慢性损伤后，组织的修复不能达到完全再生、复原，而在受伤害的组织中形成粘连、瘢痕或（和）挛缩，且这种粘连和瘢痕影响了组织、器官的功能，压迫神经、血管等，就会产生相关组织、器官的功能障碍，从而引发一系列临床症状。此时，粘连就超过了人体本身修复的生理功能，而成为慢性软组织损伤中的病理因素。粘连的表现形式有以下几种：

（1）肌束膜间的粘连 正常状态下，每块肌肉收缩时并非所有的肌纤维全部同时参与活动，而是部分舒张，部分收缩，这样交替运动才能保持肌张力。如果肌内部损伤，肌束间发生粘连，肌束间便会产生感觉或运动障碍，在肌内可产生条索或结节之类的病变，这种情况多发生在单一的肌肉组织肌腹部损伤。

（2）肌外膜之间的粘连 即相邻的肌肉外膜之间的粘连。如果是两块肌肉的肌纤维方向相同，而且是协同肌之间的粘连，可能不产生明显的运动障碍，也就不会引起较重症状；如果两块肌肉的肌纤维走行方向不同，当一块肌肉收缩时，这种粘连影响到收缩肌肉本身及相邻肌肉的运动，妨碍其正常功能，临床上可检查到压痛、条索、结节等改变，如肱二头肌短头与喙肱肌之间的粘连。

（3）肌腱之间的粘连 如桡骨茎突部肌腱炎引起拇长展肌与拇短伸肌之间的粘连。

（4）腱周结构之间的粘连 腱周结构包括腱周围疏松结缔组织、滑液囊、脂肪垫或软骨垫等组织，它是保护腱末端的组织结构，当肌腱末端受到损伤时，因出血、渗出、水肿等无菌性炎症而产生腱末端与腱周结构的紧密粘连，这种粘连可发生在腱与自身的腱周结构之间，也可发生于两个相邻的腱周围结构之间。

（5）韧带与关节囊的粘连 关节囊周围，有许多韧带相连，有的与关节囊呈愈着状态，密不可分，成为一体，而另一部分则多是相对独立、层次分明的。它们各自有独立的运动轨迹，当它们损伤之后，关节囊与韧带之间、韧带与韧带之间，会产生粘连。如踝关节创伤性关节炎，就是由于外伤引起踝关节囊与三角韧带及腓跟韧带的粘连等。

（6）肌腱、韧带与附着骨之间的粘连 肌腱和韧带均附着于骨面上，有的肌腱行于骨纤维管道中，在肌腱、韧带的游离部损伤时，肌腱和韧带的起止点及骨纤维管会产生粘连，影响关节运动，造成关节运动障碍，产生一系列症状，如肩周炎，就是肩关节周围的肱二头肌短头起点、肱二头肌长头通过结节间沟部，以及肩袖周围起止点之间的粘连，引起肩关节功能障碍。

（7）骨间的粘连 即骨与骨之间连接的筋膜、韧带和纤维组织之间的粘连，如胫腓骨间膜的粘连，尺桡骨间膜的粘连，腕关节内部韧带连接处的粘连等。

（8）神经与周围软组织的粘连 神经与周围软组织发生粘连或神经行经线路周围的软组织因为粘连对神经产生卡压，如神经卡压综合征、颈椎病、腰椎间盘突出症、腰椎管狭窄症、梨状肌综合征等疾病的症状、体征就是由此而引起的。

2. 瘢痕的本质

通过西医病理学的知识，知道损伤后组织的自我修复要经过炎症反应期、细胞增殖分化期和组织修复重建期才能完成。在急性炎症反应期和细胞增殖分化期后，损伤处会产生肉芽组织，其成分为大量的纤维母细胞，这些细胞分泌原胶原蛋白，在局部形成胶原纤维，最终，纤维母细胞转变为纤维细胞。随着胶原纤维大量增加，毛细血管和纤维细胞则减少，随之，肉芽组织变为致密的瘢痕组织。3周后胶原纤维分解作用逐渐增强，3个月后则分解、吸收作用明显增强，可使瘢痕在一定程度上缩小变软。在软组织（肌肉、肌腱、韧带、关节囊、腱周结构、神经、血管等）损伤的自我修复过程中，肌肉、肌腱纤维及关节囊等组织往往再生不全，代之以结缔组织修复占主导的地位。于是，出现的瘢痕也不能完全吸收。从病理学的角度看，瘢痕大都是结缔组织玻璃样变性。病变处呈半透明、灰白色、质坚韧，纤维细胞明显减少，胶原纤维组织增粗，甚至形成均匀一致的玻璃样物。当这种瘢痕没有影响到损伤组织本身或者损伤周围的组织、器官的功能时，它是人体的一种自我修复的过程。然而，如果瘢痕过大、过多，造成了组织器官的功能障碍时，使相关弓弦力学系统力平衡失调，从而成为一种病理因素，这时，就需要针刀治疗了。

3. 挛缩的本质

挛缩是软组织损伤后的另一种自我修复形式，软组织损伤以后，引起粘连和瘢痕，以代偿组织、器官的部分功能，如果损伤较重，粘连和瘢痕不足以代偿受损组织的功能时，特别是骨关节周围的慢性软组织损伤，由于关节周围应力集中，受损组织就会变厚、变硬、变短，以弥补骨关节的运动功能需要，这就是挛缩。瘢痕是挛缩的基础，挛缩是粘连、瘢痕的结果。他们都因为使相关弓弦力学系统力平衡失调，从而成为一种病理因素。

4. 堵塞的本质

针刀医学对堵塞的解释是软组织损伤后，正常组织代谢紊乱，微循环障碍，局部缺血缺氧，在损伤的修复过程中所形成的粘连、瘢痕、挛缩，使血管数量进一步减少，血流量锐减，导致局部血供明显减少，代谢产物堆积，影响组织器官的修复，使相关弓弦力学系统力平衡失调，从而成为一种病理因素。

综上所述，通过对慢性软组织损伤的病理构架分析，我们可以得出以下结论：

第一，慢性软组织损伤是一种人体自我代偿性疾病，是人体在修复损伤软组织过程中所形成的病理变化。人体的自我修复、自我代偿是内因，损伤是外因，外因必须通过内因才能起作用，针刀的作用只是帮助人体进行自我修复、自我代偿，针刀治疗恢复了人体弓弦力学解剖系统的力平衡。

第二，粘连、瘢痕和挛缩的组织学基础有一个共同的特点，它们的结构都是纤维结缔组织，这是为什么呢？这是因为纤维结缔组织是软组织中力学性能最强的组织。由此可以看出，人体对外部损伤的修复和调节方式是一种力学的调节方式，意在加强人体对异常应力损害的对抗能力。如果纤维结缔组织都不能代偿异常的力学损害，人体就会通过硬化、钙化、骨化来代偿，这就是骨质增生的机制。

第三，慢性软组织损伤的病理过程是以点-线-面-体的形式所形成的立体网络状病理构架。它的病理构架形成的形态学基础是人体弓弦力学系统。慢性软组织损伤后，该软组织起止点即弓弦结合部的粘连、瘢痕、挛缩和堵塞，就会影响在此处附着的其他软组织，通过这些组织的行经路线即弦的走行路线向周围发展辐射，最终在损伤组织内部、损伤组织周围、损伤部位与相邻组织之间形成立体网状的粘连、瘢痕，导致弓弦力学系统形态结构异常，影响了相关弓弦力学系统的功能。

第四，内脏弓弦力学解剖系统的力平衡失调是引起慢性内脏病的重要原因。

五、膝部慢性软组织损伤病因病理学理论对针刀治疗的指导作用

朱汉章先生通过对慢性软组织损伤类疾病及骨质增生疾病的病因病理学研究得出，动态平衡失调是引起慢性软组织损伤的根本病因，力平衡失调是引起骨质增生的根本病因，针刀通过切开瘢痕、分离粘连与挛缩、疏通堵塞，从而恢复动态平衡，恢复力平衡，使疾病得以治愈。也就是说慢性软组织损伤和骨质增生的病因病理使人体软组织和骨关节的运动功能受到限制。但针刀治疗与功能平衡的关系是什么？针刀手术如何调节平衡？病变的粘连瘢痕在什么部位？疼痛点或者压痛点就是粘连、瘢痕和挛缩的主要部位吗？针刀是通过什么方式去促进局部微循环的？针刀治疗脊柱相关疾病的机理是什么？一种疾病的针刀治疗点如何把握？多少个治疗点是正确的？一种疾病针刀治疗的疗程如何确定？在同一部位反复多次做针刀有没有限度？究其原因，其根本问题在于平衡只是一个功能概念，针刀治疗与功能平衡之间缺乏一个物质基础，没有这个基础，针刀疗法就变成了一种无序化过程，一种无法规范的盲目操作。想扎几针就扎几针，哪里疼痛就扎哪里。

在《针刀医学原理》及第一版针刀医学基础理论著作中将针刀术视为盲视闭合性手术。对照《新华字典》上对盲的解释：盲就是瞎，看不见东西，对事物不能辨认。而针刀切割和分离的是人体的解剖结构。如果将针刀闭合性手术定性为盲视手术，就会给人一种针刀治疗就是在人体内瞎扎乱捣的感觉，那么谁还敢接受针刀治疗呢？这就导致了学术界和针刀医生都无法理解针刀治疗部位与疾病的内在联系，直接影响了针刀医学的纵深发展，限制了针刀医学与中医、西医界的学术交流，严重阻碍了针刀医学产业化进程。搞清楚人体弓弦力学系统受损是引起慢性软组织损伤的根本原因以及慢性软组织损伤的病理构架以后，针刀治疗的解剖部位及范围就迎刃而解了，针刀治疗就从盲视手术变为非直视手术，就能做到有的放矢，准确治疗，从源头上解决了针刀安全性的问题，对针刀医学的发展具有重要的现实意义和深远的历史意义。

综上所述，可以得出以下结论：

第一，根据慢性软组织损伤的网眼理论，针刀整体治疗也应通过点、线、面、体进行整体治疗，破坏疾病的整体病理构架。针刀治疗最终目的是恢复弓弦力学解剖系统力平衡失调，而不是仅以止痛作为治疗的目标。

第二，网眼理论将中医宏观整体的理念与西医微观局部的理念有机结合起来，既从总体上去理解疾病的发生发展，又从具体的病变点对疾病进行量化分析，对于制定针刀治疗慢性软组织损伤性疾病的整体思路，确定针刀治疗的部位、针刀疗程以及针刀术后手法操作都具有积极的临床指导意义。

第三，慢性软组织损伤的病理构架所提出的网眼理论将针刀治疗从"以痛为腧"的病变点治疗提高到对疾病的病理构架治疗的高度上来，将治疗目的明确为扶正调平，显著提高了针刀治疗疾病的治愈率，降低了针刀治疗疾病的复发率。

第二节　膝部骨质增生病因病理学理论

一、骨质增生概述

（一）西医学对骨质增生的认识

关于骨质增生病因学的研究在世界范围内已有半个多世纪的历史，比较被公认的理论认为骨质增生的病因是退行性变（所谓退行性变，就是指骨质老化）。因为这种理论不能给临床提供治疗的帮助，人成年后随着年龄的增长，衰老是不可避免的，也是不可逆转的，即老化是不可逆转的。所以退行性变的理论，把骨质增生定位为一种不可逆转的疾病，另外退行性变的理论也不能完满的解释许多临床现象，许多二十多岁的人就患了骨质增生，二十多岁的人怎么就老化了呢？所以世界医学界同仁，不断地探索骨质增生的真正病因，有的从骨化学方面进行研究，对增生的骨质进行化学分析，结果发现增生的骨质和人体正常的骨质的化学成分完全一样；有的从骨内压方面进行研究，用现代先进的仪器设备对骨质增生部位的内压进行测量，结果也未发现异常；还有许多专家对骨质增生的病因进行了各种各样的研究探索，最终都毫无结果。因此骨质增生的病因成为医学界关注的热点。

（二）中医对骨质增生的认识

骨质增生属中医的"痹证"范畴，亦称"骨痹"。《素问·长刺节论》："病在骨，骨重不可举，骨髓酸痛，寒气至，名曰骨痹。"中医学认为本病的发生发展与肝肾亏虚、外伤与劳损、感受风寒湿邪、痰湿内阻、瘀血阻络等有关。肝肾亏虚：中医学认为"肾主藏精，主骨生髓"，若肾精充足则机体强健，骨骼外形及内部结构正常，且可耐劳累及一般伤损。而"肝主藏血，主筋束骨利关节"，肝血充足则筋脉流利强劲，静可保护诸骨，充养骨髓；动则约束诸骨，免致过度活动，防止脱位。若肾精亏虚，肝血不足，则骨髓发育异常，更兼筋肉不坚，荣养乏源。久之关节在反复的活动过程中，可渐渐地受到损害而过早过快地出现退变。外伤与劳损：一时性承受超强度的外力，包括扭、挫、撞、跌等，或长时间承受超强度的外力劳损，如特定状态下采取不正确姿势持续紧张地劳作等，都可造成关节的急性或慢性损伤，以发生在颈、腰段、脊柱及髋、膝、踝等负重关节较多。当这些外力作用于上述部位时，可引起受力最集中的关节局部发生气血逆乱，严重的导致筋损骨伤、血流不循常道而溢于脉外形成瘀血凝滞，导致关节骨骼结构受损，失去滋养，久之，退行性疾病便会出现。外感风寒湿邪：感受风寒、着凉、久居潮湿之地、冒雨涉水等，外邪乘隙侵犯肌表经络，客于关节、筋骨，可引起气血运行阻滞，经脉阻痹，筋骨失养，渐成骨痹。痰湿内阻："肥人多痰湿"，故体胖之人易患本病，肥胖之体，多阳虚湿盛，湿聚成痰，随经流注于关节部位；又体胖之人可加重关节之负重，二者均可造成关节局部血运不畅、筋骨失养，久则成痹。

（三）针刀医学对骨质增生病因病理的认识

过去的研究忽略了"力"在人体内的重大作用，更忽略了"力"在骨质增生发生当中的重大作用。针刀医学从人体力学解剖结构入手，提出了人体内存在一个以骨连接为中心的力学传导系统——人体弓弦力学解剖系统，通过研究人体弓弦力学解剖系统的力学特性，以及关节面软骨细胞和软组织的附着点处在持续长时间的高应力作用下的变化过程，发现一切骨质增生的真正原因是骨关节周围软组织的高应力所造成的，骨质增生是软组织损伤所造成的骨关节力平衡失调。所以提出了骨质增生的根本原因是"骨关节力平衡失调"，是慢性软组织损伤在骨关节的特殊表现形式的新理论。并且研究了人体内不同的异常力学状态（压力、拉力、张力）所造成骨质增生的不同情况，同时证明这些骨质增生的特点都是符合力学规律的（即力的三要素，作用点、方向、大小），这就全面地揭开了骨质增生病因的本质是"骨关节力学平衡失调"所致。这一理论的建立，不仅揭开了骨质增生病因病理学之谜，更重要的是对治疗骨质增生疾病找到了根本的出路，那就是恢复人体内骨关节周围软组织的力学平衡。针刀医学全面系统地阐述了恢复人体内骨关节周围软组织的力学平衡的方法和治疗原则，并且创造了一整套的治疗各种部位骨质增生的具体操作方法，已使数以百万计的骨质增生病患者恢复了健康状态。

二、人体对膝部异常力学状态的调节和适应

（一）人体的异常力学状态表现方式

知道了人体内正常的力学状态对人体生命活动具有重大意义。但是，任何事物都有两面性。当人体内的力学状态发生异常时，"力"对人的生命活动就会产生不良影响，甚至引起严重疾病。人体的异常力学状态表现方式为"力"的作用点、"力"的方向、"力"的大小的改变。

通过人体弓弦力学解剖系统，使我们认识到，人体的力学传导是通过骨连接进行传导的。不管是直接骨连接还是间接骨连接，它们的功能都是进行力的传导。所以，单关节弓弦力学解剖系统就是人体内最小的力学传导系统。后者是一个密闭的力学解剖系统。它同时传导三种力，即压应力、拉应力和张应力。

（二）人体对异常应力的三种自我调节方式

人是有生命的活体，人体内一切组织结构的力学状态都是为生命活动服务的，当这些组织结构的力学状态发生改变时，就会对人的生命活动产生影响甚至破坏，人体就会发挥自己生命的本能，对影响或者破坏生命活动的力学状态进行调整或对抗，使这种影响和破坏的程度尽量的降低或者是消失，只有当这种影响和破坏的程度完全超越了人体自身的调整和对抗能力以外，人体的这种自身调节和对抗的能力才无法发挥作用，这时人体的生命活动必将遭受严重的破坏甚至死亡。

下面以关节为例，阐述人体对异常应力的调节过程。在一个关节中，同时受到张应力、压应力和拉应力的共同影响（图3-7）。三者之间既有区别，又有联系，不可分割。构成关节的骨骼主要承受压应力，关节周围的软组织（关节囊、韧带、筋膜）主要承受拉应力，关节内的滑液主要承受张应力。正常情况下，三个力相互平衡，相互渗透，相互制约，它们共同维持正常的关节位置及关节的运动功能。一旦其中的一个应力发生改变，就会影响关节的整体力学环境，最终导致三个应力平衡失调，引起关节功能障碍。

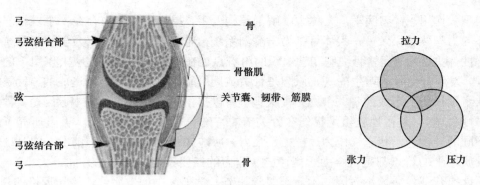

图 3-7　关节力学结构示意图

绝大多数情况下，关节的损害都是从软组织开始的，根据人体弓弦力学解剖系统理论分析，弓弦结合部及弦的行经路线是应力的集中点，是最容易损伤的。临床上也是如此，外力首先损伤软组织，如肌肉、韧带、筋膜、关节囊。造成关节软组织的拉力平衡失调，出现局部软组织损伤出血、水肿、功能障碍，代谢产物堆积等，人体在损伤的同时就会自我修复和自我调节，首先动员体内凝血机制止血，同时在局部产生炎症样改变，最终通过粘连、瘢痕和挛缩形成纤维结缔组织代偿软组织所丧失的力量。如果是轻微损伤，粘连、瘢痕和挛缩的纤维组织就会剧变转变成为正常组织，恢复软组织的拉力平衡。短时间内完全恢复正常。如果损伤重，就会遗留部分粘连、瘢痕和挛缩的组织，软组织的拉力平衡不能恢复，随着病情的发展，在弓弦结合部（软组织在骨骼的附着处）的粘连、瘢痕和挛缩组织逐渐增加，当这些纤维结缔组织达到一定的面积和体积，超过人体自身的代偿和调节能力时，就会牵拉关节两端的骨骼，导致关节间隙变窄；此时就不单单是软组织的问题了，关节间隙的变窄，会使骨骼承受更大的压力，如果人体不对其进行调节，就会引起关节面的破坏，导致关节强直。此时人体动员另一种力学调节方式，即通过分泌大量滑液，达到润滑关节软骨的目的，在临床上，就会表现为关节积液。但大量的滑液又会产生巨大的张力，使周围的软组织承受更大的拉力，粘连、瘢痕和挛缩进一步加重。由于人体的代偿和调节能力是有限的，当超过人体的代偿能力和调节能力，人体就会通过将软组织变硬，甚至骨化来代偿，如果还不能代偿和调节异常应力，就会发生关节强直，以牺牲关节功能的代价来维持人体的生命活动。

综上所述，人体对异常力学损伤有三种调节方式。

第一种，将被异常力学状态所影响和破坏的组织结构和生理功能通过自我调节功能进行纠正，使人体的组织结构和生理功能恢复正常，这样既不会造成疾病也不会产生新的病理变化而造成另一种疾病，这是最佳的结果。

第二种，将被异常力学状态所影响和破坏的组织结构和生理功能，进行对抗性的调节，即用增生、硬化、钙化、骨化和组织重建来对抗被异常力学状态所破坏的组织结构和生理功能，并阻止这种异常力学状态的继续影响和破坏作用，这是在没有纠正异常力学状态的情况下的自身保护性调节。如人们在劳动时，双手握镐柄，时间长了，手掌接触镐柄的部位就会长出老茧，老茧是什么?是角质。这角质就是人体代偿作用的结果，手掌通过角质增生的方式来抵抗摩擦。否则，手掌这些部位表皮就会让镐柄磨破。但是这种调节容易造成新的病理因素，形成新的疾病。如骨质增生、肌肉增生和各种软组织硬化、钙化、骨化都是这种对抗性调节的结果。

第三种，当异常的力学状态对人体的组织结构和生理功能产生影响和较大强度的破坏时，以上两种调节方法已经无效，人体则被迫采取第三种调节方法，即使其适应的调节方法，这种适应性的调节方法中间有时也夹杂着对抗性的调节，这种适应性的调节可以理解为人体的一种无可奈何的选择，因为这种调节只能保持一部分组织结构和生理功能不被破坏，但另一部分组织结构和生理功能将被破坏。

（三）人体对异常力学状态的适应

当异常的力学状态对人体的组织结构和生理功能产生影响或较大强度的破坏，人体的自我调节功能长时间不能使其纠正时，人体则发挥另一种调节功能，使其逐渐适应，这也是人体避免进一步损伤的一种调节，这种调节可使人体相应的组织器官相对的保留一部分生命活动中必需的功能，这也可以说是人体对异常力学状态所造成的破坏无能力纠正时的一种对策。

比如，钩椎关节骨质增生以及项韧带钙化等，均是人体为了适应这种异常应力，通过钙化和骨化代偿的结果。其根本原因仍在软组织，而并非是骨组织自身出了问题，所以无论是针刀的诊断还是治疗都应该从软组织入手，而不是将增生的骨组织切除。

（四）骨质增生的本质

1. 骨质增生是人体力平衡失调的结果

力有 3 个要素：大小、方向、作用点。这 3 个要素缺一都不称之为力，没有无方向的力，没有无作用点的力，也没有无大小及没有"量"的力。力是矢"量"，它不同于一般的"量"，因此，在用 F 来表示力的时候，都在 F 的上面加上一个小箭头，即 $\vec{F}$，如牛顿第一定律 F=ma，当它表示力的时候，即写成 $\vec{F}$=ma。骨质增生是有方向，大小和作用点的。骨质增生的作用点：均发生在弓弦结合部（软组织在骨骼的附着处）；骨质增生的纵轴方向：沿着弦的行经路线生长；骨质增生的大小：根据人体自身的条件（性别、年龄、身高、胖瘦等）不同，所受外力损伤的程度不同，部位不同，骨质增生的大小、形状也是不同的。如鹰嘴形，钳夹形，圆锥形等等各种不同的形状。

2. 骨质增生是人体代偿的产物

骨质增生的本质是骨关节周围软组织的应力异常后，人体通过粘连、瘢痕和挛缩这种代偿方式已不能对抗异常的应力情况下，启动的第二套代偿调节机制。其病理基础是弓弦结合部的软组织的力平衡失调，病理发展过程是硬化→钙化→骨化。

3. 骨质增生不是由于骨骼本身退变或者缺钙的结果，而是慢性软组织损伤在骨关节的特殊表现方式

由此可见，骨质增生（骨赘）是为适应损伤后软组织所产生的异常应力改变而发生的，它既是生理的，又可转为病理的；它既可以使增生部位增加稳定性，但也可能成为对周围神经、血管等重要器官产生刺激和压迫的因素。而当消除骨关节周围软组织的异常高应力时，骨质增生则可缩小或甚至吸收。

三、骨质增生病理机制

（一）骨质增生的三个病理阶段

骨质增生形成的过程分为三个阶段：硬化、钙化和骨化。

1. 硬化

当骨关节周围软组织损伤后，人体通过粘连、瘢痕和挛缩都不能对抗异常应力时，就会通过将软组织的结构变硬对抗这种力，这就是硬化阶段。

2. 钙化

当软组织的硬化仍然抵抗不了这种持续的强大的拉力，人体就将采取进一步的对抗措施，进一步加强软组织的强度，以求不被进一步损伤，就把大量的钙质输送到该软组织应力最集中的地方，使软组织钙化，此处的软组织的强度就进一步加强了，这就是软组织对抗超过正常拉力的钙化阶段。

3. 骨化

当钙化都对抗不了这种日益加强的拉力，人体就会在应力最集中的部位，使已经钙化的软组织骨化。这就是软组织对抗超过正常拉力的骨化阶段，也就是第三阶段。

（二）骨质增生的病理过程

在骨关节周围软组织损伤后，人体首先通过粘连、瘢痕和挛缩对损伤软组织进行自我修复的代偿，当异常力学状态已超过人体的代偿限度，无法纠正时，人体就会就采取对抗性调节的对策。但是，这种对抗性调节也有三个阶段：第一阶段，当软组织受到超过正常的拉力影响时，人体首先的对抗措施是让受害的软组织本身增生大量的强度大、弹性小的新的肌肉纤维，使该软组织变粗（肌肉）、变窄（筋膜、韧带）、变短（也就是挛缩），使这种超常的拉力不能再继续拉伤该软组织，这就是软组织的硬化阶段；如果这种对抗措施仍然抵抗不了这种持续的强大的拉力，人体就将采取进一步的对抗措施，进一步加强软组织的强度，以求不被进一步损伤，就把大量的钙质输送到该软组织应力最集中的地方，使软组织钙化，此处的软组织的强度就进一步加强了，这就是软组织对抗超过正常拉力的钙化阶段，也就是第二阶段；如果这种对抗措施，仍然对抗不了这种日益加强的超常拉力，人体就要采取更进一步的对抗措施，在应力最集中的部位生成许多新的骨细胞，并调动一切有关因素使骨细胞迅速分裂，使该处软组织骨化。这就是软组织对抗超过正常拉力的骨化阶段，也就是第三阶段。

四、膝部骨质增生病因病理学理论对针刀治疗的指导作用

由于目前临床上是以退变理论为指导，认为疼痛是骨质增生本身造成的，故对骨质增生的治疗主要是针对骨质增生本身的局部治疗。如理疗及药物止痛，开放性手术切除骨刺等，但疗程长，后遗症多，疗效有限。

针刀医学关于骨质增生的病因病理学理论明确了骨质增生的发生发展规律，为针刀治疗奠定了形态病理学基础。针刀治疗就是通过松解相关弓弦结合部的粘连、瘢痕，达到调节骨关节的力平衡的目的。

下面还是以项韧带骨化为例，介绍头颈部骨质增生病因病理学理论对针刀治疗的指

导作用。

　　根据针刀医学慢性软组织损伤的理论及骨质增生的理论，项韧带骨化是颈段弓弦力学子系统的弦（如项韧带、斜方肌）的劳损，在弓弦结合部及弦的应力集中部位形成粘连瘢痕，如果应力持续存在，人体就会通过颈项痛来警示人体，这时并没有出现钙化或骨化，但患者已有临床表现。如果还不加以重视，随着受损的程度不断严重，人体就会启动另一种修复和调节方式对异常应力集中部位进行代偿。即硬化、钙化、骨化，也就是我们在临床上看到的项韧带钙化。最终导致项韧带的骨化。

　　了解人体对软组织受到超常拉力时进行对抗调节的三个阶段，对于临床诊断和治疗是极有意义的。当看到软组织硬化时，就知道这是人体进行对抗调节的开始阶段；当看到软组织钙化时，就知道这是人体进行对抗调节的中间阶段；当看到软组织骨化时，就知道这是人体进行对抗调节的最后阶段。这使在治疗时能采取一个恰到好处的治疗方法，既不会治疗过分，也不会治疗不及，既将病治好又不会给人体造成不必要的损伤。

　　在针刀治疗中，对于不同的阶段，方法也不尽相同，但治疗宗旨是相同的，均是对软组织进行松解，而非针对增生的骨组织，并且松解的部位大同小异，也都是其应力集中点。不同就在于，病情轻，则针刀松解的部位相对较少、针刀相对较小、手法相对较轻；病情重，则针刀松解的部位相对较多、针刀相对较大、手法相对较重。具体的操作在此不再赘述，总之，方法均为目的服务，而针刀治疗的目的就是在于松解彻底，恢复力学平衡。

第三节　膝部针刀治疗理论与经筋理论的关系

一、经筋理论概述

　　《灵枢·经筋》对十二经筋进行了详细的描述。"肌肉解利"是经筋的生理常态，经筋病主要表现为筋急、筋纵和特殊经筋病3个方面，其中筋急为病多表现为十二经筋的痹症，以经筋牵掣、拘挛、疼痛、转筋、强直、关节运动障碍为主要特征。一般的观点认为经筋包括神经和肌、腱、腱围结构、筋膜、韧带、关节囊等软组织，筋急为病多为软组织损害。经筋病按病位划分可分为经筋所过局部的经筋本身病候与内脏病候，《灵枢·经筋》首先提及手足六筋病——经筋所过部位支转筋痛的局部病候，其中阴器扭痛、舌卷、耳中鸣痛等亦属于经筋所过的局部病症，此外在手三阴筋病中还出现了胸痛息贲、胁急吐血、伏梁唾血脓等内脏病候。

二、针刀治疗理论与经筋理论的关系

　　通过对经筋理论的深入探讨以及临床经验的总结，针刀医学提出软组织在人体内占有重要地位，以软组织改变为切入点横向看待疾病的发生和发展并以针刀软组织松解术为手段治疗疾病。针刀医学认为软组织纤维化、增生、肥厚等多种原因可引起软组织的力学发生变化，如长度缩短、相对运动受限、张力增高或者腔隙内压增高等异常改变等，这些异常力学改变能够参与或者导致某些疾病的发病过程。软组织异常力学改变能够对局部和外周产生影响。①对局部的影响：过高的软组织张力或腔隙内压，造成局部组织慢性缺血性损害而引起疼痛。②对外周的影响：这些异常性质改变也能通过影响病变软组织附近的神经、血管、骨关节、特殊器官等参与某些疾病的发病过程。并且通过对病变软组织的微创松解可以解除其对神经、血管、骨关节等组织器官的影响，达到治疗疾病的目的。越来越多的研究显示软组织改变可参与某些疾病的发病过程，例如：纤维化的软组织带来的缺血和牵张刺激使局部神经末梢敏感性增高，是软组织压痛点和痛性结节形成的原因之一；周围神经卡压综合征的重要原因之一就是软组织改变，可通过针刀手术切开减压治疗；牵系学说认为椎动脉型颈椎病的发病机制与椎动脉周围的纤维粘连带有关，由于反复的急慢性损伤形成的颈椎周围软组织粘连，可导致颈椎错位，引起椎动脉扭曲，产生相关的临床症状，也可采取针刀手术松解颈段粘连；髌外侧支持带挛缩可改变髌股关节力线，与髌股关节骨性关节炎关系密切，针刀手术同样可以切开外侧支持带松解手术达到治疗目的。

三、针刀松解部位的选择与"以痛为腧"的关系

《灵枢·经筋》强调"以痛为腧"，即在疼痛点、痛性结节或者条索点进行治疗，收到良好的效果。可见"以痛为腧"是治疗经筋病的基本原则之一，但"以痛为腧"的治疗有效率高，而治愈率低的现象普遍存在，而且由于经筋的解剖定位不清，极大地阻碍了经筋理论的发展和临床应用。针刀医学在研究经筋理论的基础上，提出了疾病的形成不是一个点的问题，而是通过人体弓弦力学解剖系统在病变部位形成以点成线、以线成面，以面成体的立体网络状的病理构架。痛点治疗只是治疗点之一，更重要的是破坏疾病的病理解剖构架才能治愈疾病。

四、针刀治疗与经筋刺法的关系

1. 针刀治疗是采用针刀将病变的软组织切开松解，使病变软组织减张减压或延长长度，破坏疾病的病理构架，解除其对血管、神经、骨关节的影响

针刺治疗经筋病的方法可分为火针治疗、单针多向刺、多针刺 3 类。《灵枢·经筋》反复提到"燔针劫刺，以知为数，以痛为腧"，指出经筋挛急疼痛可用火针治疗。一般认为火针治疗具有针和灸的双重作用，可振阳气、通经络、行气血、散风寒。火针治疗有软组织松解作用：第一，火针直径较粗，甚至有三头火针，因此火针治疗形成的伤口较大，软组织松解效果比毫针好；第二，高温具有扩大伤口和止血作用，因为外科手术用的电刀就是通过高频电流对组织加热，实现对组织的分离和凝固，从而起到切割和止血的作用。多针刺是在病变局部用多支毫针刺入，一般认为可增强刺激，促使针感放散传导，《灵枢·官针》记载有傍针刺、齐刺、扬刺等刺法，是治疗经筋病的常用手法。一般认为单针多向刺可扩大刺激范围，加强针感，有关刺法为恢刺法、分刺法、合谷刺法等。

针刀与针灸治疗的相同点在于两者都是作用于人体软组织，针刀与针灸治疗的不同点在于针灸治疗以得气为主，达到疏经通络的目的。而针刀治疗点是明确的人体解剖结构，针灸是以点的刺激治疗病变，针刀是以短线切割切开、松解病变软组织。在针法和刀法操作方面也不一样，针灸可以以针灸尖为圆心作顺向或者反向的捻转，达到补泻目

的。而针刀不行，因为针刀刃的作用是切割，针刀刀法操作必须与重要神经血管走行方向一致，不能随意捻转，否则就可能切断神经血管，造成医疗事故。针灸的合谷刺法通过一个针孔向不同的方向刺入，以得气为有效。针刀提插刀法也可以通过一个针孔向不同方向进行切割，但必须弄清楚刀下的组织结构，是筋膜、肌肉，韧带还是关节囊？根据不同的病变切割不同的解剖组织，才能达到治疗目的。

2. 针刀治疗是对上述经筋病刺法的发展

首先，针刀治疗将经筋理论中的病变定位从"以痛为腧"的病变点治疗提升到对疾病病理构架治疗的高度上来。其次，针刀治疗将以人体解剖结构为基础，将针灸针刺法中某些模糊的概念进行了解剖学的量化。如《针灸大成·火针》："切忌太深，恐伤经络，太浅不能去病，惟消息取中耳。"何为太浅？何为太深？到达什么层次为适中？与人体的解剖关系是什么？针刀治疗是在人体弓弦力学解剖系统的基础上，对疾病进行准确定位，并确定针刀需要松解的人体解剖结构。根据病情对病变部位的不同软组织如筋膜、韧带、肌肉、关节囊、滑囊等分别进行松解或者切割。这对进一步研究经筋经理提供了解剖形态学基础。

3. 针刀医学将中医人文医学模式中的抽象部分现代化

比如，中医经过数千年的总结，提出的上病下治，左病右治的治疗方法，为不少病人解决了疾苦。头晕的病人在头颈部治疗效果不好的情况下，医生在腰骶部进行针刀松解后，症状得到有效缓解，左侧肩痛的病人，当在左侧肩部局部治疗效果欠佳时，医生在右侧肩部进行针刀松解后，左侧肩痛得到有效缓解。中医经筋相交理论早就解释了这种现象。"维筋相交"一词首见于《灵枢·经筋》："足少阳之筋……维筋急，从左之右，右目不开。上过左角、并跷脉而行，左络于右，故伤左角。右足不用，命曰维筋相交。"古人通过伤左边额角之筋，而引起右侧肢体的瘫痪现象出发，发现人体的经筋是左右交叉维系的，从而总结出"维筋相交"的理论学说，这与西医神经交叉理论不谋而合。隋代医家杨上善在所集的《黄帝内经太素》中补充到："筋既交于左右，故伤左额角右足不用、伤右额角左足不用。"这就更全面地补充说明了经筋是左右交叉的。清代医家张志聪在所著的《灵枢集注》中："盖维者，一身之纲维，从左之右、右之左，上而下、下而上，左右上下相维，故名维筋相交"，这就阐明了"维筋相交"，不仅左右交叉，而且上下相维，上部有病也可引起下肢瘫痪，下之病也可上冲为患。至于左右交叉取穴的刺法，在《内经》中就有"巨刺"和"缪刺"两种。上病治下，如头痛、眩晕刺足上太冲穴，腰背痛针委中穴；下病治上，如脱肛、阴挺灸百会穴，脘腹疼痛针内关、合谷等穴。又如口眼㖞斜，针灸治疗也采取左右交叉取穴。但由于经络是在中医学理论指导下形成的，与人体的解剖结构缺乏内在联系，所以，这些说法不能被西医学所接受。针刀医学通过分析人体弓弦力学系统后发现，上病下治，左病右治与人体力学解剖结构有必然联系。头晕症状与大脑供血不足有密切关系，椎动脉是提供脑部血供的主要动脉，如果椎动脉扭曲，必然导致大脑供血不足，引发头晕。人体解剖结构显示，椎动脉2段行经颈椎横突孔中，3段行经寰椎的椎动脉沟，当颈椎错位（如颈椎生理曲度变直），必然导致横突的错位，最终引起椎动脉扭曲；但颈椎骨本身是不可能错位的，只有当附着在这些颈椎上面的软组织出现拉力异常，才会牵拉颈椎引起错位。脊柱由颈段、胸段、腰段与骶段四部分组成，为了适应重力以及人体的活动，它在矢状面脊柱是一段曲线，颈、腰屈向前，胸、骶曲向后，脊柱所形成曲线，与附着在脊柱上面竖脊肌有密切关系（竖脊肌起于骶骨，分为三束，分别止于肋骨、横突、枕骨）。根据数学曲率原理，一段曲线中，一个曲度的变化必然由另外两个曲度变化来代偿和调节。换句话说，颈椎生理曲度变直后，胸、腰椎的生理曲度就要变弯。通过针刀医学对人体力学解剖的研究，头晕治疗腰骶部就不难解释了。针刀通过松解腰骶部软组织（竖脊肌等）的粘连和瘢痕，调节了整个竖脊肌的拉力，改善了腰段的生理曲度，从而间接改善了颈段的生理曲度，部分或者全部纠正了椎动脉的扭曲，大脑血供增加，头晕症状缓解或者消失。

　　左侧肩痛治疗右侧的机理用针刀医学斜拉桥理论加以解释，就容易理解了。脊柱与四肢的连接就像斜拉桥（图3-8）。

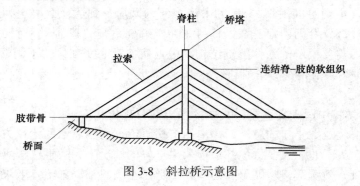

图 3-8　斜拉桥示意图

　　脊柱骨上桥塔，肢带肌（肩胛骨、髂骨）是桥台，连接脊柱与肢带骨的软组织是拉索，根据斜拉桥原理，当一侧拉索拉力集中，最终会引起桥塔的倾斜，同时引起对侧拉索的力学异常。当左侧肩部的软组织（如肩胛提肌、斜方肌等）损伤后，出现疼痛、酸软等症状，人体通过粘连、瘢痕和挛缩进行自我修复和自我代偿，导致这些软组织的拉力增加，随着病情的发展，最终引起脊柱的倾斜错位，对侧的肩胛提肌、斜方肌等粘连、瘢痕和挛缩。所以根据斜拉桥理论，针刀松解右侧肩部软组织的粘连和瘢痕，可以缓解左侧肩部的症状。

第四章
膝关节疾病检查方法

第一节　普通检查方法

一、视诊

观察患者膝关节外形，有无肿胀、瘀斑，及患者步态等。

膝关节力线——站立位

脱鞋平地站立，尽可能使踝关节和膝关节并拢，了解膝关节轴线。正常膝关节的解剖轴线（FTA）有 5°～7° 的外翻角，机械轴线则为 0°，即股骨头中心、膝关节中心和踝关节中心呈一直线。在一般体检中，主要大致了解膝关节的机械轴线。正常情况下膝关节能够并拢，双踝之间应当有 4～6cm 间距。如果膝关节不能并拢则意味着膝内翻，如果踝关节间距过大则说明膝外翻，内外翻角度通过目测进行估算。膝内翻伴有膝关节内侧疼痛，膝外翻伴有膝关节外侧疼痛，常提示内侧或外侧胫股关节的骨关节炎。膝内翻出现膝关节外侧的疼痛则常提示膝关节外侧半月板的损伤，膝外翻出现膝关节内侧疼痛则相反（图 4-1）。

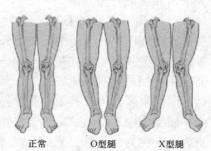

正常　　　　O型腿　　　　X型腿

图 4-1　膝关节站立位力线图

二、触诊

1. 腘肌

膝关节的"开锁者"，位于腓肠肌、比目鱼肌的深层，只有肌腱可以触及。腓总神经位于膝关节后外侧，介于股二头肌腱和腓肠肌的外侧肌腹之间（图 4-2）。

2. 外侧副韧带

坐位，将踝部跨放在对侧膝关节上（"4"字姿势），外侧副韧带刚好在腓骨头近端的关节线处可触及（结实，像铅笔厚度的结构）。

3. 内侧副韧带和半膜肌

附着在内侧半月板上的结构（图 4-3）。

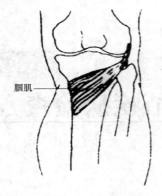

图 4-2　腘肌

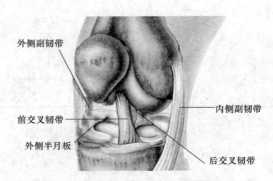

图 4-3　内外侧副韧带与前后交叉韧带

4. 后交叉韧带和腘肌

附着在外侧半月板上的结构。

5. Q 角

由髂前上棘到髌骨中点的连线，和髌骨中点到胫骨粗隆的连线，两条连线的交角称之为 Q 角。正常值（仰卧）女性=13°～18°；男性=10°～15°（图 4-4）。

6. 膝周压痛点

膝周压痛点是确定膝关节疼痛具体病因的最可靠的依据。根据压痛点可以初步鉴别关节内和关节外因素。

（1）膝关节外侧压痛点　腓骨头处——股二头肌止点炎，长期股二头肌紧张性活动引起，疼痛可以向小腿中上段前外侧放射，结合屈膝抗阻试验可进一步确诊，腘绳肌牵伸治疗有效；外侧副韧带走行部——外侧副韧带损伤；股骨外上髁——髂胫束炎，由于髂胫束挛缩或髂胫束于股骨外上髁部位反复刺激引起，行髂胫束牵伸试验可以进一步确诊，髂胫束牵伸治疗有效；股骨外上髁——腘肌腱止点炎，压痛点在外侧副韧带止点前缘，屈膝位内旋抗阻试验阳性，外伤、劳损或者髂胫束刺激均可引起，有人将其与髂胫束炎一起称为膝外侧疼痛综合征（图 4-5）。

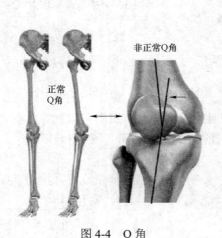

图 4-4　Q 角

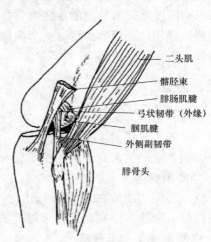

图 4-5　膝关节外侧压痛点

（2）膝关节前侧压痛点　髌骨上缘——股四头肌止点病变，长期股四头肌高强度紧张活动引起，90°伸膝抗阻试验阳性；髌骨尖及髌韧带——髌尖炎和髌腱周围炎，伸膝抗阻试验阳性；胫骨结节——胫骨结节骨软骨炎；髌骨内侧缘——髌骨半脱位或者习惯性髌骨脱位；髌骨内侧——内侧滑膜皱襞综合征；髌骨两侧至胫骨内外侧髁——伸膝筋膜炎，伸膝抗阻试验阳性。髌韧带两侧——髌下脂肪垫炎（图4-6）。

（3）膝关节内侧压痛点　胫骨结节内侧部——鹅足止点炎，鹅足滑囊炎，长期腘绳肌紧张性活动引起，疼痛可向小腿前内侧放射，屈膝抗阻试验阳性；内侧副韧带走行部——内侧副韧带损伤。胫骨平台后内侧部——半膜肌止点炎（图4-7）。

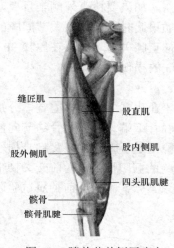

图4-6　膝关节前侧压痛点

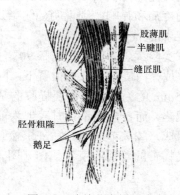

图4-7　膝关节内侧压痛点

7. 大腿周径——仰卧位

受检者取仰卧位，于髌骨上缘近侧四横指处用软尺进行检查，并行双侧对比。也可以用手粗测。大腿周径检查主要指检查股四头肌的萎缩程度，特别是股内侧肌的萎缩程度。该检查是了解膝关节病变程度以及在手术后进行膝关节功能康复状况监测的敏感指标。一些膝关节疾病，特别是儿童的膝关节疾病，常常仅表现为股四头肌的萎缩，此项检查则有助于诊断。髌骨上缘四横指处是股内侧肌肌腹部位，故该部位周径差别受股内侧肌萎缩程度影响最大。

三、动诊

膝关节正常活动范围：屈曲＞130°，旋转=10°。

OPP（open packed position）25°：屈曲。

CPP（closed packed position）：最大限度地伸展和胫骨外旋。

股骨髁在膝部屈曲20°开始接触髌骨下侧，屈曲90°接触髌骨上侧，屈曲135°接触髌骨内外侧。

膝关节活动：膝关节活动度的记录按中立位0°标记。如一正常膝关节过伸10°，屈膝130°，则记录为10°-0°-130°，如果一膝关节有10°伸膝受限，屈膝为90°，则记录为0°-10°-90°。

第二节　特殊检查方法

1. 研磨试验

一手握住患侧足，另一手置于关节间线，如果要检查内侧半月板，则先极度屈曲膝关节，外旋患侧足并同时施以内翻应力，如果此时出现内侧关节间隙的疼痛及弹响，则说明内侧半月板后 1/3 的损伤，然后逐渐伸直膝关节，如果在屈膝 90° 时出现膝关节内侧的疼痛和弹响，则说明内侧半月板中 1/3 的损伤。如果要检查外侧半月板，则先极度屈曲膝关节，内旋患侧足并同时施以外翻应力，如果此时出现外侧关节间隙的疼痛及弹响，则说明外侧半月板后 1/3 的损伤，然后逐渐伸直膝关节，如果在屈膝 90° 时出现膝关节外侧的疼痛和弹响，则说明外侧半月板中 1/3 的损伤（图 4-8）。

2. 前后抽屉试验

前抽屉实验：患者仰卧，屈膝 90°，检查者坐在患者足背上以固定，分别在小腿外旋位、中立位、内旋位等三种位置下，向前牵拉胫骨上端。观察胫骨结节向前移位的程度，移位>5mm 的为异常。需要提醒的是，必须警惕是否因为后交叉韧带损伤导致胫骨上端向后塌陷，而在向前牵拉时表现为前抽屉试验的假阳性。因为前交叉韧带有前内束和后外束组成，膝关节屈曲时后外束松弛，前内束紧张。因此，前抽屉试验阳性，说明存在前交叉韧带的"前内束"损伤（图 4-9）。

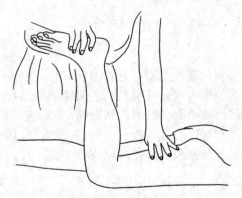

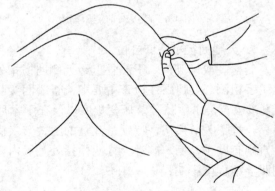

图 4-8　研磨试验　　　　　　　　　　　图 4-9　前抽屉试验

后抽屉试验：检查方法基本上同前抽屉试验，只是双手将小腿近段向后推移。在内旋位，内侧韧带结构紧张，主要检查后交叉韧带和内侧韧带结构，在中立位，主要检查后交叉韧带，在外旋位，外侧韧带结构紧张，主要检查外侧韧带结构和后交叉韧带。后抽屉试验阳性，说明后交叉韧带损伤（图 4-10）。

3. 拉赫曼试验

拉赫曼试验就是屈膝 30° 的前抽屉试验，有三种不同的检查方法。对于瘦小的患者，检查者一手握持大腿远段，一手握持小腿近段，在患者仰卧位即可进行检查；对于大腿较粗的患者，不能够用一只手握持，让患者仰卧，检查者可屈曲自己的膝关节垫于大腿

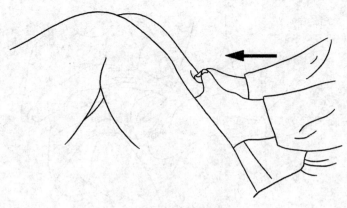

图 4-10 后抽屉试验

远段之下，再用一手自上固定大腿进行检查；如果患者非常肥胖，一只手不能握持小腿者，可使患者坐双膝部固定患侧足，双手抱小腿近段进行检查。在检查时不但要检查胫骨的前移程度，更重要的是检查韧带的终止点。前交叉韧带的终止点可以分为硬性、软性两类。这三种方法以前两种最为准确（图 4-11）。

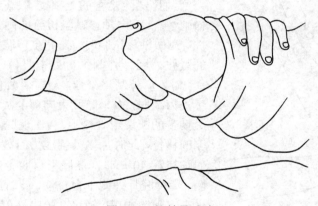

图 4-11 拉赫曼试验

比起前抽屉试验，拉赫曼试验有着明显的优点。该试验不但在陈旧性损伤时可以检查，在急性损伤时也可以进行检查；由于无半月板的干扰，检查的阳性率明显提高；可以准确检查到韧带的终止点。拉赫曼试验阳性并伴有软性终止点，说明前交叉韧带完全断裂；拉赫曼试验阳性并伴有硬性终止点，说明前交叉韧带部分损伤，或者单关节囊韧带松弛；拉赫曼试验阴性肯定伴有硬性终止点，说明前交叉韧带正常。

4. 轴移试验和反向轴移试验

轴移试验：完全伸直膝关节，如同检查膝关节内侧稳定性时用腋部夹持患侧足，双手扶小腿施以外翻应力，逐渐屈曲膝关节，在屈膝接近 20°时可以感觉到外侧胫骨平台向前移位的弹响，继续屈曲膝关节，在接近 40°时可以感觉到胫骨外侧平台复位的弹响，此为轴移试验阳性（图 4-12）。

反向轴移试验：一手扶足部，另一手扶小腿，先屈曲膝关节至最大限度，同时外旋小腿，如果有后外侧角不稳，这时会有胫骨外侧平台向后外侧的脱位，此时施以外翻应

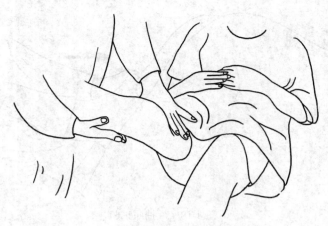

图 4-12　轴移试验

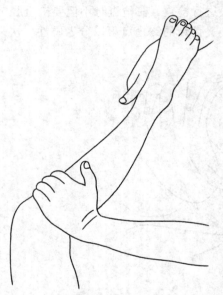

图 4-13　反向轴移试验

力，并逐渐伸膝关节，在接近 40° 时，由于髂胫束自股骨外上髁后侧向前侧的滑动，带动胫骨外侧平台复位而产生弹响感，此为反向轴移试验阳性。(图 4-13)

　　轴移试验检查的是前交叉韧带的受损情况或者松弛情况，反向轴移试验检查的则是后外侧角的完整性。在做轴移试验时，在完全伸膝位，由于后外侧角的紧张，胫骨外侧平台处于复位状态；当屈膝接近 20° 时，后外侧角松弛，对胫骨外侧平台向后外侧的牵扯力减弱，由于髂胫束向前的提拉，若同时有前交叉韧带的断裂或者松弛，会出现胫骨外侧平台向前外侧的移位，此时加以外翻应力时就会出现弹响感；当屈膝接近 40° 时，髂胫束自股骨外上髁前方滑向后侧，牵扯胫骨外侧平台复位，此时施以外翻应力时同样会出现弹响感。轴移试验阳性可以分为四度：一度指施加小腿内旋应力时轴移试验阳性，而小腿旋转中立时轴移试验阴性；二度指小腿旋转中立时轴移试验阳性，施加外旋应力时轴移试验阴性；三度指施加小腿外旋应力时轴移试验阳性；四度指伴明显外侧复合结构不稳的轴移试验阳性。一度阳性仅表明前交叉韧带松弛，二度以上阳性表明前交叉韧带断裂。反向轴移试验并非用来诊断后交叉韧带损伤，其阳性结果表明后外侧角损伤。

　　5. 浮髌试验

　　患者仰卧，伸膝位进行检查：一手于髌上囊加压，另一手向后点击髌骨，有髌骨和股骨撞击感即为阳性，此时关节内有 60～80ml 积液。膝关节积液二度（++）：浮髌征阴性时，一手拇食指分别置于髌韧带两侧"膝眼"处，另一手于髌上囊加压，如果拇食指由于关节内压力作用而张开，则为阳性。此时关节积液 30～40ml，尚不足以浮起髌骨。这个方法也用来鉴别关节积液和滑膜增生，滑膜增生情况下双侧膝眼处呈隆起状态，但是于髌上囊加压时，没有这种由于液压传递而引起的拇食指张开。膝关节积液一度（+）：膝关节二度检查阴性时，用一横指沿髌骨外侧支持带处施压，另一手食指于髌骨内侧支持带处检查液压传递感或波动感，如果有此感觉则为阳性。阳性体征则说明膝关节内有积液（图4-14）。

6. 恐惧症

完全伸膝位，向外侧持续推移髌骨，而后逐渐屈曲膝关节。在屈膝接近45°时患者产生髌骨脱位的恐惧感而拒绝该检查继续进行，此为恐惧症阳性。表明患者习惯性髌骨脱位。（图4-15）

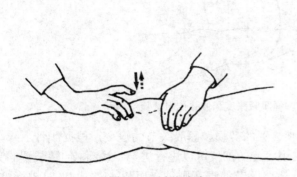

图4-14　浮髌试验

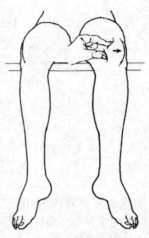

图4-15　恐惧症

7. 抗重力直抬腿试验

患者仰卧，患肢主动伸膝，然后平直抬起，如不能伸膝抬高为阳性。表明患者髌骨骨折、髌腱断裂、股四头肌腱断裂、胫骨结节撕脱骨折（图4-16）。

8. 半蹲试验

患者单足支撑，逐渐下蹲，当屈曲130°～150°时出现疼痛或疼痛加重，屈曲130°时髌软骨面紧贴在股骨滑车部为阳性体征。表明患者为髌骨软化症。（图4-17）

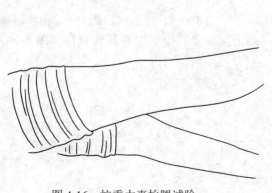

图4-16　抗重力直抬腿试验

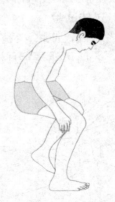

图4-17　半蹲试验

9. 腘绳肌紧张度和伸膝抗阻试验

腘绳肌紧张度：仰卧位，行直腿抬高，可了解腘绳肌紧张度，其前提是没有坐骨神经症状。长期腘绳肌紧张性活动可导致腘绳肌短缩，从而出现股二头肌止点、鹅足和半膜肌止点症状，常与膝关节内症状相混淆，腘绳肌紧张度检查有助于鉴别。

伸膝抗阻试验：仰卧位，检查者一手托患膝，让患者做伸膝动作，另一手置于踝关节前侧施以阻挡力。出现膝前疼痛则为阳性（图4-18）。

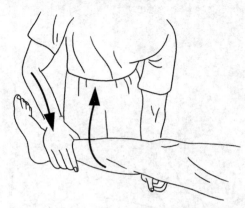

图4-18　腘绳肌紧张度和伸膝抗阻试验

伸膝抗阻试验主要用来检查伸膝装置的劳损和髌股关节的退变，根据髌骨上缘、髌骨尖、髌韧带部以及髌骨后等具体出现疼痛的部位可以进行进一步诊断。伸膝装置的劳损可以在膝关节任何伸屈度进行检查，髌股关节的退变则须在屈膝45°～90°时进行检查。

10. 股四头肌紧张度和屈膝抗阻检查

股四头肌紧张度：俯卧位，极度屈曲膝关节，正常情况下，足跟应能接触臀部。若有股四头肌紧张或者短缩，则不能接触。长期股四头肌紧张性活动可以导致股四头肌挛缩，从而出现伸膝装置劳损症状，股四头肌紧张度检查结合伸膝抗阻试验可以诊断。

屈膝抗阻检查：俯卧位，让患者做屈膝动作，于踝后施以阻挡力，出现腘绳肌止点疼痛为阳性（图4-19）。

屈膝抗阻试验结合腘绳肌紧张度检查有助于诊断腘绳肌劳损。

11. 过伸试验

患者仰卧，伸膝，检查者一手固定膝部，一手托起小腿，使膝过伸。出现疼痛者及为阳性，表明可能是半月板前角损伤、髌下脂肪垫肥厚或股骨髁软骨伤（图4-20）。

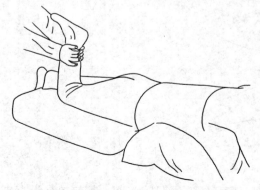

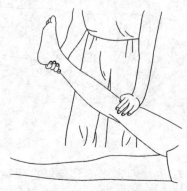

图4-19　股四头肌紧张度和屈膝抗阻检查　　　　图4-20　过伸试验

12. 鹅足压迫试验

屈膝 90°，病人主动内旋小腿，术者予抗阻力使小腿外旋。如果患者述胫骨髁内侧相当于鹅足腱起始处疼痛即为阳性。表明患者鹅足下滑囊炎。

第五章
膝部针刀影像诊断

第一节　膝部针刀影像诊断的优选原则

一、X 线检查的优选原则

X 线图像是 X 线束穿透某一部位后剩余 X 线的投影总和。因此，该穿透路径上不同密度和厚度组织结构相互叠加，如胸部正位 X 线平片，既包括有前部胸骨，又有中部心脏大血管和后部胸椎等组织结构。投影相互叠加的结果可使体内组织结构较难或不能显示，如正位胸片较难显示纵隔淋巴瘤等。

另外 X 线图像是由自黑到白不同灰度的影像组成，属于灰阶成像。这种灰阶成像是通过密度及其变化来反映人体组织结构的解剖和病理状态。

X 线检查方法包括普通检查、特殊检查和造影检查，一个合格的临床医生应了解各种检查方法的适应证、禁忌证和优缺点，根据临床初步诊断，选择恰当的检查方案。一般应按"因时因地制宜，先简单后复杂，求准确不滥用"的原则，因此，如果普通检查能达到诊断目的，应首选普通检查，若普通检查发现病变但不能明确诊断时再考虑后续补充检查，如特殊检查和造影检查。有时还需结合其他影像学检查方法，相互验证补充。对于可能产生严重副反应和有一定危险的检查方法，选择时更应严格掌握适应证，不可视作常规检查加以滥用，以免给患者带来痛苦和损失。

作为医者必须牢记：临床一切诊疗工作都是以诊断作基础，明确诊断是第一要务。我们在肯定影像检查在西医学诊断中的作用同时，必须了解影像诊断的限度：影像诊断的确立是根据影像表现推论出来的，临床实践中尚存在"同病异影"与"异病同影"的现象，因此其诊断结果有时可能与病理诊断并不一致，这是影像诊断的限度。因此应强调影像科室和临床科室相互沟通、互相理解的重要性。为提高影像诊断的准确性，临床医生应主动提供详尽的临床资料，包括病史、体检和实验室检查结果等，以便影像医师阅片时参考；影像医师在仔细审阅影像信息的同时，应紧密结合临床资料，合理演绎推论，以期得出明确诊断，为临床后续治疗提供参考依据。

膝部 X 线检查的适应证：X 线检查是膝关节首选的、必需的、基本的影像诊断方法，可发现软组织的肿胀、骨膜增生、骨质软化、软骨钙化、骨质疏松、骨质破坏、骨质增生退变、关节脱位、骨折，对于膝关节退变出现的关节面硬化、骨质增生和关节间隙狭窄等用于判断膝关节慢性损伤程度的分级分期起到很好的评估作用；另外，还可以利用 X 线检查对疾病的治疗效果进行评价。

二、CT 检查的优选原则

CT 图像是真正意义的数字断层图像，不同灰度反映了组织对 X 线的衰减或称吸收程度，X 线的衰减与人体组织密度相关，因此 CT 图像显示的是人体某个断层的组织密度分布图，其图像清晰，密度分辨力明显高于普通 X 线照片，能分辨出普通 X 线无法分辨的密度差异较小的组织，而且无周围解剖结构重叠的干扰，从而可发现较小的病灶，提高了病变的检出率和诊断的准确率，同时也扩大了 X 线的诊断范围。

一定层厚 CT 断面图像由一定数目、体积相同的立方体，即所谓体素（voxel）的基本单元构成。X 线从多方向扫描，透过体素，综合探测器从各个方向探测到的信息，计算出每一个体素的 X 线衰减系数，再排列成数字矩阵（digital matrix）。每个矩阵的数字经过数字模拟转换，转变为不同灰度的黑白方形单元，即为像素（pixel），并按原有矩阵顺序排列，即形成 CT 图像。矩阵大小决定体素大小，也决定像素大小，一定面积内的矩阵越大，体素、像素越小，空间分辨力越高，图像越清晰。以上过程可简单归纳为 X 线球管多角度发射 X 线，穿透人体后被探测器接收，经转换器转换成数字信号，计算机重建处理成数字矩阵，再经转换器转换成灰阶图像。

多层螺旋 CT 使用锥形 X 线束、多排探测器，X 线球管旋转一圈可获得较宽的 Z 轴覆盖范围，X 线球管连续多圈扫描可以快速得到大范围容积成像数据，进而重组出各种层厚不等的横断面多层图像，也为获得高质量三维立体重组 CT 图像及多方位（如冠状面、矢状面等）CT 重组图像奠定基础。

CT 扫描以横断面（轴位）扫描为主，极少数部位如垂体采用冠状位扫描。扫描范围应包括整个器官，发现病变应将病变范围包含在扫描视野和范围内。重建层厚不应大于 10mm，多层螺旋 CT 大多采用 7.5mm、5mm 层厚，对于小器官如垂体、肾上腺等，或小病变，则应采用 1～3mm 的薄层扫描，以减少部分容积效应。扫描时应摆正患者体位，尽量保持两侧对称，以便对照。为提高图像质量，减少运动伪影，扫描时患者需制动、屏气。有些部位检查前还需进行一些准备工作，如盆腔扫描需膀胱充盈等。

CT 检查方法主要有 CT 平扫和增强扫描、CT 造影扫描、CT 灌注成像以及 CT 图像后处理技术。

CT 对发现病变、确定病变位置及大小与数目较敏感而且可靠，但对病理性质的诊断有一定的限度，值得注意的是如果病变组织和正常组织密度差别不大，则有可能漏诊病变。

膝部 CT 检查的适应证：CT 的密度分辨力明显高于 X 线检查，且为断面成像，避免了各种解剖结构的重叠，能清楚显示各骨结构，因此 CT 对关节的应用是 X 线平片很好的补充手段。此外，随着多层螺旋 CT 的广泛应用，密度分辨力日益提高，对膝关节薄层原始图像进行冠状及矢状面三维重组，可以清晰显示膝关节的整体结构，更易显示关节肿胀，可直接显示关节囊增厚和关节腔内的积液；可清晰显示关节软骨下骨质的细微破坏，能较早发现细小的骨质破坏灶；对骨性关节面做更精确的评估，发现骨性关节面的破坏比平片敏感；在骨与关节化脓感染、骨质破坏、肿瘤、关节脱位等方面可以做出更精确的诊断。

三、MRI 检查的优选原则

MRI 图像的构成和对比的基础是组织内部的 T_1、T_2 弛豫时间和质子密度的不同，并以不同灰阶的形式显示为黑白图像。目前常规是采用加权的方法来分别显示这几种因素，即对同时出现的两个或两个以上的因素通过技术处理加强其中某一因素的表达而同时削弱另一因素的表达。在 MRI 中，最常采用的是 T_1 加权和 T_2 加权两种方法。另外，介入两者之间的是质子密度加权，质子密度 WI 上表示的是质子密度因素。水分子的弥散也是一个图像对比构成的因素，在特殊的弥散加权成像序列中，水分子的弥散可形成特殊的弥散 WI（Diffusion-Weighted Imaging 简称 DWI）。各种不同加权因素的图像对比构成，是临床诊断中判断正常或异常的基础。T_1 加权像反映的是组织间 T_1 弛豫的差异，有利于观察解剖结构。T_2 加权像主要反映组织间 T_2 弛豫的差别，对显示病变组织较好。如何获取各种加权因素的 MRI 图像是由 MRI 成像序列决定的，如在 SE 序列中，通过调整重复时间（repetition time，TR）和回波时间（echo time，TE），可获得不同加权的图像。短 TR、短 TE 可获得 T_1 加权像，长 TR、长 TE 可获得 T_2 加权像，长 TR、短 TE 可获得质子加权像。

MRI 检查的优点：无电离辐射性（放射线）损害；无骨性伪影；能多方向（横断、冠状、矢状切面等）和多参数成像；高度的软组织分辨能力；多平面直接成像；无须使用对比剂即可显示血管结构。

因为 MRI 设备主磁体的高磁性及 MRI 检查时间相对较长，故在作 MRI 检查时应注意以下问题：

（1）带有神经刺激器、心脏起搏器，脑动脉瘤介入后，人工心脏金属瓣膜等体内有金属或磁性物体植入史的病人及早期妊娠的患者不宜进行检查，以免发生意外。

（2）所有金属物，包括手机、打火机、硬币、钥匙、假牙、拐杖等以及磁性物体，如信用卡等，不得带入检查室，以免发生意外或消磁而失效。

（3）作腹部检查者，应禁食 4 小时左右，检查中可能需要屏气，检查前要训练患者配合呼吸。

（4）增强检查病人可能出现过敏反应等症状。

对于关节和肌肉的显示，MRI 远较 X 线检查优越，而且明显优于 CT，但在显示骨化和钙化方面不及 CT 和 X 线平片。

膝部 MRI 检查的适应证：MRI 能清晰显示关节软骨、韧带、肌腱、关节囊和骨髓等组织结构，对膝关节病变的诊断优于其他影像学检查方法。MRI 不仅在软骨骨折、软骨挫伤、水肿、软骨退变、半月板损伤、骨折、韧带改变、关节腔积液等方面做出很好的定性诊断，可以直观地显示关节脱位的合并损伤如关节内积血、内外侧副韧带和肌腱断裂以及关节周围的软组织损伤，能分别直接观察关节囊、滑膜、关节软骨等结构，而且还可以明确显示不同级别的软骨改变。

第二节　膝部 X 线检查

X 线检查是膝关节首选的、必需的、基本的影像诊断方法。一张能把膝部皮肤、皮下组织、肌间脂肪、关节周围软组织层次及骨的细微结构都能显示出来的优质 X 线平片，具有很高的诊断价值。

一、膝部正常 X 线表现

X 线平片上滑膜关节由骨性关节面、关节间隙及关节囊构成，部分关节可以辨识韧带、关节内外脂肪层等关节附属结构。①骨性关节面：X 线所见的关节面实际上是关节软骨深层的菲薄钙化带和其下的薄层致密骨质，表现为边缘光滑锐利的线样致密影，通常凹侧关节面较凸侧为厚。②关节间隙：X 线上为两个骨端骨性关节面间的透亮间隙，称为关节间隙。由于关节软骨与其他软组织密度相似而不能辨别，X 线平片上显示的关节间隙实际上代表的是两个骨性关节面表面覆盖的关节软骨、关节间纤维软骨和真正的关节腔的投影。③关节囊：一般在 X 线平片上不显影。有时，在关节囊外脂肪层的衬托下可见其边缘。关节内脂肪位于关节囊内外层之间，如膝关节的髌下脂肪垫；关节外脂肪层位于关节囊和周围肌肉之间，层次清楚，可衬托出关节囊的轮廓。关节积液时，其内层滑膜肿胀，关节腔内积液，可显示其轮廓。如膝关节髌上囊积液。④关节附属结构：如膝关节周围的肌腱和韧带，可在脂肪组织的对比下被显示，如髌韧带、股四头肌肌腱、跟腱等。

骨与关节周围软组织包括肌肉、肌腱、韧带、关节囊、血管和神经等，由于各种软组织密度差别不大，缺乏良好的自然对比，所以 X 线平片仅可观察某些肌肉、肌腱和韧带的轮廓。如在一帧摄影条件良好的 X 线平片上，尤其是可调节明暗对比度的 DR 图像上，能在皮下、肌间和关节囊内外脂肪组织的衬托下，观察到某些肌肉、肌腱和韧带的轮廓，如股四头肌肌腱、髌韧带等。此外均表现为一片中等密度的影像。对血管的观察可作血管造影，使其与周围的软组织形成良好的人工对比，可显示局部血管的解剖结构（图 5-1，图 5-2）。

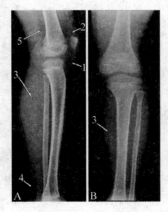

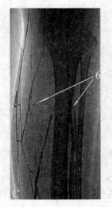

图 5-1　小腿正侧位　　　　　　图 5-2　小腿血管造影

1. 髌韧带；2. 股四头肌肌腱；3. 肌肉；4. 跟腱；5. 肌间隙　　　　6. 小腿血管

膝关节由股骨髁、胫骨髁、髌骨、关节内半月板及交叉韧带和几个滑液囊构成，一般形态由髌骨、股骨髁和胫骨髁决定。侧位片上，股骨内侧髁比外侧髁大。髁间隆突：为胫骨上端两髁间的嵴状隆起。髌骨：为全身最大的籽骨，其前面粗糙，后面光滑覆有关节软骨，与股骨髌骨面形成关节。腓肠小骨：位于股骨外侧髁后方的一籽骨。髌骨上方有髌上滑液囊，膝关节积液时常增大。髌骨下方有髌下脂肪垫，在侧位片上显示为髌骨下方的低密度透亮区。半月板和交叉韧带在平片上不显影。

1. 膝关节正位片（前后位摄像）

前后位摄像时在膝关节伸直位摄像，暗盒置于膝关节后方，射线中心垂直于暗盒。站立位膝关节前后位像比仰卧位能更精确地反映膝关节关节间隙的情况。在患者情况允许时应常规拍负重前后位像（图 5-3）。

2. 膝关节侧位片

膝关节侧位摄像，患者侧卧，患肢在下，膝关节保持 30°屈曲。暗盒放在膝关节外侧，射线垂直于暗盒投照。膝关节侧位 X 线片能清楚地显示髌骨的高度、股四头肌、髌韧带、髌上囊、股骨远端、胫骨近端及腓骨（图 5-3）。

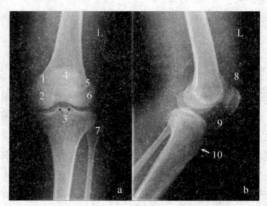

图 5-3　正常膝关节 X 线平片（a：正位，b：侧位）

1. 股骨内上髁；2. 股骨内侧髁；3. 髁间嵴；4. 髌骨；5. 股骨外上髁；6. 股骨外侧髁；

7. 腓骨头；8. 股四头肌腱；9. 髌韧带；10. 胫骨粗隆

3. 膝关节半屈曲位片（隧道位摄影）

于膝关节屈曲 60°时拍摄。患者仰卧位时可拍摄前后位隧道位片；或患者俯卧位，跪于暗盒上拍摄后前位隧道位片（X 线中心垂直投射于胫骨）。影像可清楚显示髁间窝后侧、股骨内外侧髁的后内侧、胫骨嵴和胫骨平台（图 5-4）。剥脱性骨软骨炎患者病变多位于髁间窝后侧，此位置观察病变程度最为理想。

4. 膝关节屈曲位片（髌骨轴位摄影）

髌骨轴位即 Merchant 位（"日出"或"观天"位）。患者取仰卧位，膝关节屈曲 45°。暗盒置于胫骨近端，暴露双膝，X 线与水平成 30°角直接向足端投射。此位置可以极好地显示髌股关节的对线、关节软骨面和形态特征（图 5-5）。

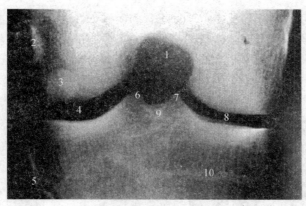

图 5-4　膝关节半屈曲位倾斜 X 线片（髁间切迹投射）

1. 髁间窝；2. 腘肌腱附着；3. 腓肠豆；4. 外侧胫股关节；5. 胫腓关节；6. 髁间外侧结节；

7. 髁间内侧结节；8. 内侧胫股关节；9. 髁间隆起；10. 骨骺线

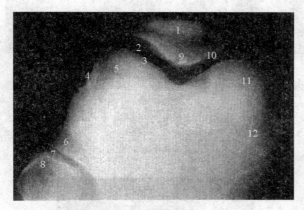

图 5-5　膝关节屈曲位轴位 X 线片（髌骨的"日出"或"观天"位）

1. 髌骨；2. 髌股关节；3. 股骨关节面；4. 腘肌附着；5. 股骨外侧髁；6. 胫骨外侧髁；

7. 胫腓关节；8. 腓骨尖；9. 髌骨尖；10. 髌骨关节面；11. 股骨内侧髁；12. 胫骨内侧髁

　　除了常规摄像对所发现病变作进一步评估外，膝关节斜位并不是常规 X 线检查的体位。有两种斜位片，即患者伸膝仰卧于暗盒外旋 45°或内旋 45°，可以显示股骨内外侧髁后侧和髌骨。

二、膝部异常 X 线表现

1. 膝关节骨质基本病变 X 线表现

（1）骨膜增生 X 线表现　骨膜增生又称骨膜反应，是因骨膜受到刺激，骨膜内层的成骨细胞活动增加所产生的骨膜新生骨。组织学上，可见骨膜内层成骨细胞增多，逐渐形成新生的骨小梁。骨膜增生多见于炎症、肿瘤和外伤等，也可继发于皮肤骨膜增厚症、肥大性骨关节病等。

　　X 线检出骨膜增生一般在骨膜受刺激后 10 天至 3 周，早期表现为与骨皮质平行的细线状致密影，以后随骨膜新生骨逐渐增厚，形成不同形式的骨膜增生。主要包括线样、层状、葱皮样、日光状和骨膜三角（图 5-6）。根据骨膜反应的表现形式可推断病变的组织学特征，如线样和层状骨膜反应主要见于骨髓炎等良性病变；葱皮样骨膜反应主要见于尤文肉瘤和骨髓炎等进展时快时慢的病变；日光状骨膜反应主要见于骨肉瘤等生长迅速的恶性骨肿瘤；骨膜三角又称为 Codman 三角，是快速生长的病变突破骨膜，致破坏区两端的残留骨膜呈三角形或袖口状，提示病变进展快速，常见于骨肉瘤，也可见于骨髓炎、骨膜下出血等。

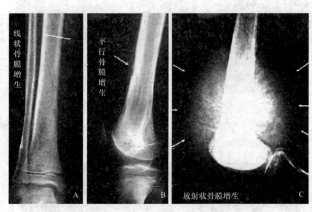

图 5-6　骨膜增生平片表现

A. 胫骨中段线状骨膜增生；B. 股骨下段层状骨膜增生；C. 股骨下段放射状骨膜增生

（2）骨质增生 X 线表现　表现为骨质密度增高，骨小梁增粗、增多、密集，骨皮质增厚，骨髓腔变窄或消失，伴有或不伴有骨骼的增大变形。骨质增生常发生在骨端边缘、骨嵴等部位，常被称之为骨刺、骨桥等（图 5-7）。

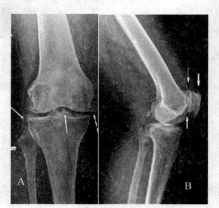

图 5-7　骨质增生（A. 正位片；B. 侧位片）

A. 膝关节正位片显示关节面边缘及胫骨髁间隆突明显增生、变尖（箭头所示）；

B. 膝关节侧位片显示髌骨关节面边缘明显增生、变尖（箭头所示）

（3）软骨钙化 X 线表现　表现为大小不等的环形或半环形高密度影，部分可融合成团块状（图 5-8）。良性肿瘤的软骨钙化环影多完整、清楚；恶性肿瘤的软骨钙化则环影不清，亦多不完整。

（4）骨质坏死（死骨）X 线表现　骨质坏死导致死骨形成时表现为局限性密度增高。死骨密度增高主要原因是有两点：①死骨本身密度增高：死骨骨小梁表面有新骨形成，骨小梁增粗，骨髓腔内也有新骨形成或者坏死的骨质被压缩，造成绝对密度增高；②死骨周围密度减低：死骨周围骨质被吸收或骨质疏松造成密度降低，而死骨本身由于血运中断钙盐丢失较少、密度不变，或在周围肉芽组织、脓液的包绕衬托下，造成死骨相对密度增高。一般化脓性骨髓炎死骨常呈大块状，而骨结核死骨多呈沙粒状（图 5-9）。

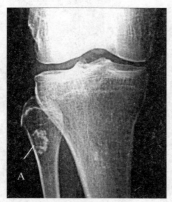
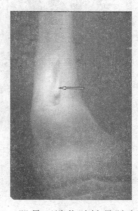

图 5-8　软骨瘤所致软骨钙化（膝关节正位片）　　　图 5-9　股骨下端化脓性骨髓炎（平片）
箭头示腓骨头内颗粒样钙化影；融合成团　　　箭头示死骨；周围低密度影为坏死区；外缘为骨质增生硬化

（5）骨质疏松 X 线表现　　主要是骨密度减低（图 5-10）。在长骨可见骨小梁变细、数量减少、间隙增宽，骨皮质变薄或出现分层现象。

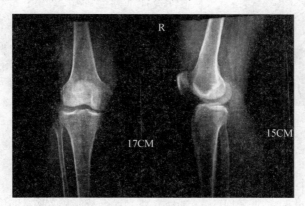

图 5-10　膝关节正侧位片（骨质疏松）

（6）骨质软化 X 线表现　　骨小梁减少变细等，不同的是骨小梁和骨皮质因含大量未钙化的骨样组织而边缘模糊。由于骨质软化，承重骨骼常发生各种变形（图 5-11）。在股骨上段和胫骨等处常可见特征性的"假骨折线"，又称 Looser 带，表现为宽 1～2mm 的光滑透亮线，与骨皮质垂直，边缘稍致密。

　　髌骨软化症又称髌骨软骨软化症、髌骨软骨炎，是引起膝前痛的常见原因之一。病理主要表现为：软骨肿胀、龟裂、破碎、侵蚀；髌骨变薄、变小，最后与之相对的股骨髁软骨也发生相同病理改变，而形成髌股关节的骨关节病。X 线主要表现为：早期无异常所见，晚期可因软骨大部磨损，髌骨与股骨髁部间隙变窄，髌骨和股骨髁部边缘可有骨质增生，髌骨脱钙萎缩或髌骨高位（图 5-12）。

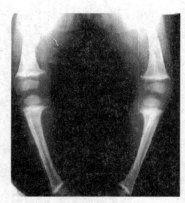

图 5-11 双膝关节正位片（儿童佝偻病所致骨质软化）
双侧股骨、胫骨、腓骨骨质密度减低；骨骼弯曲变形；
双下肢呈"O"形。干骺端宽大呈杯口状（箭头）

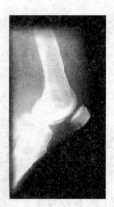

图 5-12 膝关节侧位片（髌骨软化）
髌骨与股骨髁部间隙变窄；髌骨变薄、变小

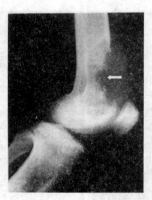

图 5-13 骨纤维肉瘤（膝关节侧位片）
箭头示股骨下段骨质破坏

（7）骨质破坏 X 线表现 骨质破坏区骨密度减低，骨皮质和骨松质消失而出现筛孔状、发丝状、虫蚀状、片状、囊状等骨缺损（图 5-13）。破坏区边界清楚代表慢性炎症或良性肿瘤，边界模糊代表急性炎症或恶性肿瘤等。

2. 膝关节基本病变 X 线表现

（1）关节退行性变 X 线表现 关节退行性变是指关节软骨变性、坏死和溶解，逐渐被纤维组织替代，继而引起骨性关节面骨质增生硬化，关节边缘骨赘形成，关节囊肥厚、韧带骨化。关节退行性变多见于老年人，是组织退行性变的表现，以承受体重较大的脊柱和髋、膝关节最为明显。此外，也常见于运动员和体力劳动者，由于慢性创伤和长期承重所致。不少职业病和地方病也可引起继发性关节退行性变。

关节退行性变早期主要表现为关节面模糊、中断、消失。中晚期由于关节软骨破坏，关节间隙变窄、软骨下骨质致密、关节面下方骨内出现圆形或不规整形透光区、骨性关节面边缘骨赘形成。关节囊与软组织无肿胀，邻近软组织无萎缩，而骨骼一般也无骨质疏松现象，不发生明显骨质破坏。

关节间隙狭窄、软骨下骨质硬化和骨赘形成是膝关节退行性骨性关节炎的基本 X 线特征。后期出现关节失稳、畸形、游离体和关节面下囊性变等。按损伤程度分 5 级：0 级，正常；1 级，可能骨质增生；2 级，明确骨质增生和关节间隙可能狭窄；3 级，中度骨质增生和（或）关节间隙明确狭窄；4 级，重度骨质增生，关节间隙明显狭窄和（或）关节面硬化（图 5-14）。对于早期关节软骨改变及半月板、韧带等改变则需要 MRI 检查明确。

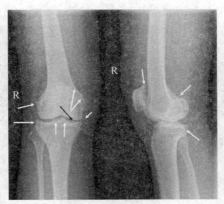

图 5-14　膝关节正侧位片（关节退行性变）

白箭头示骨质增生、关节边缘较广泛骨赘形成；黑箭示关节间隙变窄、关节面硬化

（2）关节肿胀 X 线表现　关节肿胀常因关节积液或关节囊及其周围软组织充血、水肿、出血和炎症所致。常见于关节炎症的早期、关节外伤与关节周围软组织感染。

X 线平片不能分辨关节腔内有无积液和（或）关节周围软组织肿胀，只能靠一些间接征象进行推测。表现为周围软组织影膨隆、密度增高，大量关节积液可见关节间隙增宽（图 5-15）。

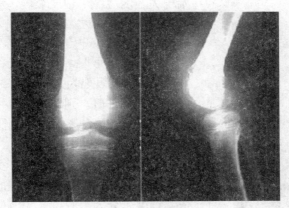

图 5-15　膝关节正侧位片（关节肿胀）

膝关节周围软组织肿胀；密度增高

（3）关节强直 X 线表现　关节强直是指由骨或纤维组织连接对应关节面的病理变化，是关节破坏的后果，可分为骨性强直和纤维性强直两种。骨性强直是关节明显破坏后，两侧关节面由骨组织连接，多见于化脓性关节炎愈合后。纤维性强直是指关节内有纤维组织粘连并失去关节活动功能，也是关节破坏的后果，多见于关节结核和类风湿性关节炎。

骨性强直 X 线表现为关节间隙明显变窄或消失，并见有骨小梁连接两侧关节面（图 5-16）。纤维性强直表现为关节间隙变窄，其间并无骨小梁跨越或贯穿（图 5-17），诊断需结合临床。

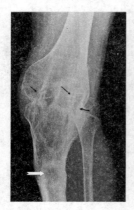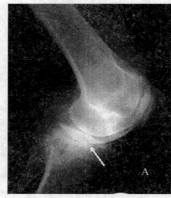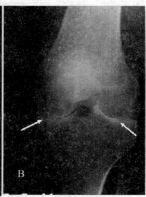

图 5-16　膝关节正位片（关节骨性强直）　　图 5-17　膝关节正侧位片（关节纤维性强直。A. 侧位；B. 正位）
关节间隙消失；有骨小梁连接两侧关节面（黑箭头）。　　　　膝关节间隙变窄；未见骨小梁连接两侧关节面
胫骨上段见骨质破坏及周围硬化影（白箭头）

　　（4）关节破坏　X 线表现　　关节破坏是指关节软骨及其下方的骨性关节面骨质被病理组织所侵犯、代替。常见于各种急、慢性关节感染、肿瘤、痛风及代谢性骨病等。关节破坏的部位和进程因疾病的性质不同而表现各异。急性化脓性关节炎的软骨破坏始于关节承重部位，进展快，不久即可累及关节软骨下的骨质。滑膜型关节结核，软骨破坏始于关节的边缘，进展缓慢，累及骨质较晚。类风湿关节炎在晚期才发生关节破坏，一般双侧同时进行，往往从边缘开始，多呈小囊状。

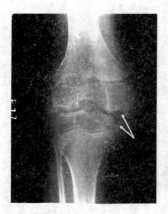

图 5-18　膝关节正位片（关节破坏）
关节周围软组织肿胀；关节间隙变窄；
关节边缘对称性骨质破坏（箭头）

　　关节破坏早期一般仅累及关节软骨，X 线无法直接显示，仅表现为关节间隙变窄。病变继续发展，侵及软骨下骨质，则在骨端可发生破坏，表现为骨性关节面不光整，形成缺损（图 5-18）。严重者可产生关节半脱位和畸形。

　　（5）关节脱位 X 线表现　　关节脱位是指构成关节的两个骨端的正常相对位置的改变或距离增宽，依其程度可分为半脱位（关节面尚有部分接触）或全脱位（关节面完全不接触）两种（图 5-19）。关节脱位临床上大多见于外伤，也可见于先天性或病理性。任何关节疾病造成严重的关节破坏都可能引起不同程度的关节脱位。

　　对膝关节关节脱位 X 线平片即可做出诊断，表现为对应关节面位置改变或关节间隙增宽（图 5-20）。

　　（6）髌骨移位 X 线表现　　髌骨的正常位置是：髌骨中心点应位于下肢中轴线上或稍外侧。正常的髌骨下极刚好位于两侧股骨髁最低点连线之上。如髌骨下极在该连线之上 2cm 者为髌骨高位（图 5-21，图 5-22）。

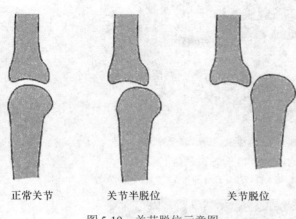

正常关节　　　　关节半脱位　　　　关节脱位

图 5-19　关节脱位示意图

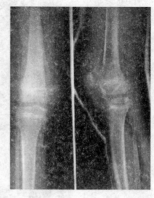

图 5-20　膝关节脱位（膝关节正侧位片）

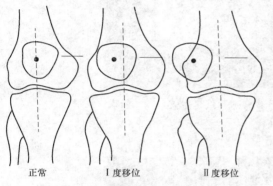

正常　　　　Ⅰ度移位　　　　Ⅱ度移位

图 5-21　髌骨移位示意图

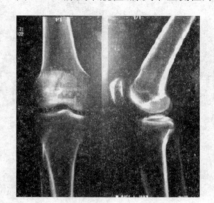

图 5-22　膝关节正侧位片

正位片显示髌骨偏移；侧位片显示髌骨高位

第三节　膝部 CT 检查

一、膝部正常 CT 表现

CT 的密度分辨力明显高于 X 线检查，且为断面成像，避免了各种解剖结构的重叠，能清楚显示各骨结构。此外，随着多层螺旋 CT 的广泛应用，密度分辨力日益提高，对膝关节薄层原始图像进行冠状及矢状面三维重组，可以清晰显示膝关节的整体结构（图 5-23，图 5-24）。

CT 骨窗能很好显示关节各组成骨的骨性关节面，表现为菲薄线样致密影，骨性关节面下为骨松质，能清晰显示骨小梁呈细线状相互交织的网格状改变。关节软骨较薄且呈中等密度，CT 显示不佳。CT 软组织窗可见关节囊、周围肌肉和囊内外韧带，这些结构均呈中等密度影，在低密度脂肪的衬托下可显影。正常关节腔内的少量液体在 CT 上难以辨认（图 5-25）。

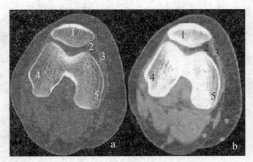

图 5-23　膝关节 CT 平扫（a.骨窗；b.软组织窗）

1. 髌骨；2. 关节腔；3. 髌内侧支持带；4. 股骨外侧髁；5. 股骨内侧髁

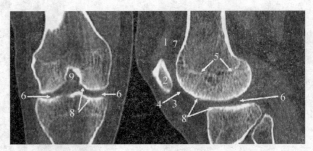

图 5-24　膝关节 CT 三维重组（左图：冠状位重组；右图：矢状位重组）

1. 股四头肌腱；2. 髌骨；3. 髌韧带；4. 关节软骨；5. 骨骺线；6. 关节间隙；

7. 髌上囊；8. 骨性关节面；9. 髁间窝

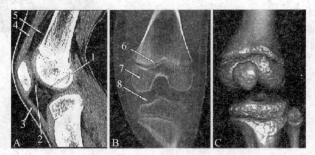

图 5-25　膝关节 CT 平扫（A.软组织窗；B.骨窗；C.三维重建图像）

1. 关节软骨；2. 关节间隙；3. 髌韧带；4. 股四头肌肌腱；

5. 脂肪间隙；6. 骨骺线；7. 骨骺；8. 骨性关节面

二、膝部异常 CT 表现

1. 膝关节骨质基本病变 CT 表现

（1）骨膜增生 CT 表现　骨膜增生的 CT 基本表现与 X 线平片表现相同，但有其特殊性。CT 能显示平片不易显示的扁平骨，通过多平面重组还能显示骨膜增生的更多细节（图 5-26）。因为 CT 的空间分辨力不足，常不能显示多层状骨膜增生；有时也不能显示增生的骨膜与骨皮质之间的透亮间隙，此时增生的骨膜和原来的皮质可混在一起而类似于骨皮质增厚。

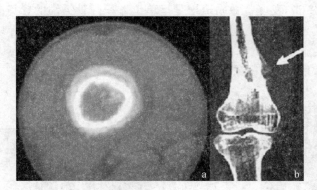

图 5-26　骨膜增生（a. CT 平扫；b. CT 重组图像）

膝关节 CT 平扫及冠状位多平面重组图像显示股骨中下段内侧骨膜增生并中断；形成骨膜三角

（2）骨质增生 CT 表现　骨质增生是指单位体积内骨量的增多。组织学上可见成骨活动增加或/和破骨活动减弱，骨皮质增厚，骨小梁增粗增多，骨髓腔变窄、闭塞。

骨质增生硬化的 CT 表现与其 X 线平片的表现相似（图 5-27）。

（3）软骨钙化 CT 表现　软骨钙化可分为生理性或病理性，常见于软骨瘤、骨软骨瘤、软骨黏液样纤维瘤和软骨肉瘤等软骨类肿瘤基质的钙化。组织学上，软骨内钙化发生于软骨小叶边缘部，呈环形。

由于避免了组织结构的重叠，CT 能显示平片不能见到的钙化影，能更好地显示瘤软骨钙化的特征（图 5-28）。

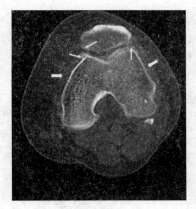

图 5-27　骨质增生（CT 平扫）

CT 横断位图像；箭头示骨质增生；尾箭头示关节积液

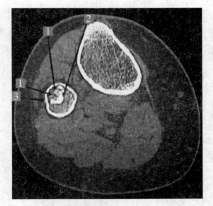

图 5-28　软骨瘤所致软骨钙化（膝部 CT 平扫）

1. 颗粒样钙化；2. 钙化融合成团；3. 骨皮质增生；

其内侧见条形高密度死骨

（4）骨质坏死（死骨）CT 表现　骨质坏死是指各种原因造成的局部骨组织新陈代谢停止，坏死的骨质称为死骨。形成死骨的原因主要是血液供应的中断。组织学可见骨小梁变宽，板层结构消失，骨陷窝内骨细胞消失。死骨常见于化脓性骨髓炎、骨结核、骨缺血坏死及部分恶性骨肿瘤等所致骨质坏死。

死骨的 CT 表现和征象与 X 线表现基本相同（图 5-29）。

（5）骨质疏松 CT 表现　骨质疏松是指单位体积内骨组织的含量减少，即骨组织的有机成分和无机成分都减少，但两者的比例仍正常。组织学改变是骨皮质变薄，哈氏管和伏克曼管扩大，骨小梁减少、变细甚至消失。

骨质疏松的 CT 表现和征象与 X 线表现基本相同（图 5-30）。

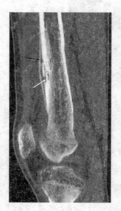

图 5-29　死骨（CT 矢状位多平面重组图像）

股骨中下段见线状骨膜增生；其内侧见条形高密度死骨

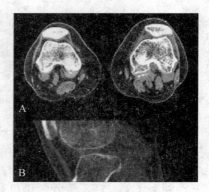

图 5-30　骨质疏松

A. 膝关节 CT 平扫；B. CT 矢状位多平面重组图像

（6）骨质软化 CT 表现　骨质软化是指单位体积内骨组织有机成分正常而钙化不足，因而骨内钙盐含量降低，骨质变软。组织学显示骨小梁中央部分钙化，周围包绕未钙化的骨样组织。

髌骨软化主要是由于膝关节的长期慢性劳损，导致软骨在局部被磨损的过程中，软骨细胞先被挤压死亡，失去正常代谢机能，硫酸软骨素产生减少或缺失，软骨表面受到损伤不能正常交换营养物质而造成软骨变形。

骨质软化的 CT 表现和征象与 X 线表现基本相同。

（7）骨质破坏 CT 表现　①骨松质破坏呈骨小梁缺失，骨髓被病理组织取代、CT 值为软组织范围。②骨皮质内破坏呈小点状透明区，内外面破坏呈虫蚀状，全层破坏呈片状缺损（图 5-31）。

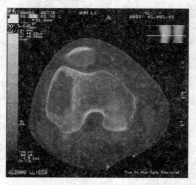

图 5-31　膝关节 CT（股骨外侧髁肿瘤）

肿瘤与正常骨质移行带窄、硬化；提示良性；

偏心膨胀性生长；提示巨细胞瘤

2. 膝关节基本病变 CT 表现

（1）关节退行性变 CT 表现　CT 较平片能更好地显示关节病变。膝关节退行性变的各种 X 线征象如骨性关节面中断消失、关节间隙变窄、软骨下骨质囊变和关节面骨赘形成等在 CT 上均可很好地显示。后期引起滑膜炎关节积液时，比平片敏感，表现为关节囊扩张，内为均匀液性密度影（图 5-32）。

CT 轴位图像结合多平面重组图像可清楚地显示关节间隙变窄、软骨下骨性关节面的囊变、关节边缘的骨赘形成（图 5-33）。

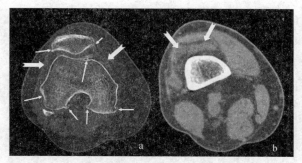

图 5-32 膝关节 CT（a.骨窗；b.软组织窗）

骨质增生（箭头）；关节腔积液（尾箭头）

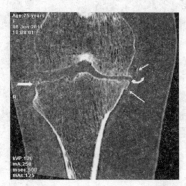

图 5-33 膝关节 CT 多平面重组图像（关节退行性变）

膝关节间隙局部变窄（弯箭）；相应关节面骨质硬化；关节面下见囊状低密度影；
关节边缘骨赘形成（白箭头）；尾箭头示关节游离体

（2）关节肿胀 CT 表现　CT 比 X 线平片更易显示关节肿胀，可直接显示关节囊增厚和关节腔内的积液。表现为关节囊肿胀、增厚呈软组织密度影，关节腔内积液一般呈水样密度，如合并出血或积脓时其密度可增高（图 5-34）。

（3）关节强直 CT 表现　CT 横断面图像显示关节强直的整体性不如 X 线平片，多平面重组图像可清晰显示关节间隙的变窄或消失，两侧关节面之间有无骨小梁连接等（图 5-35）。

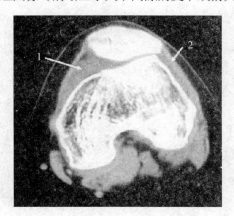

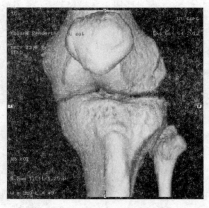

图 5-34 膝关节 CT（关节肿胀）　　图 5-35 膝关节 CT 多平面重组图像（关节纤维性强直）

1. 关节积液；2. 关节囊增厚　　　　　　膝关节间隙变窄；未见骨小梁连接两侧关节面

（4）关节破坏CT表现　关节破坏早期一般仅累及关节软骨，X线无法直接显示，仅表现为关节间隙变窄。病变继续发展，侵及软骨下骨质，则在骨端可发生破坏，表现为骨性关节面不光整，形成缺损（图5-36）。严重者可产生关节半脱位和畸形。

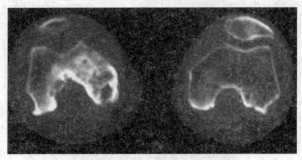

图5-36　膝关节CT（关节破坏）

膝关节类风湿关节炎导致大面积软骨下骨侵蚀；骨质疏松、糜烂破坏

（5）关节脱位CT表现　图像有效避免了组织结构的重叠，易于显示一些平片难以发现的脱位（图5-37）。通过多平面重组及三维重建等图像后处理技术可直观显示关节解剖关系，并可进行角度和距离测量。

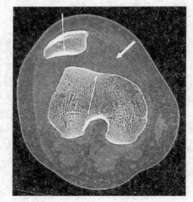

图5-37　膝关节CT（髌股关节半脱位）

髌骨向外移位；部分脱离股骨髌面（箭头）；关节肿胀；关节腔积液（尾箭）

第四节　膝部MRI检查

一、膝部正常MRI表现

1. 膝关节MRI检查的内容

MRI能清晰显示关节软骨、韧带、肌腱、关节囊和骨髓等组织结构，对膝关节病变的诊断优于其他影像学检查方法（图5-38，图5-39）。

半月板：膝关节的半月板由纤维软骨构成，外缘厚而相连，内缘薄而游离于关节腔。

内、外侧半月板的形态略有不同，外侧半月板较小，近似"O"形，前后均匀一致，内侧半月板较大，近似"C"形，前端窄后份宽。正中矢状位上半月板前、后角分离呈尖端相对的三角形，旁矢状位上双侧半月板在关节边缘层呈蝴蝶结状。外侧半月板前、后角长度大致相同，内侧半月板后角较前角长。正常半月板与关节囊 T_1WI、T_2WI 均呈低信号。退变或撕裂在不同序列和技术上都显示半月板内异常高信号。

关节软骨：膝关节诸构成骨的关节面上均覆有透明软骨，在 SE 序列：T_1WI 像上呈中等信号，T_2WI 像上呈低信号，在 GRE 序列上均呈高信号，脂肪抑制序列呈中等或低信号。正常膝关节关节面光滑均匀。

韧带：前后交叉韧带及内外侧副韧带是膝关节的 4 条主要韧带，MRI 可清晰显示 4 条韧带。前交叉韧带起自胫骨髁间隆起的前方，斜向后上外方，附于股骨外侧髁的内侧面；后交叉韧带起自胫骨髁间隆起的后方，斜向前上内方，附于股骨内侧髁的外侧面。矢状位可清晰显示前后交叉韧带的走行。内侧副韧带起自股骨内上髁，止于胫骨内侧髁的内侧面；外侧副韧带上方附于股骨外上髁，下方附于腓骨头下方。内、外侧副韧带在冠状位上显示最佳。4 条韧带在 T_1WI、T_2WI 像上均表现为条带状低信号。

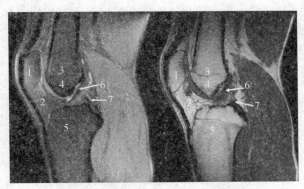

图 5-38　正常膝关节矢状位 MRI（左：T_1WI；右：T_2WI）

1. 髌骨；2. 髌下脂肪垫；3. 股骨；4. 股骨外侧髁；5. 胫骨；6. 前交叉韧带；7. 后交叉韧带

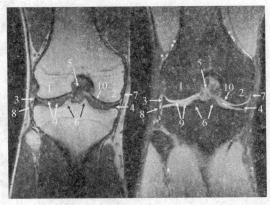

图 5-39　正常膝关节冠状位 MRI（左：T_1WI；右：T_2WI）

1. 股骨外侧髁；2. 股骨内侧髁；3. 外侧半月板；4. 内侧半月板；5. 前交叉韧带；
6. 胫骨髁间嵴；7. 内侧副韧带；8. 外侧副韧带；9. 关节软骨；10. 骨皮质

2. 膝关节内软骨的解剖学结构

关节内软骨主要是指关节内软骨盘（如膝关节内半月板结构）及关节边缘的软骨等，是纤维软骨构成的关节附属器。纤维软骨是一种致密的白纤维组织，纤维束间有成纤维细胞和小群软骨细胞，这些细胞周围有条纹状的基质环绕。不同于透明软骨的是基质中含有大量的Ⅰ型胶原，极少或不含有Ⅱ型胶原成分。

纤维软骨在贴近骨质的深层有类似于透明软骨的钙化带，浅层内有平行排列的致密胶原（Ⅰ型）纤维束，其间有典型致密结缔组织的成纤维细胞和少量基质，相邻层的纤维束相互交错。深层和浅层之间隔以过渡带，由不规则的胶原纤维束和具有高度发达高尔基体的成纤维细胞组成，成纤维细胞可生成蛋白多糖和胶原，并构成深层软骨的发生带。不同部位的纤维软骨依其功能不同，纤维的直径和排列方式也有差别。

膝关节半月板具有保证股骨和胫骨结合部的稳定性、分散承重、吸收冲击、保护关节软骨的作用，有文献报道半月板承担了股骨和胫骨受力的 60%～70%。在胫股关节间隙内有内侧半月板和外侧半月板，前者半径较后者大，呈"C"形，而后者呈"O"形（图 5-40）。半月板是中心部较薄、边缘（外周部）较厚的纤维软骨结构，外周部多为横向纤维和环形纤维构成，中心部胶原纤维不规则走行。

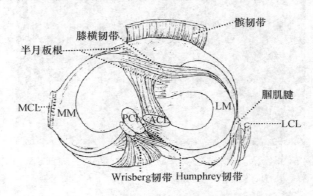

图 5-40 关月板及周围结构示意图

从头侧观察胫骨平台所见的半月板及周围组织。MM：内侧半月板；LM：外侧半月板；MCL：内侧副韧带；LCL：外侧副韧带；ACL：前交叉韧带；PCL：后交叉韧带

半月板外周约三分之一有血供称为红区，该部位发生小的撕裂可以自然愈合。与此相对应的是自由缘侧无血供，称为白区。半月板分为三大块，分别为前节、中节、后节（或称为前角、体部和后角）。也有学者将其分为五部分，命名为前角、前节、中节、后节、后角（图 5-41）。

3. 正常膝关节软骨 MRI 分层表现

由于关节软骨非常薄，加之传统 X 线平片的对比分辨力有限，故 X 线检查对关节软骨的应用一直有很大局限。CT 的对比分辨力有明显提高，但因其空间分辨率有限，也不能对关节软骨的显示有大的改善。MRI 的空间分辨力高，特别是其组织分辨力很高，能较好显示关节和关节软骨的不同结构，是目前应用最好的检查方法，且没有辐射损伤。近年来由于新的扫描序列的开发和各种关节表面线圈的改进，使 MRI 在关节软骨病变的检测方面已具有相当重要的作用。随着技术的改进，MRI 在软骨病变检查方面的优势和潜力已越来越明显。

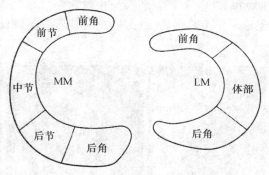

图 5-41　半月板分部示意图

左为五部分法、右图为三部分法。半月板外周三分之一有血供（灰色部分）

膝关节透明软骨厚 2～4mm，均匀的被覆于关节面。关节软骨的 MRI 表现与选用设备及序列不同而表现不一。比较经典的观点认为关节软骨在 MRI 上呈较为特征性的带状分层表现，而且这种分层的带状表现与年龄相关，成熟的关节软骨的分层带状表现在青年人中的显示率明显高于成年人及老年人。

在经典的自旋回波（SE）序列和快速自旋回波（FSE）序列标准的 T_1WI 和 T_2WI 上，关节软骨呈单层均匀信号；在重 T_1WI 和 T_2WI 上呈双层形态，即 T_1WI 上表层为低信号、深层为高信号，T_2WI 上正好相反；此时表层相当于组织上的切线层和过渡层，深层相当于放射层和钙化层。

在短回波时间（TE）的序列上关节软骨最多显示四层结构，由浅入深呈低信号与中等信号相间排列。这些层次特征可与软骨的组织学结构大致对应：①浅层的低信号对应组织学切线带；②浅层带下的中等信号对应切线带的深层、全层过渡带和放射带的最表浅部分；③放射带中显示一低信号带；④最深层的中等信号带对应放射带的深部和钙化带。随着 TE 时间的延长，软骨信号从深部放射带开始衰减，表现为三层结构，即低信号的表层带，中等信号的过渡带和上部放射带，低信号的放射带深部及钙化带（图 5-42）。

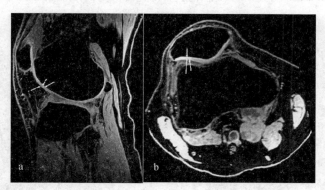

图 5-42　正常关节软骨分层表现（a. 矢状位；b. 横轴位）

a. 股骨髁软骨分层表现（箭头）；b. 髌软骨分层表现（箭头）

4. 膝关节内半月板的正常 MRI 表现

与关节软骨类似的是，正常纤维软骨在平片及 CT 上不能显示，而纤维软骨易发生钙质沉积，此时 X 线平片和 CT 可以在关节窝周围显示不规则形或铸型高密度影。纤维软骨在 MRI 图像上，无论是 T_1WI、T_2WI 还是质子密度加权（PDWI）上都是均质的、边缘清楚的低信号结构（图 5-43）。

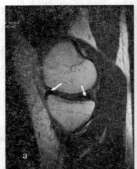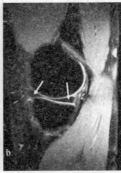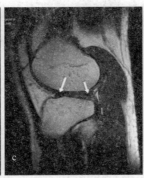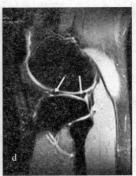

图 5-43　膝关节半月板矢状位 MRI（a：T_1WI；b：PDWI/FS；c：T_1WI；d：PDWI/FS）

a、b. 内侧半月板呈均匀低信号影（箭头）；c、d. 外侧半月板呈均匀低信号影（箭头）

二、膝部异常 MRI 表现

1. 膝关节病变 MRI 表现

（1）膝关节肿胀 MRI 表现　MRI 在显示关节周围软组织肿胀、关节积液方面优于 CT。关节积液一般 T_1WI 呈低信号，T_2WI 呈高信号，合并出血时 T_1WI 及 T_2WI 均为高信号（图 5-44）。

（2）膝关节骨挫伤 MRI 表现　骨挫伤是外力作用引起的骨小梁断裂和骨髓水肿、出血，在平片和 CT 上常无异常发现。骨挫伤区在 T_1WI 上表现为模糊不清的低信号区，在 T_2WI 上为高信号，如在 T_1WI 不规则低信号区内出现模糊高信号，提示骨髓内出血，特别注意寻找隐性骨折线和骨髓水肿两种病理改变的不同信号，以和其他疾病相鉴别。骨挫伤一般局限于干骺端也可伸延到骨干。骨挫伤可以自愈，短期随访骨内的异常信号影消失（图 5-45）。

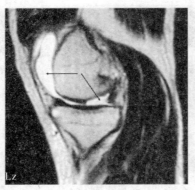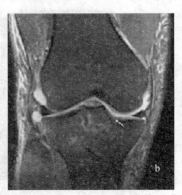

图 5-44　膝关节矢状位 MRI（T_2WI）（关节肿胀）　　　图 5-45　膝关节 MRI 冠状位 T_2WI 像

膝关节积液呈明显高信号（箭头）

（3）关节破坏 MRI 表现　MRI 可直接显示关节软骨的破坏情况，破坏早期可见关节软骨表面毛糙、局部变薄，严重时可见关节软骨不连续甚至大部分破坏消失。关节软骨破坏时，可见软骨的高信号带不连续，呈现碎片状或大部分破坏消失。软骨下骨性关节面破坏，可出现不规则的大小不等斑片状长 T_1、长 T_2 信号，骨髓内有不规则的破坏区，T_1WI 呈低信号，T_2WI 呈等高混杂信号，说明骨破坏区内主要为肉芽组织（图 5-46）。

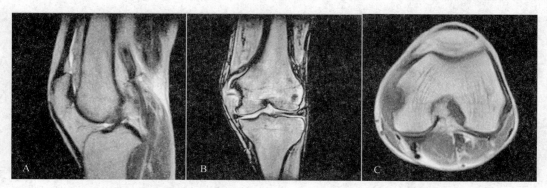

图 5-46　股骨内侧髁剥脱性骨软骨炎（A.矢状位；B.冠状位；C.横断面）

股骨内侧髁虫蚀样骨质破坏；边缘不规则；未见明显骨膜反应；局部软组织肿胀

2. 膝关节软骨常见病变 MRI 表现

（1）膝关节软骨外伤性改变 MRI 表现

①膝关节软骨骨折的 MRI 表现：分为软骨局部全层缺损、软骨部分缺损变薄和裂隙状软骨断裂（裂隙垂直或不垂直于关节面）三种类型（图 5-47）。MRI 对软骨全层缺损和裂隙状软骨骨折显示较好，诊断正确率高。但对软骨局限性变薄，MRI 诊断正确率较低，多只疑似诊断，而不能明确诊断。MRI 对关节内软骨游离体的显示率低，可能是关节积液影响了游离体的显示。软骨骨折往往同时合并软骨下骨的损伤及邻近骨髓挫伤、水肿；而 MRI 易发现骨髓挫伤（表现为 T_2WI 上地图状的高信号），并且能够清晰显示邻近脂体挫伤、半月板损伤、关节内及周围韧带损伤、创伤性滑膜炎等。

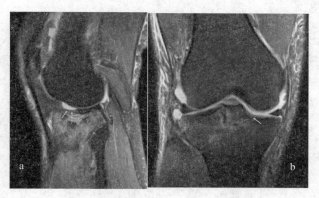

图 5-47　膝关节 MRI（a. 矢状位 PDWI/FS 图像；b. 冠状位 PDWI 图像）

a. 胫骨近端关节面局部软骨全层缺损（箭头）；其后方胫骨平台后份软骨肿胀；邻近骨髓挫伤明显；关节内少量积液。b. 胫骨上端软骨裂隙状骨折（箭头）；邻近胫骨上段骨折、骨髓水肿；关节内少量积液；膝关节周围软组织挫伤

②膝关节软骨挫伤、水肿 MRI 表现：外伤导致软骨胶原纤维结构完整性破坏或排列顺序的改变、软骨内蛋白聚糖等成分丢失，而相应的游离水就会通过损伤处进入关节软骨内或在软骨基质内与亲水的氨基葡萄糖结合，导致软骨基质水肿或软骨细胞肿胀，局部含水量增加。其典型的 MRI 表现是：a. 局部软骨 T_2WI 信号增高、软骨增厚；b. 受损的关节软骨边缘毛糙；c. 正常软骨的分层样表现消失；d. 邻近组织损伤、水肿表现（图 5-48）。

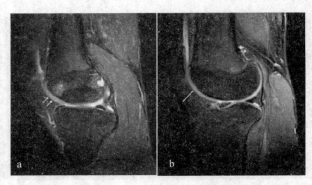

图 5-48　膝关节软骨损伤矢状位 FST_2WI（a. 内侧髁软骨挫伤、水肿；b. 同一膝关节外侧髁对照）

a. 股骨内侧髁前份关节软骨明显增厚（箭头）；信号增高；边缘略显毛糙；正常分层结构（如图 b 相应部位显示）消失；损伤部位软骨下骨髓内挫伤表现。b. 正常关节软骨呈分层改变（箭头）

3. 膝关节软骨退行性改变 MRI 表现

（1）膝关节软骨退行性改变的病理基础　软骨退变是一个生化和结构均发生变化的复杂过程。关节软骨的早期退变主要是基质的松软、软骨胶原定向排列方式的改变、蛋白多糖的大量丢失以及水分进入软骨间质；晚期主要是软骨形态的异常，表现为软骨水肿、裂隙变、弥散性变薄、裸露。退变的关节软骨细胞的胶原合成及降解远比正常关节要大，结果是总量虽无改变，但其形态和排列方式发生改变。软骨修复的结果是在软骨下骨的上部生长软骨绒毛，这些绒毛束可以分布到骨，越过骨表面，形成新的软骨覆盖，即关节软骨的原纤维化（纤绒样变）。关节的承重面软骨发生退变的概率比非承重面大得多（图 5-49）。

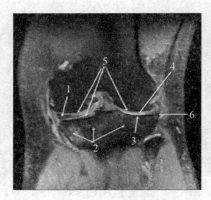

图 5-49　膝关节 MRI（冠状位 T_2WI/FS）

1. 半月板损伤；2. 骨损伤；3. 软骨缺如，软骨下骨质裸露；
4. 关节腔少量积液；5. 关节软骨变薄；6. 骨质增生

（2）膝关节软骨退行性变的 MRI 分期表现　MRI 所见将软骨退行性变分为 4 期：
Ⅰ期，高信号的局限性增厚。Ⅱ期，软骨内小的囊状缺损但未侵及表面。Ⅲ期，表面变
薄、变细，软骨内呈低信号，软骨缺损未侵及骨。Ⅳ期，软骨呈低信号并侵及骨（图 5-50）。

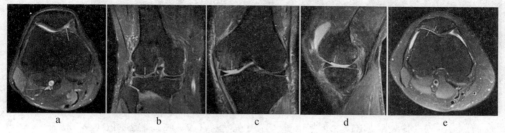

图 5-50　关节软骨退行性改变 MRI 表现

（a. 髌骨内侧面软骨；b. 股骨外侧髁软骨；c、d. 股骨内侧髁表面软骨；e. 髌骨外侧面软骨）

a. 髌骨内侧面软骨高信号的局限性增厚，为关节软骨Ⅰ期退变表现（箭头）；b. 股骨外侧髁软骨局限性变薄，但无破损，
为关节软骨Ⅱ期退变表现（箭头）；c、d. 股骨内侧髁表面部分软骨全层缺失，内侧髌骨髓水肿明显，为关节软骨Ⅲ期退变
表现（箭头）；e. 髌骨外侧面软骨全层缺失，软骨下骨受侵，为关节软骨Ⅲ、Ⅳ期退变表现（箭头）

3. 膝关节半月板病变及其 MRI 表现

（1）半月板损伤的 MRI 表现　半月板损伤为多发病、常见病，多见于从事剧烈运
动的青壮年。多数患者有膝关节扭伤史。半月板损伤的诊断既往主要依赖膝关节造影，
现基本已被 MRI 取代。有文献报道以关节镜为标准，MRI 对半月板损伤诊断敏感度高
达 90%～97%，特异度高于 95%。

在 MRI 的各序列中，大多数学者认可 T_2WI 脂肪抑制序列诊断半月板损伤最为敏感，
在该序列上，关节液和关节软骨均为高信号，与低信号的半月板形成良好对比。诸多学
者将半月板损伤的 MRI 表现分为三度：

Ⅰ度损伤表现为低信号的半月板内点片状稍高信号改变（病理研究显示其为黏液变
性，目前还没有证据显示年轻人半月板内的高信号会发展为撕裂），多见于内侧半月板
后角（图 5-51）。

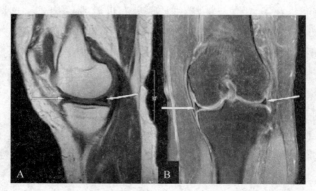

图 5-51　半月板损伤 MRI 表现（A. MRI 矢状位；B. MRI 冠状位）

内外侧半月板前、后角均可见点状、小片状信号增高影；未累及半月板边缘；符合半月板Ⅰ度损伤表现（箭头）

Ⅱ度损伤表现为半月板内横行、不达关节面的高信号影，提示半月板的慢性损
伤（图 5-52）。

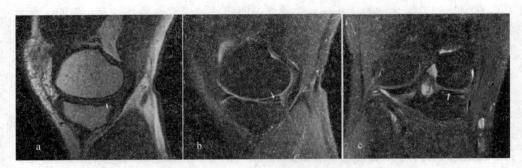

图 5-52 膝关节 MRI（a.矢状位 T_1WI；b.矢状位 T_2WI/FS；c.冠状位 T_2WI/FS）

箭头示内侧半月板后角横行线状高信号；未达关节面；符合半月板Ⅱ度损伤表现

Ⅲ度损伤表现为半月板内斜行、垂直的或者放射状的高信号影，并波及半月板表面（图 5-53），而此征象必须在多层面（冠状位、矢状位或横轴位）显示。

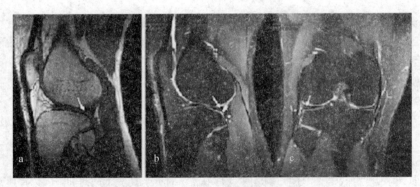

图 5-53 膝关节 MRI（a.T_1WI 矢状位；b.T_2WI/FS 矢状位；c.T_2WI/FS 冠状位）

箭头示外侧半月板后角内线状高信号影贯穿半月板；与关节面连通；符合半月板撕裂（Ⅲ度损伤）

有研究结果表明，在冠状位及矢状位上显示为Ⅲ度损伤表现，诊断半月板撕裂的准确性超过 90%，而仅在一个层面上疑似撕裂时真正发生半月板撕裂的可能性在 30%～55%。从上面的描述可以看出，只有Ⅲ度损伤改变才是真正的半月板撕裂，而Ⅰ度损伤及Ⅱ度损伤改变应定义为变性和慢性损伤才更为准确。因此在影像科的报告中提示"Ⅰ度或Ⅱ度损伤改变"比"Ⅰ度或Ⅱ度撕裂伤"更为合适。

（2）盘状半月板 MRI 表现 盘状半月板是指胎儿期半月板形成过程中，半月板中央部吸收不完全，遗留形成盘状，是最常见的解剖变异。盘状半月板主要见于外侧半月板，多为双膝并发。诊断标准：半月板宽径大于 12mm，最薄处高度大于 5mm。盘状半月板可以导致膝关节生物力学紊乱，容易导致撕裂伤。

MRI 是显示盘状半月板最理想的检查方法，冠状位影像上易于辨认，其内侧缘与外侧缘长度超过股骨髁与平台间关节面长度的一半；矢状位 3mm 薄层扫描图像上，如有 3 帧连续图像显示半月板呈"蝴蝶翼状"，即可诊断为盘状半月板（图 5-54）。

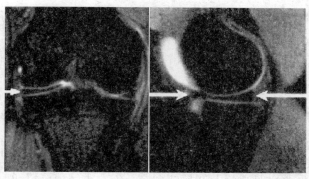

图 5-54　膝关节 MRI（左：冠状位 T2WI 像；右：矢状位 T2WI 像）

左图见右膝外侧盘状半月板覆盖髁-平台关节全程；右图示右膝内侧盘状半月板肥厚并呈"蝴蝶翼"状

　　冠状面影像上盘状半月板中部宽度显著增宽，与同侧胫骨关节面宽度的比率（板/胫比率）超过 50%。板/胫比率在 51%～75% 间为小盘状半月板，大于 75% 的为大盘状半月板（图 5-55，图 5-56）。

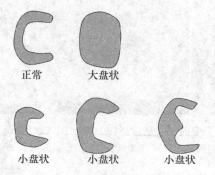

图 5-55　盘状半月板示意图

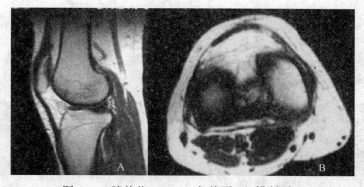

图 5-56　膝关节 MRI（A.矢状面；B.横断面）

A. 外侧半月板环较小，游离缘增厚；B. 示外侧半月板环较小

4. 膝关节韧带损伤 MRI 表现

（1）前交叉韧带损伤 MRI 表现　前、后交叉韧带是维持膝关节稳定的最重要和最坚强的韧带结构。前交叉韧带（ACL）在膝关节完全伸直时紧张而于关节屈曲时松弛，其作用在于防止股骨向后脱位、胫骨向前脱位及膝关节的过度伸直和过度旋转；后交叉

韧带（PCL）则随着膝关节的屈曲而逐渐紧张，有利于防止股骨向前脱位、胫骨向后脱位以及膝关节的过度屈曲。

ACL 位于膝关节中心，在股骨内外侧髁与胫骨之间，起于胫骨平台内侧髁间嵴前方、近内侧半月板前角附近关节面，向外、上、后走行，止于股骨外侧髁的内侧面。ACL 由多组纤维束组成：多由前内侧束（AM 束）和后外侧束（PL 束）组成；也可由 1 束或 3 束组成。走行过程中有一定程度的扭转，位于胫骨附着点处前方的纤维在股骨附着点处转为内侧纤维（AM 束）。成人 ACL 长度约 38mm，宽度约 11mm。膝交叉韧带很重要，因为它能使股骨及胫骨维持稳定。在膝关节屈曲时，PCL 可防止胫骨在股骨上向后移位，防止过分伸直及屈曲；ACL 可防止胫骨在股骨上向前移位（即股骨向后移位），并且防止膝关节过分伸直。腿部固定不动时，能防止股骨内旋。

ACL 损伤一般分为 3 级：Ⅰ级为挫伤肿胀，Ⅱ级为部分断裂，Ⅲ级为完全断裂（图 5-57）。

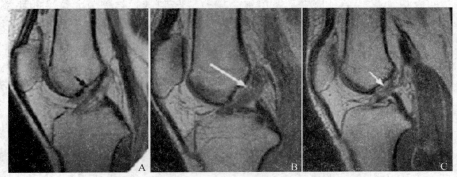

图 5-57　膝关节前交叉韧带损伤 MRI（图 ABC 均为矢状位像）
A. Ⅰ级损伤；B. Ⅱ级损伤；C. Ⅲ级损伤（箭头示）

（2）后交叉韧带损伤 MRI 表现　后交叉韧带（PCL）起于胫骨平台髁间区后部近胫骨骺线处，其向内、上、前方延伸，止于股骨内髁外侧骨面前部。与 ACL 相似，其走行过程中亦有一定程度的扭转：位于胫骨附着点后部的纤维在股骨附着点处转为外侧纤维。PCL 随着膝关节的屈曲而逐渐紧张，有利于防止股骨向前脱位、胫骨向后脱位以及膝关节的过度屈曲。其长度与 ACL 类似，宽约 13mm，是膝关节内最强大的韧带结构；比 ACL 大、短、直，更坚强。后部宽大呈扇形。PCL 损伤分级与 ACL 类似（图 5-58）。

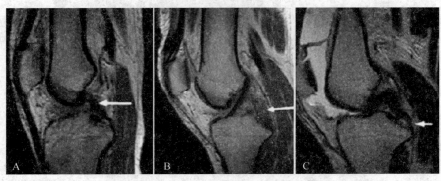

图 5-58　膝关节后交叉韧带损伤 MRI（图 ABC 均为矢状位像）
A. Ⅰ级损伤；B. Ⅱ级损伤；C. Ⅲ级损伤（箭头示）

（3）内侧副韧带损伤 MRI 表现　内侧副韧带（MCL）即胫侧副韧带，属关节外韧带，分为浅层和深层。浅层由前部的平行纤维和后部的斜行纤维组成。它上起股骨内上髁，向下向前止于胫骨内侧，平行纤维宽约 1.5cm，向后与半膜肌直头交织延伸为 MCL 浅层的斜行纤维。内侧膝关节囊走行于 MCL 浅层深面时增厚成为深层 MCL，并与浅层之间形成滑囊以利于活动。充分伸膝时，MCL 浅层的平行纤维、斜行纤维紧张而利于关节的稳定；屈膝时，浅层的斜行韧带形成一松弛囊带，而平行纤维紧张并在深层韧带，表面向后推移盖过深层韧带从而保持关节的稳定。MCL 还能控制胫骨在股骨上的外旋。

MCL 在稳定成分的膝关节韧带中（其他二者为 ACL、LCL）最易受伤。其深层较薄弱，易撕裂，但在 MRI 图像上难以区分深层与浅层。临床上分为 3 级损伤：Ⅰ级损伤，很小的撕裂，膝关节稳定。表现为韧带周膜水肿和出血。T_1 加权像表现为低信号，T_2 加权像为高信号。Ⅱ级损伤，部分撕裂，出现膝关节不稳。表现为部分韧带纤维断裂，伴肿胀增粗，在 T_2WI 像呈高信号，韧带可有移位。Ⅲ级损伤，即完全撕裂。表现为膝关节显著不稳，韧带的连续性中断（图 5-59）。

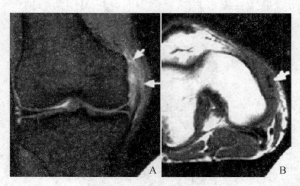

图 5-59　膝关节内侧副韧带损伤 MRI（A.冠状位像；B.横断位像）

图 A、图 B 为膝关节内侧副韧带Ⅱ级损伤（箭头示）

（4）外侧副韧带损伤 MRI 表现　外侧副韧带（LCL）即腓侧副韧带，亦属关节外韧带，位于膝关节外侧后 1/3，分为长头和短头。长头起自股骨外上髁，短头起自豌豆骨，同止于腓骨茎突。充分伸膝时，LCL 绷紧；屈曲时，则有松弛的趋势。在膝关节伸屈活动中，伴随着胫骨旋转而引起的 LCL 松弛主要通过股二头肌环绕于其周围的腱纤维保持连续性张力而维持关节的稳定性。外侧结构的稳定由 LCL、股二头肌、髂胫束共同维持。

LCL 损伤 MRI 表现与 MCL 类似：Ⅰ级损伤，很小的撕裂。表现为韧带周膜水肿和出血。Ⅱ级损伤，部分撕裂。表现为韧带增粗、出血，伴肿胀增粗，在 T_2WI 像呈高信号。Ⅲ级损伤，即完全撕裂。表现为韧带的连续性中断，单纯发生的 LCL 断裂较少见。多为复杂损伤伴有 PCL 损伤如髂胫束、股二头肌腱或骨质挫伤等（图 5-60）。

（5）髌韧带损伤 MRI 表现　髌韧带厚而坚韧，呈纵向走行，表浅，直接覆盖在膝关节囊前方，上端起自髌骨下缘（是股四头肌腱的直接延续），向下走行止于股骨粗隆处。

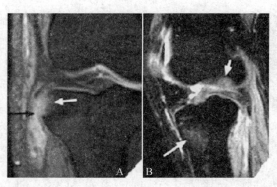

图 5-60　膝关节外侧副韧带损伤 MRI（A.冠状位像；B.矢状位像）

图 A、图 B 为膝关节外侧副韧带Ⅲ级损伤（箭头示）

　　MRI 矢状位和横轴位 T_1WI 和 T_2WI 扫描对显示髌韧带损伤较好：急性损伤时，韧带部分撕裂表现为信号增高而纤维的连续性未见中断，或者部分纤维连续性中断而部分未中断；完全撕裂时纤维的连续性中断，断端信号异常增高，并可见髌骨抬高，髌韧带松弛呈波浪状；髌韧带损伤伴附着点骨质撕脱时，可见损伤的韧带与骨片相连，撕脱处骨质呈水肿信号，即 T_1WI 信号减低，T_2WI 信号增高（图 5-61）。

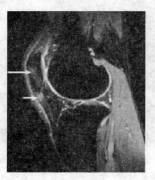

图 5-61　膝关节髌韧带损伤 MRI（矢状位像）

箭头示髌腱炎

第六章
针刀操作技术

第一节　针刀术前准备

一、针刀手术室的设置

针刀是一种闭合性手术，与普通手术一样，必须在无菌手术室进行，国家对手术室有严格的规定。但由于针刀是一个新生事物，由于投入少，疗效好，所以几乎所有专业的临床医生都有学习针刀的，有外科、骨科、内科、儿科、中医科、针灸科、推拿按摩科、神经内科、皮肤科等，还有一些医技人员。所以大家对针刀手术的无菌观念不强，学习针刀的医生对针刀手术器械也缺乏严格的消毒，仅在消毒液中做短时间的浸泡，即重复使用，这样难以达到杀灭肝炎、HIV 等病毒的消毒效果，极容易造成伤口感染，也容易染上肝炎和 HIV 等经血液传播的疾病。

有条件的医院应建立针刀专用手术室，一般医院要开展针刀，也必须有单独的针刀手术间。手术室基本条件包括：手术区域应划分为非限制区、半限制区和限制区，区域间标志明确，手术室用房及设施要求必须符合有关规定。为了防止手术室空间存在的飞沫和尘埃所带有的致病菌，应尽可能净化手术室空气。

1. 空间消毒法

（1）紫外线消毒法　多用悬吊紫外线灯管（电压 220V，波长 253.7mm，功率 30W），距离 1m 处，强度＞70μW/cm^2，每立方米空间用量＞115W，照射时间大于 30 分钟。室温宜在 20℃～35℃，湿度小于 60%。需有消毒效果监测记录。

（2）化学气体熏蒸法

①乳酸熏蒸法：每 100m^2 空间用乳酸 12ml 加等量水，放入治疗碗内，加热后所产生的气体能杀灭空气中细菌。手术间要封闭 4～6 小时。

②福尔马林（甲醛）熏蒸法：用 40%甲醛 4ml/m^3 加水 2ml/m^3 与高锰酸钾 2g/m^3 混合，通过化学反应产生气体能杀灭空气中细菌。手术间封闭 12～24 小时。

除了定期空间消毒法外，尽量限制进入手术室的人员数；手术室的工作人员必须按规定更换着装和戴口罩；患者的衣物不得带入手术室；用湿法清除室内墙地和物品的尘埃等。

2. 手术管理制度

（1）严格手术审批制度，正确掌握手术指征，大型针刀手术由中级职称以上医师决定。

（2）术前完善各项常规检查如血常规检查、尿常规检查、凝血功能检查，对中老年人应做心电图、肝肾功能检查等。

（3）手术室常用急救药品如中枢神经兴奋剂、强心剂、升压药、镇静药、止血药、阿托品、地塞米松、氨茶碱、静脉注射液、碳酸氢钠等。

（4）手术室基本器械配置应配有麻醉机、呼吸机、万能手术床、无影灯、气管插管、人工呼吸设备等。

二、针刀手术的无菌操作

（1）手术环境：建立针刀治疗室，室内紫外线空气消毒 60 分钟，治疗台上的床单要经常换洗、消毒，每日工作结束时，彻底洗刷地面，清洁大扫除 1 次。

（2）手术用品消毒：推荐使用一次性针刀，若用铁柄针刀、骨科锤、纱布、外固定器、穿刺针等需高压蒸气消毒。

（3）医生、护士术前必须洗手。用普通肥皂先洗 1 遍，再用洗手刷沾肥皂水交替刷洗双手，特别注意指甲缘、甲沟和指蹼。继以清水冲洗。

（4）术野皮肤充分消毒，选好治疗点，用记号笔在皮肤上做一记号。然后用 2%碘酒棉球在记号上按压一下使记号不致脱落，以记号为中心开始逐渐向周围 5cm 以上涂擦，不可由周围再返回中心。待碘酒干后用 75%酒精脱碘 2 次。若用 0.75%碘伏消毒皮肤可不用酒精脱碘。之后，覆盖无菌小洞巾，使进针点正对洞巾的洞口中央。

（5）手术时医生、护士应穿干净的白大衣、戴帽子和口罩，医生要戴无菌手套。若做中大型针刀手术，如关节强直的纠正、股骨头缺血性坏死、骨折畸形愈合的折骨术，则要求医生、护士均穿无菌手术衣，戴无菌手套，患者术后常规服用抗生素 3 天预防感染。

（6）术中护士递送针刀等手术用具时，均应严格按照无菌操作规程进行。不可在手术人员的背后传递针刀及其他用具。

（7）一支针刀只能在一个治疗点使用，不可在多个治疗点进行治疗，以防不同部位交叉感染。连续给不同患者做针刀治疗时，应更换无菌手套。

（8）参观针刀操作的人员不可太靠近术者或站得太高，也不可随意在室内走动，以减少污染的机会。

（9）术毕，迅速用创可贴覆盖针孔，若同一部位有多个针孔，可用无菌纱布覆盖、包扎。嘱患者 3 天内不可在施术部位擦洗。3 天后，可除去包扎。

三、患者的体位选择

针刀治疗时患者的体位是否适当，对正确选点、针刀手术的入路和操作以及防止针刀意外情况发生等都很重要。对于病情较重、体质虚弱或精神紧张的患者，尤其要注意采取适当的体位。不适当的体位，不利于正确的手术操作，患者常因移动体位而造成弯刀、折刀，甚至发生脏器损伤。因此适当体位的选择，应该本着有利于针刀手术操作和患者舒适自然、能较长时间保持稳定的原则。临床上膝部针刀治疗时常用的体位，主要有以下两种：

1. 仰卧位

患者仰卧在治疗床上，患膝关节下垫沙袋。此体位适用于绝大部分膝部疾病的针刀治疗（图6-1）。

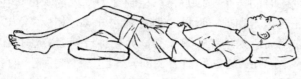

图6-1　仰卧位

2. 俯卧位

患者俯卧在治疗床上，患侧踝关节下垫软枕。此体位适用于松解膝关节后侧的粘连瘢痕（图6-2）。

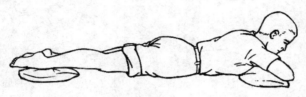

图6-2　俯卧位

四、针刀手术的麻醉方式

膝部针刀手术的麻醉方式：

1. 局部浸润麻醉

由针刀手术者完成局部麻醉。选用1%利多卡因，一次总量不超过300mg。适用于膝部单一的、局部慢性软组织损伤的患者及部分骨质增生的患者。

2. 硬膜外麻醉

由麻醉科医生实施麻醉。适用于严重的膝关节骨性关节炎、膝关节强直、膝关节类风湿关节炎的患者。

第二节　针刀操作方法

一、持针刀方法

持针刀方法正确是针刀操作准确的重要保证。针刀不同于一般的针灸针和手术刀，针刀是一种闭合性的手术器械，在人体内可以根据治疗要求随时转动方向，而且对各种疾病的治疗刺入深度都有不同的规定。因此正确的持针刀方法要求能够掌握方向，并控制刺入的深度。

以医者的右手食指和拇指捏住针刀柄，因为针刀柄是扁平的，并且和针刀刃在同一个平面内，针刀柄的方向即刀口线的方向，所以可用拇指和食指来控制刀口线的方向。

针刀柄扁平呈葫芦状，比较宽阔，方便拇、食指的捏持，便于用力将针刀刺入相应深度。中指托住针刀体，置于针刀体的中上部位。如果把针刀总体作为一个杠杆，中指就是杠杆的支点，便于针刀体根据治疗需要改变进针刀角度。无名指和小指置于施术部位的皮肤上，作为针刀体刺入时的一个支撑点，以控制针刀刺入的深度。在针刀刺入皮肤的瞬间，无名指和小指的支撑力和拇、食指的刺入力的方向是相反的，以防止针刀在刺入皮肤的瞬间，因惯性作用而刺入过深（图6-3）。另一种持针刀方法是在刺入较深部位时使用长型号针刀，其基本持针刀方法和前者相同，只是要用左手拇、食指捏紧针刀体下部。一方面起扶持作用，另一方面起控制作用，防止在右手刺入针刀时，由于针刀体过长而发生针刀体弓形变，引起方向改变（图6-4）。

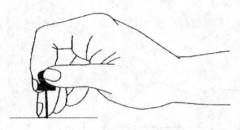 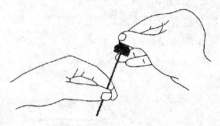

图6-3 单手持针刀法　　　　　　图6-4 夹持进针刀法

以上两种是常用的持针刀方法，适用于大部分的针刀治疗。治疗特殊部位时，根据具体情况持针刀方法也应有所变化。

二、进针刀方法

1. 定点
在确定病变部位和准确掌握该处的解剖结构后，在进针刀部位用记号笔做一标记，局部碘酒消毒后再用酒精脱碘，覆盖上无菌小洞巾。

2. 定向
使刀口线与重要血管、神经及肌腱走行方向平行，将刀刃压在进针刀点上。

3. 加压分离
持针刀手的拇、食指捏住针刀柄，其余3指托住针刀体，稍加压力不使刀刃刺破皮肤，使进针刀点处形成一个线形凹陷，将浅层神经和血管分离在刀刃两侧。

4. 刺入
继续加压，刺破皮肤，到达病灶部位（图6-5）。
所谓四步规程，就是进针刀时，必须遵循的4个步骤，每一步都有丰富的内容。定点就是定进针刀点，定点的正确与否，直接关系到治疗效果。定点是基于对病因病理的精确诊断，对进针部位解剖结构立体的微观掌握。定向是在精确掌握进针刀部位的解剖结构前提下，采取各种手术入路确保

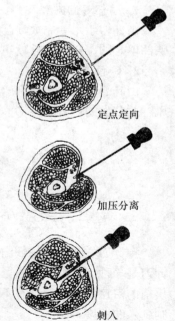

定点定向

加压分离

刺入

图6-5 进针刀四步规程

手术安全进行，有效地避开神经、血管和重要脏器。加压分离，是在浅层部位有效避开神经、血管的一种方法。在前 3 步的基础上，才能开始第 4 步的刺入。刺入时，以拇、食指捏住针刀柄，其余 3 指作支撑，压在进针刀点附近的皮肤上，防止刀锋刺入过深，而损伤深部重要神经、血管和脏器，或者深度超过病灶，损伤健康组织。

三、常用针刀手术入路

1. 针刀入皮法

按照四步进针刀规程，当定好点，将刀口线放好以后（刀口线和施术部位的神经、血管或肌肉纤维的走行方向平行），给刀锋加一适当压力，不使刺破皮肤，使体表形成一线形凹陷，这时刀锋下的神经、血管都被推挤在刀刃两侧，再刺入皮肤进入体内，借肌肉皮肤的弹性，肌肉和皮肤膨隆起来，线形凹陷消失，浅层的神经、血管也随之膨隆在针体两侧，这一方法可有效地避开浅层的神经、血管，将针刀刺入体内。

2. 按骨性标志的手术入路

骨性标志是在人体体表都可以触知的骨性突起，依据这些骨性突起，除了可以给部分病变组织定位外，也是手术入路的重要参考。骨突一般都是肌肉和韧带的起止点，也是慢性软组织损伤的好发部位。在颈椎定位时，常用 C_2 棘突部和 C_7 棘突部作为颈椎序列的定位标志。

3. 按肌性标志的手术入路

肌性标志是在人体体表可以看到和触知的肌肉轮廓和行经路线，是针刀手术体表定位的常用标志之一。

4. 以局部病变点为标志的手术入路

病变局部的条索、硬结、压痛点是针刀手术体表定位的参考标志。

四、常用针刀刀法

1. 纵行疏通法

针刀刀口线与重要神经、血管走行一致，针刀体以皮肤为圆心，刀刃端在体内做纵向的弧形运动。主要以刀刃及接近刀锋的部分刀体为作用部位。其运动距离以厘米为单位，范围根据病情而定，进刀至剥离处组织，实际上已经切开了粘连等病变组织，如果疏通阻力过大，可以沿着肌或腱等病变组织的纤维走行方向切开，则可顺利进行纵行疏通（图 6-6）。

2. 横行剥离法

横行剥离法是在纵行疏通法的基础上进行的，针刀刀口线与重要神经、血管走行一致，针刀体以皮肤为圆心，刀刃端在体内做横向的弧形运动。横行剥离使粘连、瘢痕等组织在纵向松解的基础上进一步加大其松解度，其运动距离以厘米为单位，范围根据病情而定（图 6-7）。

纵行疏通法与横行剥离法是针刀手术操作的最基本和最常用的刀法。临床上常将纵行疏通法与横行剥离法相结合使用，简称纵疏横剥法，纵疏横剥 1 次为 1 刀。

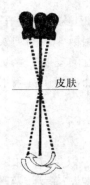
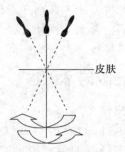

图 6-6　针刀纵行疏通法示意图　　　　图 6-7　针刀横行剥离法示意图

3. 提插切割法

刀刃到达病变部位以后，切开第 1 刀，然后针刀上提 0.5cm，再向下插入，切开第 2 刀，如此提插 3 刀为宜（图 6-8）。适用于粘连面大、粘连重的病变。如切开棘间韧带，挛缩的肌腱、韧带、关节囊等。

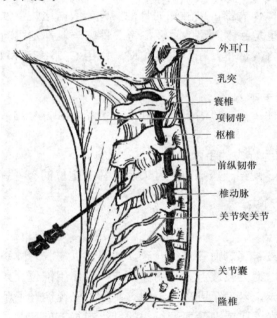

外耳门

乳突

寰椎

项韧带

枢椎

前纵韧带

椎动脉

关节突关节

关节囊

隆椎

图 6-8　侧面观颈椎棘间韧带针刀松解术

4. 骨面铲剥法

针刀到达骨面，刀刃沿骨面或骨嵴将粘连的肌肉、韧带从骨面上铲开，当感觉针刀下有松动感时为宜（图 6-9）。此法适用于骨质表面或者骨质边缘的软组织（肌肉起止点、韧带及筋膜的骨附着点）病变。如颈椎横突前后结节点，颞骨乳突点，枕骨上、下项线，鹅足等的松解。

5. 通透剥离法

针刀刺破囊壁，经过囊内，刺破对侧囊壁。此法适用于腱鞘囊肿、滑囊积液、肩峰下滑囊炎、髌下脂肪垫损伤等疾病。

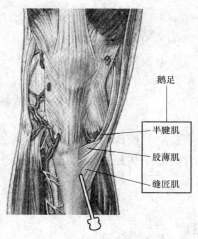

图 6-9　鹅足针刀松解术

五、常用针刀术后手法

（一）针刀术后手法的原理

针刀手法是针对针刀术后残余的粘连和瘢痕进行徒手松解的治疗手段。根据网眼理论，针刀松解病变的关键点软组织的起止点和顽固性压痛点等，针刀手法则是在针刀手术破坏整个病理构架的结点的基础上，进一步撕开局部的粘连和瘢痕。

（二）针刀手法的 3 个标准

针刀手法要达到的 3 个标准为稳、准、巧。

1. 稳

所谓"稳"就是针刀医学手法的每一个操作的设计，都以安全为第一，避免因手法设计的错误，而导致后遗症和并发症（由于不遵照针刀手法规定的操作规程而造成的事故，与手法设计的本身无关），增加患者痛苦。比如，钩椎关节旋转移位型颈椎病，通过针刀对有关损伤的软组织松解后，必须通过手法来纠正钩椎关节的旋转移位。根据此病的治疗要求和颈部的解剖学特点、生理学特点及生物力学特点，针刀医学设计了"两点一面"颈部旋转复位手法，让患者仰卧位（此体位使颈部肌肉放松，减少手法的抵抗力），医生一只手的食指钩住患椎棘突，方向和病理性旋转方向相反，拇指推住患椎横突的后侧缘，医生的另一只手托住患椎面部的一侧（和患椎病理性旋转方向相反的一侧），使患者头部向一侧旋转（方向和患椎病理性旋转方向同侧），当旋转到最大限度时，医生双手一起用力，食指钩住患椎棘突，拇指推顶患椎横突，另一手压住面部的一侧，向床面方向按压，此时可轻轻地将患椎的移位纠正到正常。此种手法的设计，食指的钩拉、拇指的推顶是根据旋转物体的力偶矩的力学原理，2 个点就是 2 个力偶矩，都作用在一个椎体上（患椎），所以非常省力。另一手按压面部是根据旋转面的力学原理（颈部有矢状面和冠状面），轻微按压（实际是让颈部沿切线旋转），即可达到目的。另外，当手按压使面部向床面转动时，它的最大旋转角度不可能超过人体颈部的最大旋转角度45°（因为有床面的阻碍）。这个手法的设计，是达到目前治疗钩椎关节旋转移位型颈椎病最安全的标准。针刀医学任何手法的设计都是建立在这样安全可靠的基础之上的。

2. 准

所谓"准"就是针刀手法的每一个操作，都能够作用到病变部位，不管是间接的还是直接的，尽量避免健康组织受到力的刺激，即使为了手法操作的科学性和精确性而通过某些健康组织来传递力的作用，也不能使健康组织受到损害性的刺激。

3. 巧

所谓"巧"是指针刀手法要达到操作巧妙，用力轻柔的目的。从手法学上来说，巧是贯穿始终的一个主题，没有巧无法达到无损伤、无痛苦而又立竿见影的效果。如何才能达到巧呢？巧来源于对生理、病理、解剖学的熟悉，和对力学知识、几何知识的灵活运用。

六、针刀操作注意事项

1. 准确选择适应证，严格掌握禁忌证。要按以上所述适应证、禁忌证，对每一病人，每一疾病的不同情况（个体差异和疾病的不同阶段）精心选择。这是取得较好疗效、避免失误的根本。

2. 要刻苦学习解剖。要深入了解和熟练掌握针刀施术处的解剖特点、动态改变，主要血管、神经的体表投影，体表标志和体内标志。在胸背部、锁骨上需要避免刺入胸膜腔；在颈部、腰部及四肢要注意不要损伤大血管、神经干及内脏器官。

3. 严格无菌操作。针刀是闭合性手术，虽然它的创面很小，但是，一旦感染却也很难处理，一则深，二则可能是关节腔。因此要求所有物品必须达到高压灭菌的要求。消毒要正规，操作要符合无菌规范。

4. 妇女月经期、妊娠期及产后慎用本疗法。针刀治疗的刺激能促使盆腔充血，增加子宫收缩，如果在妇女月经期治疗可能导致月经不调，妊娠期可能导致流产，产后针刀治疗可能导致恶露不尽，甚至引发盆腔炎。因此，女性月经期间、妊娠期及产后慎用本疗法。

5. 瘢痕体质者慎用本疗法。瘢痕体质的人在人群中比例极小，其表现为损伤愈合后，表面瘢痕呈持续性增大，不但影响外观，而且局部疼痛、红痒，瘢痕收缩还影响功能运动，应慎用本疗法。

6. 针刀治疗部位有毛发者宜剃去，以防止感染。头发和毛囊是细菌藏身的好地方，针刀治疗时应剃去治疗部位的毛发，以防止感染，也便于针刀术后贴无菌敷料。

7. 患者精神紧张、劳累后或饥饿时不适宜运用本疗法。

第三节　针刀术后处理

一、针刀术后常规处理

1. 全身情况的观察

膝部针刀手术后绝对卧床 1～2 小时，防止针刀口出血，其间注意观察病人生命体征变化，如出现异常，随时通知医生及时处理。

2. 预防针刀治疗部位感染

针刀术后立即用无菌敷料或创可贴覆盖针刀治疗部位，术后 3 天内施术部位保持清洁、干燥，防止局部感染，72 小时后去除无菌敷料或创可贴。

二、针刀意外情况的处理

（一）晕针刀

晕针刀是指在针刀治疗过程中或治疗后半小时左右，患者出现头昏、心慌、恶心、肢冷汗出、意识淡漠等症状的现象。西医学认为晕针刀多为"晕厥"现象，是由于针刀的强烈刺激使迷走神经兴奋，导致周围血管扩张、心率减慢、血压下降，从而引起脑部短暂的（或一过性）供血不足而出现的缺血反应。

晕针刀本身不会给机体带来器质性损害，如果在晕针刀出现早期（患者反应迟钝，表情呆滞或头晕、恶心、心慌等）及时采取应对措施，一般可避免发生严重晕针刀现象。据统计，在接受针刀治疗患者中，晕针刀的发生率为 1%～3%，男女之比约为 1∶1.9。

1. 发生原因

（1）体质因素　有些患者属于过敏性体质，血管、神经功能不稳定，多有晕厥史或肌肉注射后的类似晕针史，采用针刀治疗时很容易出现晕针刀现象。

在饥饿、过度疲劳、大汗、泄泻、大出血后，患者正气明显不足，此时接受针刀治疗亦容易导致晕针刀。

（2）精神因素　恐惧、精神过于紧张是不可忽视的原因。特别是对针刀不了解，怕针的患者。对针刀治疗过程中出现的正常针感（酸、胀、痛）和发出的响声，如针刀在骨面剥离的"嚓嚓"声，切割硬结的"咯吱、咯吱"声，切割筋膜的"嘣、嘣"声往往使患者情绪紧张加剧。

（3）体位因素　正坐位、俯坐位、仰靠坐位、颈椎牵引状态下坐位针刀治疗时，晕针刀发生率较高。卧位治疗时晕针刀发生率低。

（4）刺激部位　在肩背部、四肢末端部位治疗时，针刀剥离刺激量大，针感强，易出现晕针刀。

（5）环境因素　严冬酷暑，天气变化、气压明显降低时，针刀治疗易致晕针刀。

2. 临床表现

（1）轻度晕针刀　轻微头痛、头晕、上腹及全身不适、胸闷、泛恶、精神倦怠、打呵欠、站起时有些摇晃或有短暂意识丧失。

（2）重度晕针刀　突然昏厥或摔倒，面色苍白，大汗淋漓，四肢厥冷，口唇乌紫，双目上视，大小便失禁，脉细微。

通过正确处理，患者精神渐渐恢复，可觉周身乏力，甚至有虚脱感，头部不适，反应迟钝，口干，轻微恶心。

3. 处理方法

（1）立即停止治疗，将针刀一并迅速拔出，用无菌敷料或创可贴覆盖针刀施术部位。

（2）让患者平卧，头部放低，松开衣带，注意保暖。

（3）轻者给予温开水送服，静卧片刻即可恢复。

（4）重者在上述处理的基础上，选取水沟、合谷、内关等穴点刺或指压。

（5）如果上述处理仍不能使患者苏醒，可考虑吸氧或做人工呼吸、静脉推注 50% 葡萄糖 10ml 或采取其他急救措施。

4. 预防

（1）对于初次接受针刀治疗和精神紧张者，应先做好解释工作。

（2）患者选择舒适持久的体位，尽量采取卧位。

（3）针刀治疗时，要密切注意患者的整体情况，如有晕针刀征兆，立即停止针刀治疗。

（二）断针刀

在针刀手术操作过程中，针刀突然折断没入皮下或深部组织里，是较常见的针刀意外之一。

1. 发生原因

（1）针具质量不好，韧性较差。

（2）针刀反复多次使用，在应力集中处也易发生疲劳性断裂。针刀操作中借用杠杆原理，以中指或环指做支点，手指接触针刀处是针体受剪力最大的部位，也是用力过猛容易造成弯针的部位，所以也是断针刀易发部位，而此处多露在皮肤之外。

（3）长期使用消毒液造成针身有腐蚀锈损，或因长期放置而发生氧化反应，致使针体生锈，或术后不及时清洁刀具，针体上附有血迹而发生锈蚀，操作前又疏于检查。

（4）患者精神过于紧张，肌肉强烈收缩，或针刀松解时针感过于强烈。患者不能耐受而突然大幅度改变体位。

（5）发生滞针刀，针刀插入骨间隙，刺入较硬较大的变性软组织中，治疗部位肌肉紧张痉挛时，仍强行大幅度摆动针体或猛拔强抽。

2. 临床现象

针刀体折断，残端留在患者体内，或部分针刀体露在皮肤外面，或全部残端陷没在皮肤、肌肉之内。

3. 处理方法

（1）术者应沉着，安抚患者不要恐惧，一定保持原有体位，防止针刀体残端向肌肉深层陷入。

（2）若皮肤外尚露有针刀体残端，可用镊子钳出。

（3）若残端与皮肤相平或稍低，但仍能看到残端时，可用押手拇、食两指在针刀旁按压皮肤，使之下陷，以使残端露出皮肤，再用镊子将针刀拔出。

（4）针刀残端完全没入皮肤下面，若残端下面是坚硬的骨面，可从针刀孔两侧用力下压，借骨面做底将残端顶出皮肤。或残端下面是软组织，可用手指将该部捏住将残端向上托出。

（5）若断针刀部分很短，埋入人体深部，在体表无法触及，应采用外科手术方法取出。手术宜就地进行，不宜搬动移位。必要时，可借助 X 线照射定位。

4. 预防

（1）术前要认真检查针刀有无锈蚀、裂纹，刚性和韧性是否合格，不合格者须剔除。

（2）在做针刀操作时，患者不可随意改变体位。

（3）针刀刺入人体深部或骨关节内，应避免用力过猛；针刀体在体内弯曲时，不可强行拔出针刀。

（4）医者应常练指力，熟练掌握针刀操作技巧，做到操作手法稳、准、轻、巧。

（三）出血

针刀刺入体内寻找病变部位，切割、剥离病变组织，而细小的毛细血管无处不在，出血是不可避免的。但刺破大血管或较大血管引起大出血或造成深部血肿的现象屡见不鲜，不能不引起临床工作者的高度重视。

1. 发生原因

（1）对施术部位血管分布情况了解不够，或对血管分布情况的个体差异估计不足而盲目下刀。

（2）在血管比较丰富的地方施术不按四步进针规程操作，也不考虑患者感受，强行操作，一味追求快。

（3）血管本身病变，如动脉硬化使血管壁弹性下降，壁内因附着粥样硬化物而致肌层受到破坏，管壁变脆，受到突然的刺激容易破裂。

（4）血液本身病变，如有些患者血小板减少，凝血时间延长，血管破裂后，出血不宜停止。凝血功能障碍（如缺少凝血因子）的患者，一旦出血，常规止血方法难以遏制。

（5）某些肌肉丰厚处，深部血管刺破后不易发现，针刀术后又行手法治疗或在针孔处再行拔罐，造成血肿或较大量出血。

2. 临床表现

（1）表浅血管损伤针刀起出，针孔迅速涌出色泽鲜红的血液，多为刺中浅部较小动脉血管。若是刺中浅部小静脉血管，针孔溢出的血多是紫红色且发黑、发暗。有的血液不流出针孔而瘀积在皮下形成青色瘀斑，或局部肿胀，活动时疼痛。

（2）肌层血管损伤针刀治疗刺伤四肢深层的血管后多造成血肿。损伤较严重，血管较大者，则出血量也会较大，使血肿非常明显，致局部神经、组织受压而引起症状，可表现局部疼痛、麻木，活动受限。

3. 处理方法

（1）表浅血管出血用消毒干棉球压迫止血。手足、头面、后枕部等小血管丰富处，针刀松解后，无论出血与否，都应常规按压针孔 1 分钟。若少量出血导致皮下青紫瘀斑者，可不必特殊处理，一般可自行消退。

（2）较深部位血肿局部肿胀疼痛明显或仍继续加重，可先做局部冷敷止血或肌注止血敏。24 小时后，局部热敷、理疗、按摩，外搽活血化瘀药物等以加速瘀血的消退和吸收。

（3）椎管内出血较多不易止血者，需立即进行外科手术。若出现休克，则先做抗休克治疗。

4. 预防

（1）熟练掌握治疗局部精细、立体的解剖知识。弄清周围血管运行的确切位置及体表投影。

（2）严格按照四步进针刀规程操作，施术过程中密切观察患者反应。认真体会针下感觉，若针下有弹性阻力感，患者有身体抖动、避让反应，并诉针下刺痛，应将针刀稍提起、略改变一下进针刀方向再刺入。

（3）术前应耐心询问病情，了解患者出凝血情况。若是女性，应询问是否在月经期，平素月经量是否较多。有无血小板减少症、血友病等，必要时，先做出凝血时间检验。

（4）术中操作切忌粗暴，应中病则止。若手术部位在骨面，松解时针刀刀刃应避免离开骨面，更不可大幅度提插。值得说明的是针刀松解部位少量的渗血有利于病变组织修复，它既可以营养被松解的病变组织，又可以调节治疗部位生理化学的平衡，同时又可改善局部血液循环状态等。

（四）针刀引起创伤性气胸

针刀引起创伤性气胸是指针具刺穿了胸腔且伤及肺组织，气体积聚于胸腔，从而造成气胸，出现呼吸困难等现象。

1. 发生原因

主要是针刀刺入胸部、背部和锁骨附近的穴位过深，针具刺穿了胸腔且伤及肺组织，气体积聚于胸腔而造成气胸。

2. 临床表现

患者突感胸闷、胸痛、气短、心悸，严重者呼吸困难、发绀、冷汗、烦躁、恐惧，到一定程度会发生血压下降、休克等危急现象。检查：患侧肋间隙变宽，胸廓饱满，叩诊鼓音，听诊肺呼吸音减弱或消失，气管可向健侧移位。如气窜至皮下，患侧胸部、颈部可出现握雪音，X线胸部透视可见肺组织被压缩现象。

3. 处理方法

一旦发生气胸，应立即出针刀，采取半卧位休息，要求患者心情平静，切勿恐惧而反转体位。一般漏气量少者，可自然吸收。同时要密切观察，随时对症处理，如给予镇咳消炎药物，以防止肺组织因咳嗽扩大创孔，加重漏气和感染。对严重病例如发现呼吸困难、发绀、休克等现象需组织抢救，如胸腔排气、少量慢速输氧、抗休克等。

4. 预防

针刀治疗时，术者必须思想集中，选好适当体位，注意选穴，根据患者体型胖瘦，掌握进针深度，施行手法的幅度不宜过大。对于胸部、背部的施术部位，最好平刺或斜刺，且不宜太深，以免造成气胸。

第七章
膝部慢性软组织损伤疾病

第一节 膝关节外侧副韧带损伤

【概述】

膝关节外侧的稳定性主要由外侧副韧带、髂胫束及股三头肌维持。膝关节屈曲时外侧副韧带处于松弛状态，且由于受到对侧下肢的保护，暴力很难作用于膝内侧产生内翻应力。如果膝部内侧受压，使膝关节过度内翻，可造成膝关节外侧副韧带自腓骨头附着处撕裂或腓骨头骨折，有时可合并腓总神经损伤。

【病因病理】

当膝关节处于伸直位时，膝关节外侧副韧带可协同十字韧带、髂胫束对抗胫骨的内旋应力。当膝内翻而内旋应力过强时，可造成胫骨外侧髁向前外方旋转，与股骨外侧髁之间出现半脱位，而胫骨内侧髁与股骨内侧髁之间又保持正常的对合关系。此现象称为膝关节前外侧旋转不稳定，表示膝外侧副韧带、外侧关节囊韧带的后 1/3、腘肌腱、弓形韧带及后十字韧带损伤。膝外侧副韧带断裂往往发生在止点处，并伴有腓骨小头撕脱骨折，而出现腓骨小头处肿胀。

临床上内翻应力的损伤并不少见，但闭合性单纯膝关节外侧副韧带损伤甚少发生，多为复合性损伤。只有在暴力作用于膝部内侧或小腿外侧，造成膝关节突然内翻的情况下，才有可能发生膝关节外侧副韧带的断裂。此类损伤多见于摔跤运动员、舞蹈演员及体力劳动者等。表现为膝关节外侧结构不稳的患者，大多数是由于膝部其他韧带损伤后，继发膝外侧副韧带松弛，造成膝关节外侧旋转不稳定所致。

临床上膝关节外侧副韧带断裂多合并外侧关节囊的损伤，有时可合并腘肌肌腱、十字韧带、半月板、腓肠肌外侧头、腓总神经、髂胫束或股二头肌等结构的损伤，甚至导致骨折的发生。

【临床表现】

大部分患者膝关节外侧局限性剧烈疼痛，腓骨小头附近有明显的肿胀及皮下瘀血。局部压痛明显时，多有膝外侧副韧带断裂的可能。

肿胀程度往往与合并损伤的程度有关，肿胀明显者，可能由后关节囊及关节内损伤出现血肿所致，此时进行穿刺可抽出血液。当合并腓骨小头撕脱骨折时，血肿往往比较局限，而且容易产生皮下瘀斑。

膝关节外侧固定的压痛点不仅是诊断的主要依据，而且还可确定损伤的部位，膝外侧副韧带损伤多发生于止点处。膝关节功能障碍则是另一个重要表现，其障碍程度还取决于是否合并有其他损伤，例如，当合并腓总神经损伤时，则产生足下垂、足背及小腿外侧皮肤感觉消失或减退。

【诊断要点】

（1）患者多有明显的外伤史，并多发生于青壮年。

（2）膝关节外侧副韧带损伤后，伤侧肿胀、剧痛，膝关节呈半屈状，可勉强行走；韧带完全断裂时，皮下出现瘀血、青紫。由于明显的疼痛、肿胀、患者膝关节功能活动明显受限。

（3）可于股骨内、外侧髁或腓骨小头上缘、胫骨上端内缘触及压痛点和肿胀区，有韧带断裂者，可触及断裂间隙及回缩的韧带端。

（4）侧向运动试验阳性，个别慢性损伤的病例，可触及结节样硬物，压痛明显。

（5）一般双膝 X 线正侧位平片，可见有腓骨小头撕脱性骨折，但仅以此对膝外侧副韧带断裂进行诊断是不充分的。小腿内收位双膝 X 线正位片，对本病的诊断价值较大。

【针刀治疗】

1. 治疗原则

依据针刀医学关于慢性软组织损伤的理论及慢性软组织损伤病理构架的网眼理论，用针刀松解韧带起止点及行经途中的粘连、瘢痕，使膝部的动态平衡得到恢复，本病可得到根本性的治疗。

2. 操作方法

（1）体位　仰卧位，膝关节半屈位。

（2）体表定位　腓侧副韧带起止点。

（3）消毒　在施术部位，用活力碘消毒 2 遍，然后铺无菌洞巾，使治疗点正对洞巾中间。

（4）麻醉　用 1%利多卡因局部浸润麻醉，每个治疗点注药 1ml。

（5）刀具　使用 I 型 4 号直形针刀。

（6）针刀操作（图 7-1）

①第 1 支针刀松解膝关节外侧副韧带起点的粘连、瘢痕：在股骨外侧髁部的膝外侧副韧带起点处的压痛点定位，刀口线与下肢纵轴方向一致，针刀与皮肤呈 90°角，按针刀四步进针规程进针刀，经皮肤、皮下组织、筋膜达股骨外侧髁骨面，纵疏横剥 2～3 刀，范围 0.5cm。

②第 2 支针刀松解膝关节外侧副韧带止点的粘连、瘢痕：在腓骨头膝外侧副韧带止点处的压痛点定位，刀口线与下肢纵轴方向一致，针刀与皮肤呈 90°角，按针刀四步进针规程进针刀，经皮肤、皮下组织、筋膜达腓骨头骨面，在其前侧铲剥 2～3 刀，范围 0.5cm。

③第 3 支针刀松解股二头肌止点的粘连、瘢痕：由于股二头肌腱与膝外侧副韧带相毗邻，故韧带的损伤会引起该肌腱止点处形成粘连、瘢痕。在腓骨头尖压痛点处定位，刀口线与下肢纵轴方向一致，针刀与皮肤呈 90°角，按针刀四步进针规程进针刀，经皮肤、皮下组织、筋膜达腓骨头骨面，于此处铲剥 2～3 刀，范围 0.5cm。

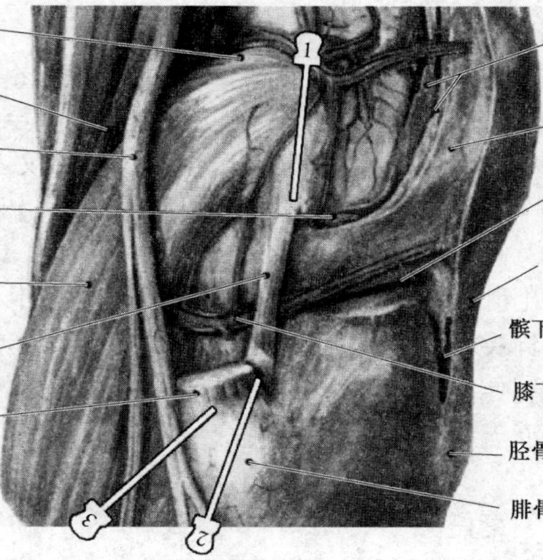
跖肌
胫神经
腓总神经
腘肌（腱）
外侧头（腓肠肌）
腓侧副韧带
股二头肌（腱）
滑膜
纤维膜
关节腔
髌韧带
髌下深囊
膝下外侧动脉
胫骨粗隆
腓骨头

图 7-1　膝关节外侧副韧带损伤针刀松解示意图

（7）注意事项　在做韧带止点及股二头肌腱止点针刀松解时，必须熟悉局部解剖。在腓骨头部实施针刀松解时，刀口线的方向必须与下肢纵轴方向一致，进针速度不宜太快，针刀进入体内，务必在骨面上铲剥，以免损伤腓总神经。

【针刀术后手法治疗】

针刀术毕，患者侧卧于床边，患肢在上，助手用双手固定大腿下端，施术者站于患者前面，用一手拇指按住损伤处，其余四指于膝内侧握住患膝，另一手握住患肢踝关节，先与助手相对用力拔伸 1 次，然后内旋、外旋小腿各 3 次。

【针刀术后康复治疗】

（一）目的

膝关节外侧副韧带损伤针刀整体松解术后康复治疗的目的是进一步调节膝部弓弦力学系统的力平衡，促进局部血液循环，加速局部的新陈代谢，有利于损伤组织的早期修复。

（二）方法

膝关节外侧副韧带损伤行针刀手术后 48～72 小时可选用下列疗法进行康复治疗。

1. 针灸推拿疗法

（1）针刺法

处方：阿是穴。

操作：取 2 寸不锈钢毫针 6 根，采用 1 穴多针，先直刺 1 针，其余 5 针以 45° 角分别从 5 点直入病灶，不宜过深，以得气为度，根据病情行补泻法，留针 30 分钟，每天 1 次，5 次为 1 个疗程。

（2）三棱针刺络拔罐法

处方：阿是穴。

操作：患者平卧且将患肢伸直，在压痛最敏感处轻轻揉按 5～10 分钟后，局部严格消毒，以三棱针迅速点刺皮肤浅层 3～5 下，拔罐以出其瘀血，用干棉球擦去血迹后以敷料保护并包扎针眼，每日 1 次。

（3）电针法

处方一：以压痛点为中心每隔 0.5cm 取穴以覆盖疼痛区域。

操作：用 0.40mm×50mm 毫针在以上穴位处快速进针至骨面，得气后接 G6805-2A 型电针，留针 30 分钟，起针后用南京亿高公司微波治疗仪 10W 照射 20 分钟。每天 1 次，10 次为 1 个疗程。

处方二：阿是穴。

操作：在股骨外上髁或在腓骨小头处找准压痛点，选用 1 寸或 0.5 寸毫针，上下各两根，并且使两组针针尖相对，斜刺针尖紧抵在骨膜上，然后外接 G6805 电针治疗仪，两个电极一上一下分别使两组针连接，将有效极接在最痛处针柄上，频率 150 次，刺激强度以患者能够耐受而无刺激性疼痛感为准。外加神灯烤热 30 分钟，隔天 1 次。1 周为 1 个疗程。

处方三：阿是穴、梁丘。

操作：医者用拇指或食指的指腹或侧面在患膝进行按压、推移、搓循，指力轻重宜均匀，手法轻便，当局部或周围出现压痛或发现结节、条索、凹陷异常现象，均可作为阿是穴。在取穴部位常规消毒，使用 0.25mm×50mm 毫针快速进针，采用提插补泻法，气滞血瘀、湿阻筋络者重提轻插，筋脉失养者重插轻提；得气后接通 G6805 电针仪，负极接阿是穴，正极接配穴。采用疏密波，强度以病人耐受为度，通电时间每次 20 分钟。每天 1 次，10 次为 1 疗程。

（4）指针法

处方：血海、阳陵泉、风市、三阴交、足三里等穴。

操作：患者取坐位或仰卧位，伤肢稍屈膝，放松肌筋，医者以手指点揉血海、阳陵泉、风市、三阴交、足三里等穴，以解痉止痛。

（5）穴位注射法

处方一：阿是穴。

操作：用 5ml 针管接 1ml 皮内注射针头抽取 5%当归注射液 2～3ml，在压痛点处呈 20°缓慢刺入，提插数次有酸胀感，回抽无回血，缓慢注射入药液，局部稍加按摩令药液均匀浸润，仰卧位休息 15 分钟，4 天 1 次，5 次为 1 个疗程。

处方二：阿是穴。

操作：严格消毒后，以 1%的普鲁卡因 4ml 与强的松龙 12.5mg 的混合液作局部痛点封闭治疗，每 5 天 1 次，连续治疗 3 次。

（6）推拿法

处方一：股二头肌、腓肠肌、受伤处韧带。

操作：提弹膝后股二头肌、腓肠肌，缓慢做膝屈伸活动数次。根据损伤部位不同，可用拇指腹推按理顺受伤韧带。在韧带附着处损伤局部不宜手法刺激过多过强，以防止局部钙化或骨化加重，形成佩利格尼林-施蒂达病。

处方二：按里缝。

操作：患者屈膝垂足，正坐床边。助手坐在伤侧，双手固定患者大腿下端。医者半蹲在患者前方，一手由外侧用拇、食指圈住髌骨，并用拇指按住里缝，余指在腘部拿住伤肢，另一手由内侧握住伤肢足踝部，轻轻环转摇晃伤肢 6～7 次。医者站在伤肢外侧，用拿髌之手法按里缝，握足踝之手与助手相对用力拔伸。使伤肢盘膝，大腿外展外旋，足跟尽量靠近健侧腹股沟部，用拿膝之手的拇指，推挣里缝。将伤肢拔直，用挣、顺、捻、揉法按摩舒筋。10 天为 1 个疗程。

2. 现代物理疗法

（1）冷敷法

处方：膝关节外侧局部冰袋或寒冷气雾剂冷敷。

操作：对于急性期，伤后立即冷敷，加压包扎，抬高伤肢，使用冰袋冷敷约 20 分钟。若用寒冷气雾剂作局部喷雾冷敷时，喷射出的细流与皮肤垂直，瓶口距皮肤 20～30cm，每次约 10 秒，不可喷射过多，以防冻伤。如条件限制，也可用冷水毛巾置于伤部，2～3 分钟更换 1 次。

（2）热敷法

处方：膝关节外侧局部热水袋或热水毛巾热敷。

操作：热敷时一般采用热水袋或热水毛巾，每天 1～2 次，每次 20～30 分钟。毛巾无热感时要立即更换，热敷的温度要适当，以防发生烫伤。

（3）红外线照射法

处方：膝关节外侧局部用红外线灯照射。

操作：先把红外线灯预热 2～5 分钟，然后把红外线灯移向伤部的上方或侧方，灯距一般为 30～50cm，照射剂量以有舒适热感、皮肤出现桃红色均匀红斑为度。如感觉温度过高时要适当增大灯距，汗液应擦去。每天 1～2 次，每次 15～30 分钟。

（4）超短波治疗

处方：膝关节外侧局部超短波治疗。

操作：采用上海产 CB-1 超短波治疗机，频率 40.48MHz、波长 7.37m、最大输出功率 200W，剂量微热，膝患部对置。每次治疗 15～20 分钟，每天 1 次，5 次为 1 个疗程。

（5）超声波治疗

处方：膝关节外侧局部超声波治疗。

操作：使用深圳德迈科技有限公司生产的天 M-200C 型脉冲式超声治疗仪，采用直接治疗法中的移动法治疗，每日 1 次，每次 15 分钟。剂量为每平方厘米 1.0～1.5W，10 天为 1 个疗程，治疗 2 个疗程。

（6）磁疗

处方：膝关节外侧局部磁疗。

操作：选用 TM-3200 型温热磁场治疗仪，用 I 档热量（40℃），每日 1 次，每次 20 分钟。

（7）运动疗法

处方：功能锻炼。

操作：治疗 1 周后开始功能锻炼，患者采取卧位或者坐位，在减重的条件下进行功能锻炼，先做膝关节屈伸运动，尽力做到最大范围，再模仿蹬自行车动作，屈伸膝关节，踝关节，髋关节，两下肢交替运动，再做模仿跳迪斯科舞蹈摆臀动作的旋转膝关节，踝关节运动。动作和缓，劳累休息，反复锻炼。

第二节 膝关节内侧副韧带损伤

【概述】

膝关节内侧副韧带损伤，是由于内侧副韧带受撞击、挤压、牵拉或其他各种外伤引起部分韧带撕裂、轻度内出血及肿胀等急性损伤，并且没有得到正确及时的治疗，年深日久而遗留下来以股骨内侧髁至胫骨内侧髁的顽固性疼痛为主要表现的疾病。

【病因病理】

该病多由于膝关节内侧副韧带急性损伤（但没有完全断裂），日久未得到正确治疗而发病。膝关节内侧副韧带损伤后，在修复过程中，引起韧带和股骨内侧髁或胫骨内侧髁处发生粘连、瘢痕，使韧带局部弹性降低，不能自由滑动而影响膝关节的功能。

当勉强走路，或勉强做膝部其他活动时，瘢痕受到牵拉，可引起新的损伤而使症状加重。

【临床表现】

患者膝部内侧疼痛，活动后加重。患腿伸直受限，跛行，严重时不能行走，下蹲困难。在股骨内侧髁或胫骨内侧髁，有时可摸到小的皮下结节。

【诊断要点】

（1）患者有轻重不同的外伤史，常以小腿外翻扭伤多见。

（2）病程较长。

（3）在股骨内侧髁和胫骨内侧髁都可找到明显的压痛点。

（4）患腿伸直受限，跛行，严重时不能行走，下蹲困难。

（5）在股骨内侧髁或胫骨内侧髁，有时可摸到小的皮下结节。

（6）内侧副韧带分离试验阳性。

（7）X线检查可对本病进行辅助诊断，并排除膝关节其他病变。

【针刀治疗】

1. 治疗原则

依据针刀医学关于慢性软组织损伤的理论及慢性软组织损伤病理构架的网眼理论，用针刀松解韧带起止点及行经途中的粘连、瘢痕，使膝部的动态平衡得到恢复，本病可得到根本性的治疗。

2. 操作方法

（1）体位 仰卧位，膝关节屈曲60°。

（2）体表定位 胫侧副韧带起止点。

（3）消毒 在施术部位，用活力碘消毒2遍，然后铺无菌洞巾，使治疗点正对洞巾中间。

（4）麻醉 用1%利多卡因局部浸润麻醉，每个治疗点注药1ml。

（5）刀具 使用Ⅰ型4号直形针刀。

（6）针刀操作（图7-2）

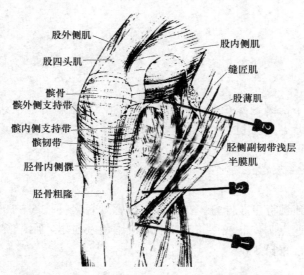

股外侧肌
股四头肌
髌骨
髌外侧支持带
髌内侧支持带
髌韧带
胫骨内侧髁
胫骨粗隆

股内侧肌
缝匠肌
股薄肌
胫侧副韧带浅层
半膜肌

图 7-2　膝关节内侧副韧带损伤针刀松解示意图

①第 1 支针刀松解鹅足囊：针刀体与皮肤垂直，刀口线与小腿纵轴平行，按针刀四步进针规程进针刀，经皮肤、皮下组织达鹅足囊部骨面，调转刀口线 90°，铲剥 2～3 刀，范围不超过 0.5cm。

②第 2 支针刀松解胫侧副韧带起点：针刀体与皮肤垂直，刀口线与大腿纵轴平行，按针刀四步进针规程进针刀，经皮肤、皮下组织到达韧带起点骨面，向上、向下各铲剥 2 刀，范围不超过 0.5cm。

③第 3 支针刀松解胫侧副韧带止点：针刀体与皮肤垂直，刀口线与大腿纵轴平行，按针刀四步进针规程进针刀，经皮肤、皮下组织到达胫骨内侧髁内侧面该韧带止点的骨面上，铲剥 2～3 刀，范围不超过 0.5cm。

（7）注意事项　胫侧副韧带损伤时，位于韧带止点附近的鹅足滑囊也有粘连和瘢痕，故做胫侧副韧带松解时，需同时松解鹅足滑囊。

【针刀术后手法治疗】

针刀术后，患者仰卧，患肢伸直并外旋。医生在损伤部位及其上、下方施揉、摩、擦等手法。新鲜损伤肿痛明显者手法宜轻，日后随着肿胀的消退，手法可逐渐加重。

【针刀术后康复治疗】

（一）目的

膝关节内侧副韧带损伤针刀整体松解术后康复治疗的目的是进一步调节膝部弓弦力学系统的力平衡，促进局部血液循环，加速局部的新陈代谢，有利于损伤组织的早期修复。

（二）方法

膝关节内侧副韧带损伤行针刀手术后 48～72 小时可选用下列疗法进行康复治疗。

（三）方法

1. 针灸推拿疗法

（1）针刺法

处方：阿是穴。

操作：取 2 寸不锈钢毫针 6 根，采用一穴多针，先直刺 1 针，其余 5 针以 45°角分别从 5 点直刺入病灶，不宜过深，以得气为度，根据病情行补泻法，留针 30 分钟，每天 1 次，5 次为 1 个疗程。

（2）三棱针刺络拔罐法。

处方：阿是穴。

操作：患者平卧且将患肢伸直，在压痛最敏感处轻轻揉按 5～10 分钟后，局部严格消毒，以三棱针迅速点刺皮肤浅层 3～5 下，拔罐使瘀血出，用干棉球擦去血迹后以敷料保护并包扎创口，每日 1 次。

（3）电针法

处方一：以压痛点为中心每隔 0.5cm 取穴以覆盖疼痛区域。

操作：用 0.40mm×50mm 毫针在以上穴位处快速进针至骨面，得气后接 G6805-2A 型电针，留针 30 分钟，起针后用南京亿高公司微波治疗仪 10W 照射 20 分钟。每天 1 次，10 次为 1 个疗程。

处方二：阿是穴。

操作：在股骨外上髁或在腓骨小头处找准压痛点，选用 1 寸或 0.5 寸毫针，上下各两根，并且使两组针针尖相对，斜刺针尖紧抵在骨膜上，然后外接 G6805 电针治疗仪，两个电极一上一下分别使两组针连接，将有效极接在最痛处针柄上，频率 150 次，刺激强度以患者能够耐受而无刺激性疼痛感为准。外加神灯烤热 30 分钟，隔天 1 次。1 周为 1 个疗程。

处方三：阿是穴、梁丘。

操作：医者用拇指或食指的指腹或侧面在患膝进行按压、推移、搓循，指力轻重宜均匀，手法轻便，当局部或周围出现压痛或发现结节、条索、凹陷异常现象，均可作为阿是穴。在取穴部位常规消毒，使用 0.25mm×50mm 毫针快速进针，采用提插补泻法，气滞血瘀、湿阻筋络者重提轻插，筋脉失养者重插轻提；得气后接通 G6805 电针仪，负极接阿是穴，正极接配穴。采用疏密波，强度以病人耐受为度，通电时间每次 20 分钟。每天 1 次，10 次为 1 疗程。

（4）穴位注射法

处方：阿是穴。

操作：用 5ml 针管接 1ml 皮内注射针头抽取 5%当归注射液 2～3ml，在压痛点处呈 20° 缓慢刺入，提插数次有酸胀感，回抽无回血，缓慢注射入药液，局部稍加按摩令药液均匀浸润，仰卧位休息 15 分钟，4 天 1 次，5 次为 1 个疗程。

（5）推拿法

处方：股二头肌、腓肠肌、受伤处韧带。

操作：提弹膝后股二头肌、腓肠肌，缓慢做膝屈伸活动数次。根据损伤部位不同，可用拇指腹推按理顺受伤韧带。在韧带附着处损伤局部不宜手法刺激过多过强，以防止局部钙化或骨化加重，形成佩利格尼林-施蒂达病。

2. 现代物理疗法

（1）冷敷法

处方：膝关节内侧局部冰袋或寒冷气雾剂冷敷。

操作：对于急性期，伤后立即冷敷，加压包扎，抬高伤肢，使用冰袋冷敷约 20 分钟。若用寒冷气雾剂作局部喷雾冷敷时，喷射出的细流与皮肤垂直，瓶口距皮肤 20～30cm，每次约 10 秒，不可喷射过多，以防冻伤。如条件限制，也可用冷水毛巾置于伤部，2～3 分钟更换 1 次。

（2）热敷法

处方：膝关节内侧局部热水袋或热水毛巾热敷。

操作：热敷时一般采用热水袋或热水毛巾，每天 1～2 次，每次 20～30 分钟。毛巾无热感时要立即更换，热敷的温度要适当，以防发生烫伤。

（3）红外线照射法

处方：膝关节内侧局部用红外线灯照射。

操作：先把红外线灯预热 2～5 分钟，然后把红外线灯移向伤部的上方或侧方，灯距一般为 30～50cm，照射剂量以有舒适热感、皮肤出现桃红色均匀红斑为度。如感觉温度过高时要适当增大灯距，汗液应擦去。每天 1～2 次，每次 15～30 分钟。

（4）超短波治疗

处方：膝关节内侧局部超短波治疗。

操作：采用上海产 CB-1 超短波治疗机，频率 40.48MHz、波长 7.37m、最大输出功率 200W，剂量微热，膝患部对置。每次治疗 15～20 分钟，每天 1 次，5 次为 1 个疗程。

3. 现代康复疗法

（1）运动疗法

处方一：股四头肌等长收缩练习、踝关节练习、直腿抬高练习、牵张训练。

操作：①股四头肌等长收缩练习，收缩 5 秒，放松 5 秒，每天上下午各 30 次。②踝泵练习，每天不低于 2 小时，顺时针和逆时针交替进行。③直腿抬高练习，每次以坚持不住放下来为度，每天上下午各 20 次。④牵张训练，牵张力量每次应持续在 15～30 秒，重复 8 次，总的牵张时间为 2～4 分钟，每天 1 次。

处方二：开链运动练习、半蹲练习、直腿抬高负重练习。

操作：①开链运动练习，患者坐凳上用双手托住膝关节，大腿缓慢屈膝至最大忍痛限度，坚持 1 分钟，每天 10～15 组。②半蹲练习，患膝屈膝超过 90°，开始半蹲练习，缓慢屈膝至最大忍痛限度，坚持 1 分钟，每天 10～15 组。③直腿抬高负重练习，根据肌肉力量增长每天渐增负荷重量，每天上下午各 30 次，每次都以坚持不住放下来为度。

处方三：膝部肌肉锻炼法。

操作：开始先做股四头肌的肌肉"绷劲"活动（即膝关节伸直，股四头肌主动收缩和放松交替），然后再做直抬腿。1 周以后可在固定下站立和扶物行走，并逐步开始练习直抬腿的阻力或负重练习。后期练习膝关节的伸展运动，在粘膏支持带和弹力绷带加固膝关节的情况下练习走路、小步跑和力量练习。

（2）器械康复疗法

处方一：支具外固定配合膝关节固定康复训练。

操作：用高分子聚乙烯合成材料制成的膝关节支具将膝关节固定于 20° 屈曲位。3 天后行股四头肌收缩锻炼，2 周（部分断裂者需 4 周）后去除支具开始练习膝关节活动。康复训练第 1 阶段，双下肢同时进行主动抬起和下压膝关节的练习，每次持续 5～10 秒，如此反复。第 2 阶段，加强患肢肌力，提高患肢主动活动功能和活动范围，速度缓慢，每日 2 次，每次 30 分钟。第 3 阶段，恢复患肢负重、行走、平衡能力，改善生活自理能力。

处方二：采用下肢关节康复器进行康复训练。

操作：术后患者仍处于麻醉状态时即将其伤肢置于 CPM 上（放置前先开机调试）。先据健侧下肢长度调整杆件长度，再将患肢置于架上，拧紧旋钮，设置好起始角度，终止角度和周期位置控制循环周期于 45 秒至 8 分钟，活动速度调至每秒 0.1°～1°，伤膝活动度从 30° 开始，每天增加 10° 至膝最大屈伸角度。每天上午、下午及晚上各 1 次，每次 30 分钟。

第三节　膝关节创伤性滑膜炎

【概述】

膝关节损伤、手术刺激等积累性损伤及膝关节周围软组织损伤，均可刺激并损伤滑膜使之充血、渗出，产生大量积液，因此本病又称为膝关节渗出性关节炎。本病过去在临床中有多种治法，但收效甚微。经多年临床实践，应用针刀治疗，并配合其他辅助方法，对本病可起到良好的治疗效果。

【病因病理】

在人体全身关节中，膝关节滑膜是滑膜面积最大的，其可布满整个膝关节囊的内壁。由于膝部损伤和手术刺激以及积累性损伤等因素，刺激滑膜，使之受到连续性的摩擦损伤，使之充血、渗出。滑液大量的渗出是滑膜的一种保护性机制。膝关节滑膜的损伤通常伴有髌下脂肪垫的损伤。髌下脂肪垫位于翼状皱襞与髌滑膜皱襞之间，因此脂肪垫的损伤，必然累及上述两个皱襞，造成水液代谢通道堵塞，影响滑液的排泄吸收，使渗出的滑液积聚起来，从而产生了大量的积液。

由于渗出物的增多，关节内压增高，阻碍淋巴回流，形成恶性循环。同时积液日久，纤维素沉淀，可导致纤维性机化的发生，关节滑膜在长期慢性刺激下逐渐增厚，形成粘连，影响关节活动。积液日久还可发生变性而侵蚀滑膜，抽积液时常见到的黑褐色的液体，即为变性的积液。

而股四头肌的萎缩，也可影响膝关节的稳定性。

【临床表现】

罹患的膝关节呈现膨隆、饱满状，多有胀痛。膝关节不能自由伸屈，致使行走困难，甚至不能行走。

【诊断要点】

（1）患者多有外伤或劳损史。

（2）膝关节饱满，双膝眼消失或隆出。

（3）浮髌试验阳性。

（4）膝关节伸屈困难。

（5）X线检查显示膝关节无骨质增生和骨质破坏征象。利用X线检查可排除膝关节其他病变。

【针刀治疗】

1. 治疗原则

膝关节创伤性滑膜炎是由于膝关节周围软组织的损伤造成的。软组织的损伤可引起关节微小错位，导致膝关节受力不均，关节力平衡失调，而人体为了传导重力，并防止关节相互碰撞，使滑膜产生代偿性的增厚、粘连和挛缩，并分泌大量滑液以保持关节的润滑；同时，人体通过限制膝关节的活动以减轻关节的损伤，从而引发临床表现。因此仅以抽取滑液的方式治疗该病，不但不能治好本病，反而引起关节的进一步损伤，而注射润滑剂只能暂时缓解症状，不能治本。

根据针刀医学关于慢性软组织损伤病因学理论及慢性软组织损伤病理构架的网眼理论，对膝关节周围软组织进行整体松解，即可治愈本病。

2. 操作方法

1）第1次针刀松解膝关节内、外侧副韧带起止点及鹅足的粘连和瘢痕。

（1）体位　仰卧位，膝关节屈曲60°。

（2）体表定位　膝关节内外侧副韧带起止点及鹅足。

（3）消毒　在施术部位，用活力碘消毒2遍，然后铺无菌洞巾，使治疗点正对洞巾中间。

（4）麻醉　用1%利多卡因局部浸润麻醉，每个治疗点注药1ml。

（5）刀具　使用I型4号直形针刀。

（6）针刀操作（图7-3，图7-4）

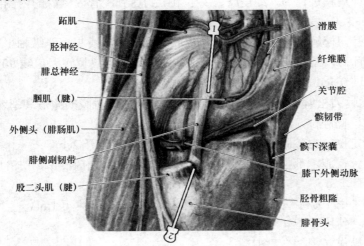

图7-3　膝关节外侧副韧带粘连瘢痕针刀松解示意图

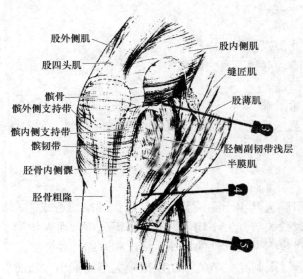

图 7-4　膝关节内侧副韧带及鹅足囊滑膜松解示意图

①第 1 支针刀松解膝外侧副韧带起点的粘连和瘢痕：在股骨外侧髁部膝外侧副韧带起点的压痛点定位，刀口线与下肢纵轴方向一致，针刀与皮肤呈 90°角，按针刀四步进针规程进针刀，经皮肤、皮下组织、筋膜达股骨外侧髁骨面，纵疏横剥 2～3 刀，范围 0.5cm。

②第 2 支针刀松解膝外侧副韧带止点的粘连和瘢痕：在腓骨头膝外侧副韧带止点的压痛点定位，刀口线与下肢纵轴方向一致，针刀与皮肤呈 90°角，按针刀四步进针规程进针刀，经皮肤、皮下组织、筋膜达腓骨头骨面，在其前侧铲剥 2～3 刀，范围 0.5cm。

③第 3 支针刀松解胫侧副韧带起点：针刀体与皮肤垂直，刀口线与大腿纵轴平行，按针刀四步进针规程进针刀，经皮肤、皮下组织到达韧带起点骨面，向上、向下各铲剥 2 刀，范围不超过 0.5cm。

④第 4 支针刀松解胫侧副韧带止点：针刀体与皮肤垂直，刀口线与大腿纵轴平行，按针刀四步进针规程进针刀，经皮肤、皮下组织到达到胫骨内侧髁的内侧面韧带的止点骨面，铲剥 2～3 刀，范围不超过 0.5cm。

⑤第 5 支针刀松解鹅足囊：针刀体与皮肤垂直，刀口线与小腿纵轴平行，按针刀四步进针规程进针刀，经皮肤、皮下组织到达鹅足囊部骨面，调转刀口线 90°，铲剥 2～3 刀，范围不超过 0.5cm。

2）第 2 次针刀松解髌内、外侧支持带及膝关节前侧滑膜的瘢痕和挛缩

（1）体位　仰卧位，膝关节屈曲 60°。

（2）体表定位　内膝眼、犊鼻，髌骨中点向内外各旁开 2cm。

（3）消毒　在施术部位，用活力碘消毒 2 遍，然后铺无菌洞巾，使治疗点正对洞巾中间。

（4）麻醉　用 1%利多卡因局部浸润麻醉，每个治疗点注药 1ml。

（5）刀具　使用Ⅰ型 4 号直形针刀。

（6）针刀操作（图 7-5，图 7-6）

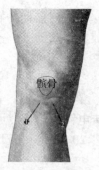

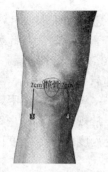

图 7-5　膝关节前内、外侧滑膜针刀松解示意图　　图 7-6　髌内、外侧支持带针刀松解示意图

①第 1 支针刀松解膝关节前外侧滑膜：在犊鼻定位，针刀体与皮肤垂直，刀口线与大腿纵轴平行，按针刀四步进针规程进针刀，经皮肤、皮下组织，穿过髌外侧支持带后有落空感时即到达膝关节前外侧滑膜，提插刀法切割 2～3 刀。范围不超过 0.5cm。

②第 2 支针刀松解膝关节前内侧滑膜：在内膝眼定位，针刀体与皮肤垂直，刀口线与大腿纵轴平行，按针刀四步进针规程进针刀，经皮肤、皮下组织，穿过髌内侧支持带后有落空感时即到达膝关节前内侧滑膜，提插刀法切割 2～3 刀。范围不超过 0.5cm。

③第 3 支针刀松解髌外侧支持带：在髌骨中点外缘旁开 2cm 定位，针刀体与皮肤垂直，刀口线与下肢纵轴一致，按针刀四步进针规程进针刀，经皮肤、皮下组织，当刀下有韧性感时，深入其中，纵疏横剥 2～3 刀。范围不超过 1cm。

④第 4 支针刀松解髌内侧支持带：在髌骨中点内缘旁开 2cm 定位，针刀体与皮肤垂直，刀口线与下肢纵轴一致，按针刀四步进针规程进针刀，经皮肤、皮下组织，当刀下有韧性感时，深入其中，纵疏横剥 2～3 刀。范围不超过 1cm。

【针刀术后手法治疗】

针刀术后，患者仰卧，屈膝屈髋 90°，一助手握住股骨下端，施术者双手握持踝部，两者相对牵引，医生内、外旋转小腿，在牵引下，使膝关节尽量屈曲，再缓缓伸直。

【针刀术后康复治疗】

（一）目的

膝关节创伤性滑膜炎针刀整体松解术后康复治疗的目的是进一步调节膝部弓弦力学系统的力平衡，促进局部血液循环，加速局部的新陈代谢，有利于损伤组织的早期修复。

（二）方法

膝关节创伤性滑膜炎行针刀手术后 48～72 小时可选用下列疗法进行康复治疗。

1. 针灸推拿疗法

（1）针刺法

处方一：犊鼻、内膝眼、梁丘、阳陵泉、膝阳关、足三里。

操作：局部消毒后，毫针直刺 0.5～1.5 寸，捻针得气后留针 20 分钟，每日 1 次，10 次为 1 个疗程。

处方二：阳陵泉、三阴交、曲池、合谷、足三里、阿是穴。

操作：急性期采取快针泻法，每日 1～2 次，7 日为 1 疗程。后期针刺足三里、阳陵泉 2 穴，并于阿是穴行温针灸，同时配合针刺对侧曲池并患膝运动 15 分钟。隔日 1 次，连续治疗 10 次为 1 个疗程。

（2）电针法

处方一：犊鼻、内膝眼、足三里、阴陵泉、阳陵泉、梁丘、血海。

操作：常规消毒后，毫针刺入大约 1.2 寸，得气后接电针治疗仪，用疏密波，频率以患者耐受为度。电流强度以微麻跳动、舒适为宜，留针 20 分钟。每日 1 次，5 次为 1 个疗程。

处方二：犊鼻、内膝眼及髌骨内、外上缘。

操作：患者仰卧位，伸直患膝，不能完全伸直者患膝下方垫枕头，常规消毒，分别在犊鼻、内膝眼及髌骨内、外上缘刺入针灸针，深度入关节腔。犊鼻、内膝眼两根针接负极，髌骨内、外上缘两根针接另一电极。采用连续波，强度以患者耐受为度，每天 1 次，每次 20 分钟，10 次为 1 个疗程。

（3）艾灸法

处方：局部艾灸。

操作：患者俯卧，将膝关节伸出床外裸露，下肢远端垫物以防劳累，点燃艾，让烟雾从下往上灸裸露的膝关节，每次 1 小时，每天 2 次，7 天为 1 个疗程，一般 1～3 个疗程。灸的过程中注意不要灼伤皮肤。

（4）推拿法

处方：局部按揉，滚法拿法，搓揉法。

操作：按揉犊鼻与内膝眼、梁丘、阳陵泉、膝阳关，每穴约 1 分钟，在大腿前下部和膝周施用滚法、拿法 5 分钟，再用推法从髌骨上缘内外向上推，最后医者用两手夹住膝关节周围进行搓揉，以热为度。每日 1 次，5 次为 1 个疗程。

（5）中药熏洗法

处方一：制川乌、制草乌、乳香、没药、姜黄、莪术、苏木、伸筋草、桂枝、透骨草、艾叶各 10g。

操作：将上药置于瓷盆内，加水 2000ml，浸泡 30 分钟，加热煮沸 15 分钟，趁热熏洗，每次用药 20 分钟，早晚各 1 次，每天 2 次，10 天为 1 个疗程。

处方二：当归 10g、赤芍 10g、红花 10g、独活 10g、川芎 10g、鸡血藤 10g、乳香 10g、没药 10g、透骨草 10g、合欢皮 10g。

操作：将上药加冷水浸泡 12 小时，放入汽化热疗机的高压锅内，开机加热至有蒸汽喷出，然后将温度调至 40℃左右。患者露出膝部仰卧于治疗床上，热疗 40 分钟，每日 1 次，7 天为 1 个疗程。

处方三：苍术 12g，薏苡仁、生地各 15g，黄柏、赤芍各 10g，归尾 12g，川芎、桃仁、红花各 6g，川牛膝 12g，木瓜 10g。急性期加三七、苏木；积液多加茯苓、白及；湿热重加重楼、知母；风湿甚加五加皮、防风；气阴两虚加黄芪、石斛；恶寒肢冷加肉桂；劳损所致加桂枝、杜仲；肢体麻木，肌肉萎缩，酸软无力加豨莶草、地龙。

操作：将上药置于瓷盆内，加水 2000ml，浸泡 30 分钟，加热煮沸 15 分钟，趁热熏洗，每次用药 20 分钟，早晚各 1 次，10 天为 1 个疗程。

（6）中药外敷法

处方一：苏木、红花、大黄、艾叶、黄柏、伸筋草、牛膝、苍术、薏苡仁、白芷、远志、泽兰、双花等量及适量扶他林。

操作：将上方中药物粉碎与扶他林调成糊状，然后对膝关节进行外敷，每天 1 次，7 天为 1 个疗程。

处方二：木瓜、牛膝、姜黄、透骨草、伸筋草各 30g，红花、苍术、独活、防风、续断各 20g，川椒、乳香、没药、玄胡、白芷、细辛各 15g。

操作：将上药放入纱袋中，加水 30 分钟，将药袋捞出凉至 50℃后隔毛巾将其敷于膝关节处 30 分钟（变冷时去毛巾直接敷，药液加热熏洗）。每日 2 次，3 天为 1 个疗程。

处方三：生乳香、生没药、川芎、益母草、木瓜、血竭、威灵仙、苏木各 100g，红花、细辛各 50g。

操作：将上述药分提取成稠膏，再加入粘附剂和透皮剂等辅料，然后涂铺切片即成，载药量为每平方米 0.2kg。将药贴直接贴于患膝压痛处，每日换药 1 次，10 次为 1 个疗程。

2. 现代物理疗法

（1）磁振热疗法

处方：局部磁疗。

操作：选用 TM-3200 型温热磁场治疗仪，用 I 档热量（40°）。每日 1 次，每次 20 分钟，7 次为 1 个疗程。

（2）微波透热疗法

处方：局部微波治疗。

操作：采用 MH-I 型多功能微波治疗机（大连为尔康电子公司出产），频率为 915MHz，输出功率 20W。患者取仰卧位，局部皮肤暴露双膝下垫 10～15cm 薄枕，辐射器距离皮肤 2cm，垂直照射膝部，以有温热舒适感为宜，体表温度控制在 41℃左右，每次 30 分钟，每天 1 次，5 次为 1 个疗程。

（3）中频电治疗

处方一：局部中频治疗。

操作：用北京 K8832-T 电脑中频治疗仪，取 2 号处方。用 6cm×6cm 的电极 2 块并置于关节两侧，电流开启至耐受量，每日 1 次，每次 20 分钟。

处方二：局部超声、中频电同步治疗仪治疗。

操作：用沈阳大学生产的 CZT-5 超声、中频电同步治疗仪，在膝关节表面涂导电的超声治疗耦合剂，声头在膝关节表面移动式治疗，超声声能为每平方厘米 1.25W，中颇电极放于腘窝处，电极与皮肤之间放置 200cm² 湿布垫，20 次为 1 个疗程。

（4）射频疗法

处方：局部射频治疗。

操作：采用沈阳新兴科技工程开发公司生产的天 C1-1 型射频治疗机，频率 13.56MHz，波长 22.12m，输出功率 600～800W。患者侧卧位，双膝伸直或交替伸直，用直径 20cm 的电极取对置法作用于患膝关节内侧，距皮肤 6～10cm，表面温度控制在 20℃～50℃之间，以病人耐受为度，双膝关节病变者依次或交错治疗，治疗时间 30 分钟，每日 1 次，5 次为 1 个疗程。

第四节　髌下脂肪垫损伤

【概述】

髌下脂肪垫损伤，又称为髌下脂肪垫炎，多由劳损所致，急性外伤引起者相对较少。本病发病缓慢、多缠绵难愈，有逐渐加重的趋势。过去对本病的病因病理一直强调以炎症反应为主，对劳损及内部软组织变性认识不足，因此多以封闭为其主要的治疗措施，但治疗效果欠佳。针刀医学对该病有着全新的认识，并在临床上取得了良好的治疗效果。

【病因病理】

本病发病多较缓慢，主要是由于膝关节的频繁屈伸活动、摩擦，从而造成损伤，引起脂肪垫充血变性，使其失去减少摩擦的作用，在修复过程中可产生粘连、瘢痕，并与髌韧带的摩擦加剧，使髌韧带活动受到限制，产生疼痛。

【临床表现】

髌骨下方、胫骨粗隆上方及髌韧带内下方有疼痛，膝关节伸屈受限，不能伸直。下楼梯时疼痛更为明显。

【诊断要点】

（1）患者多有膝关节劳损史。

（2）髌下脂肪垫处有疼痛，且有压痛。

（3）患者屈曲膝关节后令其迅速伸直，多不能完成，且引起髌骨下疼痛加剧。下楼梯时疼痛更为明显。

（4）X 线检查辅助诊断本病，并排除膝关节其他病变。

【针刀治疗】

1. 治疗原则

依据针刀医学关于慢性软组织损伤的理论，髌下脂肪垫损伤后，瘢痕和髌韧带摩擦加剧，造成上述症状。在慢性期急性发作时，病变组织有水肿渗出，刺激神经末梢，使症状加剧。依据上述理论，用针刀将粘连松解、瘢痕刮除，使膝部的动态平衡得到恢复，本病可得到根本性的治疗。

2. 操作方法

（1）体位　仰卧位，膝关节屈曲 60°。

（2）体表定位　髌韧带中点压痛点。

（3）消毒　在施术部位，用活力碘消毒 2 遍，然后铺无菌洞巾，使治疗点正对洞巾中间。

（4）麻醉　用 1% 利多卡因局部浸润麻醉，每个治疗点注药 1ml。

（5）刀具　使用 I 型 3 号直形针刀。

（6）针刀操作（图 7-7）　在髌骨下缘和胫骨粗隆

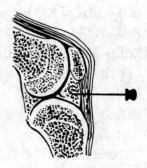

图 7-7　髌下脂肪垫针刀松解示意图

之间的压痛点定位，刀口线方向和髌韧带纵轴平行，针体和髌韧带平面垂直，按针刀四步进针规程进针刀，深达髌韧带下方，先做纵行切开剥离。然后将刀锋提至髌韧带内面脂肪垫的上面，刀口线方向不变，将针体沿刀口线垂直方向倾斜，与韧带平面成15°角，在髌韧带和脂肪垫之间纵疏横剥 2～3 刀，范围不超过 1cm，并将针体沿刀口线方向摆动，将髌韧带和脂肪垫分剥开来。然后再使针体向相反方向倾斜，与髌韧带平面成15°角，重复上述手术方法，将髌韧带和脂肪垫的另一侧剥离开来。

（7）注意事项　把握进针深度，当刀锋穿过髌韧带以后即开始做切开剥离术，其深度约为 0.5cm，不可穿过脂肪垫，以免造成膝关节滑膜和软骨的损伤。

【针刀术后手法治疗】

针刀术后，患者仰卧，屈膝屈髋90°，一助手握住股骨下端，施术者双手握持踝部，两者相对牵引，施术者内、外旋转小腿，在牵引下，使膝关节尽量屈曲，再缓缓伸直。此法对脂肪垫嵌入关节间隙者，效果显著。

术后加强功能锻炼，对疼痛轻、病程短的患者，可用醋酸氢化可的松加普鲁卡因局部封闭，效果更佳。

【针刀术后康复治疗】

（一）目的

髌下脂肪垫损伤针刀术后康复治疗的目的是进一步调节膝部弓弦力学系统的力平衡，促进局部血液循环，加速局部的新陈代谢，有利于损伤组织的早期修复。

（二）方法

髌下脂肪垫损伤行针刀手术后 48～72 小时可选用下列疗法进行康复治疗。

1. 针灸推拿疗法

（1）针刺法

处方：梁丘、血海、内膝眼、犊鼻、阳陵泉、足三里、阿是穴。

操作：患者平卧屈膝，于进针处常规消毒，并快速进针，行提插捻转手法，以患者有强烈的酸麻胀痛感为度。每日或隔日 1 次，治疗 10 次即可。

（2）电针法

处方：内膝眼、犊鼻、阳陵泉。

操作：患者仰卧位，膝下放一枕头，使膝关节屈曲成120°，取 30 号 2.5 寸毫针，常规消毒后，在患侧内膝眼、犊鼻呈"八"字形斜刺进针，刺入膝关节腔，平补平泻，提插捻转至穴位周围产生酸、麻、胀、重之针感；阳陵泉直刺，使麻、胀针感传至足。将内膝眼、犊鼻针柄接 G6805-1 型治疗仪，选连续波，强度以患者能耐受为宜。每日 1 次，10 次为 1 个疗程。

（3）温针灸法

处方：内膝眼、犊鼻、压痛点。

操作：针刺后提插捻转得气后留针，留针时将艾绒捏在针尾上点燃，待艾绒燃尽后除去灰烬，将针取出。

（4）推拿法

处方：内膝眼、犊鼻及痛点。

操作：在患膝下垫枕头，使膝屈曲 30°左右，开始在股四头肌及膝关节周围用揉、捏、推压手法，放松肌肉促进局部血液循环，由上而下来回数次，3～5 分钟。然后在内膝眼和犊鼻处用拇指揉法按摩，开始宜轻逐渐加重，以引起轻微疼痛为度，手法既深在又柔和。在揉的过程中，也可同时嘱患者做 5°～10°的膝屈伸动作，使脂肪垫在髌韧带下有轻微活动，以松解粘连；接着在脂肪垫患处，特别在肥厚、硬结或痛点处用拇指尖刮法，手法深而缓慢，并有一定的压力，以引起一定强度的疼痛，使之收效更好；最后轻手法揉、抚摩膝关节周围放松结束。每次治疗 20 分钟。每日 1 次。10 次为 1 个疗程，休息 3 天后，进行下 1 个疗程。

（5）温和灸法

处方：内膝眼、犊鼻、压痛点。

操作：采用清艾条，每次用 1 支，将其对折，同时点燃两个半支艾条熏灸。令患者取坐位，在医者指导下，手持艾条温和灸，燃端距皮肤表面 2～3cm，以温热患者能忍受为度。每次治疗 30 分钟，每天治疗 1 次，每周治疗 5 次，10 次为 1 个疗程。

（6）中药熏洗法

处方：伸筋草、透骨草、刘寄奴、陈艾叶各 50g，威灵仙 30g，羌活、独活、赤芍、白芷、红花各 20g，制川乌、草乌、细辛各 10g，艾叶 50g，花椒 15g。

操作：将药置入锅内，加水 5000ml，煮沸 10 分钟后加入白酒及食醋各 50g，用于熏洗患膝，每日熏洗 2 次，每次 1 小时。

（7）中药外敷法

处方：羌活、白芷、当归、细辛、芫花、白芍、吴茱萸、肉桂各等量。

操作：上药共研末，每次取适量与连须赤皮葱捣烂混合，用醋炒热，纱布包裹，敷于患处。每日 1 次，10 次为 1 个疗程。

2. 现代物理疗法

（1）直流电疗法

处方：内膝眼、犊鼻。

操作：直流电采用 DL-1 型感应电疗机，用维生素 B_1、B_{12} 注射液的水溶液浸湿卫生纸垫于阴阳极板，阳极置于内膝眼处，阴极置于犊鼻处，电流强度为 40～60mA，用疏波和密波隔日交换 1 次，每天 1 次，每次 20 分钟，12 天为 1 个疗程。

（2）激光疗法

处方：内膝眼、犊鼻。

操作：病人仰卧位，采用 SUNDOM-300Ⅰ型半导体激光治疗机，波长 810nm，输出功率 180～500mW，内膝眼和犊鼻穴每点照射各 3 分钟，每天 1 次，连续治疗 20 次。

（3）超短波疗法

处方：髌尖处压痛点。

操作：采用超短波治疗，选适当电极，并置或对置局部，无热量－微热量－热量，8～15 分钟，每天 1 次，6～12 次为 1 个疗程。采用微波治疗，据不同部位选择辐射器，距离 10～15cm，50～120W，每次 5～20 分钟，每天 1 次，5～15 次为 1 个疗程。

（4）温热疗法

处方：局部蜡疗法。

操作：用 30cm×20cm×2cm、表面温度 40℃～45℃的蜡饼，直接敷贴于患处，包裹保温，进行治疗，每次治疗 20～30 分钟。每天 1 次，10～15 次为 1 个疗程。

（5）磁疗法

处方：膝关节局部的压痛敏感点。

操作：将磁片置于膝关节局部的压痛敏感点，外用纱布固定，每次 20 分钟即可取得疗效。每日或隔日 1 次，3～4 周为 1 个疗程。

3. 现代康复疗法

（1）运动疗法

处方：股四头肌抽动练习、直抬腿练习、等张和等动练习、股四头肌的等长练习等。

操作：①股四头肌抽动练习，5 分钟。②直抬腿练习，采用最大强度的重量，抬腿 10 次。如果由于疼痛不能直抬腿，可采用负向抗阻练习，先助之将腿抬起至 90°以上，再自己徐徐放下，此练习的好处是交叉韧带之一前或后断裂时，另一韧带可起保护作用，防止胫股关节的前后错动。③等张和等动练习。④膝伸屈肌群的等张抗阻练习。根据需要加强股四头肌和腘绳肌的肌力练习。⑤股四头肌的等长练习。⑥增加活动范围的膝屈伸练习。术前因固定引起关节活动范围受限的，应先恢复活动范围再作手术。⑦髋内收、外展、伸屈各 20 次。

（2）作业疗法

处方：股四头肌和屈膝肌肌力、耐力及协调性练习。

操作：编排一些有目的的活动，增强患者的股四头肌和屈膝肌肌力、耐力和协调性。进行下肢的各种主动训练、简单的作业治疗，并进行呼吸训练。

（3）心理疗法

处方：与患者及其家属进行沟通。

操作：让患者了解髌下脂肪垫损伤的性质、程度和康复治疗方案，从而增强战胜疾病的信心，并获得患者的密切配合及患者家属的支持和理解。

第五节　髌韧带损伤

【概述】

髌韧带损伤在临床上较为多见，且多为慢性。急性轻伤者，常被患者忽视而不就诊。因为急性轻伤症状都不严重，重伤者髌韧带也不会离断，只有从胫骨结节处撕脱。这是由于髌韧带肥厚而坚韧的缘故。极少数由于铁器直接切断髌韧带而造成离断，大量的就诊者为慢性损伤。故普通常规疗法收效甚微，或极易反复。

【病因病理】

在以猛力突然伸腿时，股四头肌急剧收缩，致使髌韧带拉伤，或膝关节受到外力发生强制性屈曲，也容易拉伤髌韧带。但髌韧带肥厚而坚韧，一般不易被拉断。髌韧带被拉伤后，在该韧带的胫骨粗隆附着点处，有部分纤维撕脱或撕裂，可导致慢性少量的出血，病程日久，机化瘢痕，造成局部血运和代谢受阻，引起慢性顽固性疼痛。

【临床表现】

髌韧带的附着点-胫骨粗隆处有明显疼痛。膝关节不易伸直，走路跛行。

【诊断要点】

（1）患者有外伤史。

（2）髌韧带附着点-胫骨粗隆处有疼痛或压痛。

（3）股四头肌收缩时，引起疼痛加剧。

（4）X线检查可对本病辅助诊断，并排除膝关节其他病变。

【针刀治疗】

1. 治疗原则

依据针刀医学关于慢性软组织损伤的理论，髌韧带损伤后，局部形成粘连、瘢痕，用针刀将其精确松解，恢复膝部软组织的动态平衡，从而治愈疾病。

2. 操作方法

（1）体位　仰卧位，膝关节屈曲60°。

（2）体表定位　髌韧带。

（3）消毒　在施术部位，用活力碘消毒2遍，然后铺无菌洞巾，使治疗点正对洞巾中间。

（4）麻醉　用1%利多卡因局部浸润麻醉，每个治疗点注药1ml。

（5）刀具　使用Ⅰ型4号直形针刀。

（6）针刀操作（图7-8）

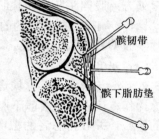

①第1支针刀在髌骨下缘髌韧带起点处定位：刀口线与下肢纵轴方向一致，按针刀四步进针规程进针刀，经皮肤、皮下组织，针刀紧贴髌骨下缘骨面，当刀下有韧性感时即到达髌韧带起点，此时调转刀口线90°，铲剥2～3刀，范围为0.5cm。

②第2支针刀在髌骨下缘和胫骨粗隆之间的压痛点上定位：刀口线与下肢纵轴方向一致，按针刀四步进针规程进针刀，经皮肤、皮下组织，当刀下有韧性感时即到达髌韧带，在此处再进针刀0.5cm，纵疏横剥2～3刀，范围为1cm。

图7-8　髌韧带损伤针刀松解示意图

③第3只针刀在胫骨粗隆中点定位：刀口线与下肢纵轴方向一致，按针刀四步进针规程进针刀，经皮肤、皮下组织，当刀下有韧性感时即到达髌韧带，穿过髌韧带，达胫骨粗隆骨面，调转刀口线90°，铲剥2～3刀，范围为0.5cm。

【针刀术后手法治疗】

针刀术后，患者仰卧，术者双手握持小腿上部，嘱患者尽量屈膝，在屈膝至最大限度时，术者向相同方向弹压膝关节2次。

【针刀术后康复治疗】

（一）目的

髌韧带损伤针刀术后康复治疗的目的是进一步调节膝部弓弦力学系统的力平衡，促进局部血液循环，加速局部的新陈代谢，有利于损伤组织的早期修复。

（二）方法

髌韧带损伤行针刀手术后 48～72 小时可选用下列疗法进行康复治疗。

1. 针灸推拿疗法

（1）针刺法

处方：内膝眼、犊鼻、阿是穴。

操作：针刺得气后，行提插捻转，施以平补平泻的运针手法，留针 30～40 分钟。每日 1 次，10 次为 1 个疗程。

（2）温针灸法

处方：内膝眼、犊鼻、阿是穴。

操作：针刺提插捻转得气后留针，留针时将艾绒捏在针尾上点燃，待艾绒燃尽后除去灰烬，将针取出。

（3）推拿法

处方：膝关节髌韧带两侧。

操作：在膝关节髌韧带两侧按照点揉法、滚法、挤压髌骨法、一指禅法顺序进行推拿，由轻到重，由浅至深，然后注重于患肢压痛点及条索状硬结处采用松解粘连的手法，解除病变部位的组织粘连。每日 1 次，5 次为 1 个疗程。

（4）中药熏洗法

处方：当归 15g、羌活 15g、红花 10g、防风 10g、制乳香 10g、制没药 10g、骨碎补 10g、续断 10g、宣木瓜 12g、透骨草 15g、川椒 10g、牛膝 10g。

操作：上药共为粗末，加入大青盐、白酒各 30g 拌匀，装入白布袋内缝妥。用药两袋，干蒸热后轮换敷在患处，每次持续 1 小时左右，每日 2 次。用毕后药袋挂在通风阴凉处，翌日再用时，在药袋上洒上少许白酒，每袋可用 4～7 天。

2. 现代物理疗法

（1）直流电疗法

处方：膝关节内外侧。

操作：直流电采用 DL-1 型感应电疗机，用维生素 B_1、B_{12} 注射液的水溶液浸湿卫生纸垫于阴阳极板，将两个电极置于膝关节内、外侧，电流量 6～10mA，每次 15～30 分钟，每日或隔日 1 次，15～20 次为 1 个疗程。

（2）光疗法

处方：内膝眼、犊鼻。

操作：病人仰卧位，采用 SUNDOM-300 Ⅰ 型半导体激光治疗机，波长 810nm，输出功率 180～500mW，内膝眼、犊鼻穴每点照射各 3 分钟，每天 1 次，每人连续治疗 20 次。

（3）超声波疗法

处方：患处。

操作：局部无金属内固定者，用无热量超短波，根据部位的大小，对置或并置，每次 30 分钟，每日 1 次，治疗 15～20 次。

（4）磁疗法

处方：患处。

操作：用电脑骨创伤治疗仪在患处进行脉冲磁场治疗，磁场强度一般为 1～2 档，频率 5～8 档，每天 1 次，每次 30 分钟，7 次为 1 个疗程。

第六节　鹅足滑囊炎

【概述】

缝匠肌、股薄肌及半腱肌经膝关节内侧止于胫骨结节内侧，相当于内侧膝关节间隙下 8cm 处，其外形类似鹅足而因此得名。鹅足的深面与膝内侧副韧带之间有一恒定的滑液囊，即鹅足滑囊。当膝关节内侧受到直接打击，或膝关节反复屈伸、扭转造成摩擦劳损，或肌肉的反复牵拉，均可造成鹅足滑囊的无菌性炎症，称为鹅足滑囊炎。

【病因病理】

由于长期挤压、摩擦或损伤，致使滑囊壁发生充血、水肿、渗出、增生、肥厚及粘连等无菌性炎症。由于滑囊液分泌增多，造成滑囊膨大，引起慢性期囊壁水肿、肥厚及纤维化，滑膜增生成绒毛状。有的滑囊底或肌腱内有钙质沉着，从而严重影响膝关节的功能。

【临床表现】

本病在临床上表现为膝关节内侧，相当于胫骨结节水平处出现肿胀、疼痛。用力屈膝时，疼痛加重。严重者可出现跛行。被动伸直、外展及外旋膝关节时，局部疼痛加重，有时可有波动感。

【诊断要点】

（1）患者膝关节内侧相当于胫骨结节水平处有肿胀、疼痛。用力屈膝时疼痛加重。

（2）严重患者可出现跛行。

（3）被动伸直、外展及外旋膝关节时，局部疼痛加重，有时可有波动感。

（4）X 线检查对本病可辅助诊断，并可排除其他膝关节病变。

【针刀治疗】

1. 治疗原则

依据针刀医学关于慢性软组织损伤的理论，鹅足损伤后，在局部形成瘢痕，且同时引起鹅足滑膜的粘连，造成上述症状。用针刀松解粘连、切开瘢痕，使膝部的动态平衡得到恢复，本病可得到根本性的治疗。

2. 操作方法

（1）体位　仰卧位，膝关节屈曲 60°。

（2）体表定位　胫骨上段内侧部。

（3）消毒　在施术部位，用活力碘消毒 2 遍，然后铺无菌洞巾，使治疗点正对洞巾中间。

（4）麻醉　用 1%利多卡因局部浸润麻醉，每个治疗点注药 1ml。

（5）刀具　使用 I 型 4 号直形针刀。

（6）针刀操作

针刀松解鹅足的挛缩点：在胫骨上段内侧部定位。刀口线与下肢纵轴方向一致，针刀经皮肤、皮下组织，到达胫骨内侧骨面，先提插刀法切割 2～3 刀，然后贴骨面分别向上、中、下作扇形铲剥 2～3 刀，范围为 1cm。

【针刀术后手法治疗】

针刀术后，患者仰卧，膝关节取伸直位，一助手按住股骨下端外侧，医生一手握持踝部，一手弹压膝关节外侧数次。

【针刀术后康复治疗】

（一）目的

鹅足滑囊炎针刀术后康复治疗的目的是进一步调节膝部弓弦力学系统的力平衡，促进局部血液循环，加速局部的新陈代谢，有利于损伤组织的早期修复。

（二）方法

鹅足滑囊炎行针刀手术后 48～72 小时可选用下列疗法进行康复治疗。

1. 针灸推拿疗法

（1）针刺法

处方：阿是穴。

操作：在阿是穴施以齐针刺疗法，三针在鹅足滑囊疼痛部位，等距离从三个角度针刺，形成封闭状态，留针 30～40 分钟。每日 1 次，10 次为 1 个疗程。

（2）电针法

处方：阿是穴。

操作：取患膝阿是穴。进针行平补平泻、提插捻转得气后连接 G6805-1 电针仪，采用低频连续波和疏密波相交替，以患者耐受为度，每次 20 分钟，每天 1 次，20 次为 1 个疗程。

（3）推拿法

处方：患膝局部为主，配合循经取穴。

操作：沿经络循行由近端至远端施行按法、揉法、推法、拿法、捏法等手法，并对穴位施行点穴手法，由轻到重，由浅至深，然后注重于患肢压痛点及条索状硬结处进行松解粘连的手法，解除病变部位的组织粘连，以皮肤红热为度。

（4）中药熏洗法

处方：千年健、海桐皮、海风藤各 25g，络石藤、路路通、伸筋草各 15g，牛膝、防风、桂枝、冰片各 12g。

操作：将药置入锅内，加水 5000ml，煮沸 10 分钟后加入白酒及食醋各 50g，用于熏洗患膝，每日熏洗 2 次，每次 1 小时。

2. 现代物理疗法

（1）直流电疗法

处方：鹅足部。

操作：直流电采用 DL-1 型感应电疗机，用维生素 B_1、B_{12} 注射液的水溶液浸湿卫生纸垫于阴阳极板，阳极置于足三里处，阴极置于陷谷处，电流强度为 40～60mA，用疏波和密波隔日交换 1 次，每天 1 次，每次 20 分钟，12 天为 1 疗程。

（2）光疗法

处方：鹅足部。

操作：紫外线照射患膝鹅足部，弱红斑量，每日1次。

（3）超短波疗法

处方：鹅足部。

操作：局部无金属内固定者，用无热量超短波，根据部位的大小，对置或并置，8～10分钟，每日1次。

（4）磁疗法

处方：鹅足部。

操作：使用低频电子脉冲治疗仪进行治疗，中小剂量，每次治疗30分钟，每日1次。

3. 现代康复疗法

（1）运动疗法

处方：被动运动、按摩、主动运动。

操作：①保持功能位。②被动运动和按摩。③患者出现主动运动时，应积极进行主动运动。恢复期进行伸膝被动运动、主动-辅助运动、主动运动。

（2）作业疗法

处方：增强肌力、耐力及协调性的练习。

操作：编排一些有目的的活动，增强患者的肌力、耐力和协调性。进行下肢的各种主动训练、简单的作业治疗，并进行呼吸训练。

（3）心理疗法

处方：与患者及其家属进行沟通。

操作：让患者了解鹅足滑囊炎的性质、程度和康复治疗方案，从而增强战胜疾病的信心，并获得患者的密切配合及患者家属的支持和理解。

第七节　髌下滑囊炎

【概述】

本病多见于青壮年体力劳动者或运动员。多由膝关节反复而频繁的伸屈活动引起，起病较为缓慢，多无明显外伤史。

【病因病理】

本病是由于长期伸、屈膝活动，引起髌韧带与胫骨上端发生反复的摩擦运动，导致滑液囊的慢性损伤，造成滑液囊壁增厚，并发生纤维化而闭锁，致使滑液不能排出，滑囊膨胀，髌韧带和胫骨上端得不到润滑，而产生胀痛和不适感，并使膝关节伸屈受限。

【临床表现】

膝部髌下隐痛不适，膝关节伸屈功能受限，下楼困难。患侧下肢不能伸直，走路时呈跛行。伸屈下肢时，可加剧疼痛。与健侧相比髌韧带止点附近略隆起。

【诊断要点】

（1）患者有长期伸屈膝活动的劳损史。

（2）胫骨粗隆或稍上缘可有疼痛，并有轻微压痛。

（3）髌韧带下方有囊样突起，并有波动感。

（4）X线检查对本病可辅助诊断，并可排除膝关节其他病变。

【针刀治疗】

1. 治疗原则

依据针刀医学关于慢性软组织损伤的理论，髌下滑液囊损伤，引起纤维化闭锁，滑液不能排出而产生上述临床表现。造成动态平衡失调的三大病理因素是粘连、瘢痕和堵塞，在慢性期急性发作时，病变组织有水肿渗出，刺激神经末梢使症状加剧。依据上述理论，用针刀将其粘连松解、瘢痕刮除，使膝部的动态平衡得到恢复，可治愈本病。

2. 操作方法

（1）体位 仰卧位，膝关节屈曲60°。

（2）体表定位 各滑囊压痛点。

（3）消毒 在施术部位，用活力碘消毒2遍，然后铺无菌洞巾，使治疗点正对洞巾中间。

（4）麻醉 用1%利多卡因局部浸润麻醉，每个治疗点注药1ml。

（5）刀具 使用Ⅰ型4号直形针刀。

（6）针刀操作（图7-9）

①第1支针刀松解髌前皮下囊：在滑囊压痛点定位，针刀体与皮肤垂直，刀口线与下肢纵轴平行，按针刀四步进针规程进针刀，经皮肤、皮下组织到达滑囊病变点，纵疏横剥2～3刀，范围不超过1cm。

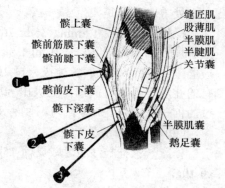

图7-9 髌下滑囊炎针刀松解示意图

②第2支针刀松解髌下深囊：在滑囊压痛点定位，针刀体与皮肤垂直，刀口线与下肢纵轴平行，按针刀四步进针规程进针刀，经皮肤、皮下组织，穿过髌韧带并有落空感时，即到达滑囊病变点，纵疏横剥2～3刀，范围不超过1cm。

③第3支针刀松解髌下皮下囊：在滑囊压痛点定位，针刀体与皮肤垂直，刀口线与下肢纵轴平行，按针刀四步进针规程进针刀，经皮肤、皮下组织，穿过髌韧带到达滑囊病变点，纵疏横剥2～3刀，范围不超过1cm。

【针刀术后手法治疗】

在压痛点处用力按压，破坏滑囊，促进滑囊液的吸收。

【针刀术后康复治疗】

（一）目的

髌下滑囊炎针刀整体松解术后康复治疗的目的是进一步调节膝部弓弦力学系统的力平衡，促进局部血液循环，加速局部的新陈代谢，有利于损伤组织的早期修复。

（二）方法

髌下滑囊炎行针刀手术后48～72小时可选用下列疗法进行康复治疗。

1. 针灸推拿疗法

（1）针刺法

处方一：主穴阿是穴，配穴为足三里、阳陵泉、阴陵泉、绝骨、梁丘等。

操作：阿是穴点刺 4～6 针达有酸、麻、重、胀感，其余穴位常规针刺，留针 20 分钟，每日 1 次，5 天为 1 个疗程。

处方二：阴陵泉、肘髎、阿是穴。

操作：损伤初期针刺阴陵泉，行泻法，针刺阿是穴和对侧肘髎穴，并配合患膝的轻微屈伸运动 5～10 分钟，每日 1 次，治疗 5 次左右。

（2）火针疗法

处方一：滑囊高处。

操作：挤压髌下滑囊使囊内压力增高并使之固定。选用中火针，用酒精灯外焰加热至针尖红亮，在肿胀的滑囊高处迅速刺入 0.5～1 寸，迅速出针，继续挤压髌下滑囊并用无菌干棉球吸蘸流出的黏液，黏液排出不畅者选用局部拔火罐。每次 3～5 针，隔 2 日 1 次。

处方二：阿是穴。

操作：用直径 1.5mm，体长 70mm，针柄长 30mm 银质针，在酒精灯加热至红时对准病灶点刺（周围 4 针，中间 1 针），深度 3～5mm，点刺后立即用直径 2.5～6.0cm 的玻璃罐 1～2 个，在病灶处拔火罐 10～15 分钟，至局部皮肤出现紫红色或火针点刺后留有的孔洞不再见有病理产物吸出为度。起罐后用 75%酒精棉球擦净消毒，进针处用消毒过的棉球压迫包扎，2 日内不要沾水。每周治疗 1 次。

（3）中药熏洗外敷法

处方一：桂枝 15g，威灵仙 15g，防风 15g，五加皮 15g，细辛 10g，荆芥 10g，没药 10g。

操作：将上方加 2000ml 水煎煮后，让下肢患部先熏至水温适合后再进行擦洗，每日 1 剂，每天熏洗 2 次。

处方二：防己、茯苓、泽泻、龙骨、牡蛎、桃仁、牛膝、黄芪各 12g。

操作：将上述药物混合研末，煮沸后调成糊状，于局部调敷即可。

（4）推拿法

处方一：病变局部。

操作：较小的滑囊炎，主要在局部施以揉捻、抒顺、散法等手法按摩舒筋。较大的滑囊炎，先用手法纵向挤压，使囊壁破裂，滑液扩散于周围组织中，再用前法促进滑液吸收，以局部发热为度。

处方二：患侧膝部。

操作：患者取卧位，屈髋，医者一手扶患膝，一手握踝部，按顺时针方向以晃法将患腿摇晃 10～20 次。

处方三：髌前肿胀处。

操作：患者取卧位，屈髋，医者以双手拇指在髌前肿胀处点按，力量由小到大，然后以一手握小腿，一手推揉膝部 10～20 次。

（5）超短波并中药敷贴疗法

处方：膏药由川乌、草乌、当归、乌药、穿山甲、乳香、象皮、桂皮、大黄、赤芍、白及等多味中草药用传统的硬膏剂加工制成，每贴 15～20g。

操作：用热软化后在患处和压痛点贴敷 5～7 天，同时配合超短波治疗。急性发作期无热量，慢性期温热量，每次 15 分钟，每日 1 次。

2. 现代物理疗法

（1）超短波电疗法

处方一：髌前肿胀处。

操作：采用上海产 LDTCD-31 型超短波电疗机，频率为 40.68MHz，板状电极 220mm×150mm×2mm 对置，间隙 2～3cm，无热量，每日 1 次，每次 10 分钟。

处方二：髌前肿胀处。

操作：短波选用国产 1530 型短波治疗机，波长 22.124m，频率 13.56MHz，选用电缆电极，于髌骨前为中心，绕 4～5 圈，气距 2cm，温热量（或热量）每次 20 分钟，每日 1 次，15 次为 1 个疗程。

（2）激光疗法

处方：髌前肿胀处。

操作：用 IKX-5 型 He-Ne 双管激光治疗机，光针纤维束直径 4mm×500mm，输出功率 8～16/2mW，输出电流 8mA，激光波长 0.6328μm，光针治疗，每日 1 次，每次 10 分钟，10 次为 1 个疗程，休息 1～2 周后可重复治疗。

（3）红外线疗法

处方：阿是穴。

操作：红外线对着膝关节阿是穴处进行照射，红外线的温度，应以患者感觉舒适为宜，每次治疗 20 分钟，每日 1 次，5 天为 1 个疗程。

3. 现代康复疗法

（1）运动疗法

处方：患部膝关节。

操作：①肌力训练，急性期关节疼痛肿胀明显者，选用等长肌力训练，如仰卧位直腿抬高和股四头肌等长收缩训练。慢性期以增强肌力，增加关节稳定性为目的，选用等张肌力训练，如沙袋训练（端坐位，沙袋放于小腿远端前面，伸直膝关节）或骑自行车训练，每天 2 次，每次 20 遍。②关节活动度训练，主要是患膝的被动屈曲训练。俯卧位，屈患膝，在踝前部用一弹性强的宽带子套住，带子另一头置于同侧肩部，嘱患者用手握住牵拉进行训练，同时膝关节放松，做患膝的被动屈曲训练。需注意根据运动时疼痛耐受情况调节牵拉力大小，勿用力过度。上述方法 10 天为 1 个疗程。

（2）主动锻炼

处方：患部膝关节。

操作：①水肿消除后先做下床适量的单腿直立的耐力试验，也可坐床边做抗地心引力的抬腿运动以配合下一步重力锻炼。在床上做股四头肌功能锻炼每次 40～50 次，每日 3 次。也可平卧于床上坐直腿抬高运动，每日 3 次，每次 30 个。②静蹲，要求挺胸，两足与肩同宽，双膝屈曲 90°～120°，每日 1 次，每次 10～15 分钟。③慢步上楼梯，早期一步一个台阶，两周后改为一步两个台阶，四层楼为宜。

第八节　腘窝囊肿

【概述】

腘窝囊肿，即腘窝内滑液囊肿，多因为膝关节积液，屈膝时腔内压力增高，迫使滑液后移产生病变，本病可引起膝后部疼痛、肿胀，并可触及弹性软组织肿块。

【病因病理】

本病病因可分为先天与后天两种，前者多见于儿童，后者可由滑囊本身的疾病，如慢性损伤等引起，但有一部分患者并发于膝关节慢性病变。老年人发病则多与膝关节增生性关节炎和其他病变有关。

【临床表现】

起病初期为腘窝内隐性肿胀，伴有机械性伸膝或屈膝运动障碍。除了部分由于张力而有轻微疼痛外，此病本身疼痛并不剧烈。偶可发现由于肿胀阻碍静脉回流，导致膝关节以下小腿水肿。

腘窝囊肿，是因为膝关节积液，屈膝时腔内压力增高，迫使滑液后移，从而形成囊肿。可引起膝后部疼痛和发胀，并可触及弹性软组织肿块。在膝关节做快速的屈伸运动时，囊肿即可膨胀。膝充分伸直，瓣膜孔关闭，致使肿胀持续不退；用手加压按摩囊肿，可使积在囊肿内的液体流回关节腔，令囊肿变瘪。

【诊断要点】

（1）患者可有伸膝或屈膝运动障碍，疼痛。

（2）体格检查：在腘窝部可触及弹性波动性肿物，表面光滑，质地较软，压痛不明显，并且和皮肤或其他组织不发生粘连。

（3）X 线检查：将空气注入囊内拍摄 X 线片，可发现滑囊与关节相通，以此则可确定诊断。利用 X 线检查可排除膝关节其他病变。

（4）利用 B 超检查可进一步明确诊断。

【针刀治疗】

1. 治疗原则

根据针刀闭合性手术理论及慢性软组织损伤病因病理学理论，应用针刀刺破囊壁，使囊液流入组织间隙，由人体自行吸收，再通过手法，使两层囊壁之间产生粘连，以防止复发，则本病可等到治愈。

2. 操作方法

（1）体位　俯卧位。

（2）体表定位　腘窝囊肿处。

（3）消毒　在施术部位，用活力碘消毒 2 遍，然后铺无菌洞巾，使治疗点正对洞巾中间。

（4）麻醉　用 1%利多卡因局部浸润麻醉，每个治疗点注药 1ml。

（5）刀具　使用Ⅱ型直形针刀。

（6）针刀操作（图7-10）　在腘窝囊肿处定位。摸清楚腘动脉的搏动，在其内侧1cm处，刀口线与下肢纵轴方向一致，按针刀四步进针规程进针刀，经皮肤、皮下组织，当刀下有阻力感时，即到达囊肿壁。穿破囊壁，阻力感消失，缓慢进针刀，当刀下有粗糙感时，即到达囊肿的基底部生发层，在此处，纵疏横剥2～3刀，范围2～3cm，以破坏囊肿生发层的分泌细胞。然后稍提针刀分别向囊肿的上下左右进针，以刺破囊壁。

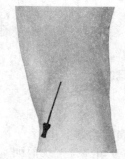

图7-10　腘窝囊肿针刀操作示意图

【针刀术后手法治疗】

针刀术后，让助手进一步伸膝，施术者用拳头用力顶压囊肿，一是使囊液通过针刀刺破的囊壁，到达囊肿周围的组织间隙，由人体自行吸收；二是使囊壁之间进一步粘在一起，以防止复发。手法术毕，局部应加压包扎。

【针刀术后康复治疗】

（一）目的

腘窝囊肿针刀整体松解术后康复治疗的目的是进一步调节膝部弓弦力学系统的力平衡，促进局部血液循环，加速局部的新陈代谢，有利于损伤组织的早期修复。

（二）方法

髌下滑囊炎行针刀手术后48～72小时可选用下列疗法进行康复治疗。

1. 针灸推拿疗法

针刺疗法

处方：委中、梁丘、阴陵泉、犊鼻、鹤顶、足三里等穴。

操作：局部常规消毒，针刺得气后，行提插捻转，施以平补平泻的运针手法，留针30～40分钟。每日1次，10次为1个疗程。

2. 现代物理疗法

（1）超短波疗法

处方：腘窝处压痛点。

操作：采用超短波治疗，选适当电极，并置或对置局部，无热量－微热量－热量，8～15分钟，每天1次，6～12次为1个疗程。

（2）采用微波治疗，据不同部位选择辐射器，距离10～15cm，50～120W，每次5～20分钟，每天1次，5～15次为1个疗程。

3. 现代康复疗法

主动运动疗法

处方：股四头肌锻炼。

操作：术后第2天开始练习股四头肌收缩，以促进血液循环及防止静脉血栓形成。术后1周带护膝起床开始行走，2周内避免过度活动或损伤。

第九节　胫骨粗隆骨骺炎

【概述】

胫骨粗隆骨骺炎，又称为胫骨粗隆骨软骨病，常见于青少年，特别是年龄在 10～15 岁时，经常跑、跳的患者。

【病因病理】

胫骨粗隆骨骺为股四头肌腱——髌韧带的附着点，股四头肌长期、反复、猛烈的收缩、紧张或牵拉所产生的力，可通过髌骨、髌韧带传递到胫骨粗隆，引起慢性损伤，严重者可导致缺血性坏死。暴力过大时，还可发生骨骺骨折。当人体生长至 18～20 岁时，胫骨粗隆骨骺与骨干才可发生愈合，在未愈合前，承受应力的能力较差，若跑跳过多，易发生慢性损伤。

【临床表现】

本病主要表现为髌腱及髌腱附着于胫骨止点周围软组织的炎症反应。该病还可伴有撕脱性损伤，主要表现为肌腱受到过度牵拉而从胫骨上撕脱，并带有小块骨片。

患者膝关节前下方疼痛，通常活动后加重，休息后可缓解。

在膝关节前下方胫骨上端可看到一个明显的骨性包块，并有剧烈的压痛。

【诊断要点】

（1）患者有明确的膝关节劳损病史。

（2）患者膝关节前下方疼痛，通常活动后加重，休息后可缓解。

（3）通常于膝关节前下方胫骨上端可看到一个明显的骨性包块，并有剧烈的压痛。

（4）X 线检查可以显示为正常，或显示出撕脱样损伤，较为典型的表现为胫骨粗隆部好像被掀起一样，有时骨突起部可见到碎骨片。利用 X 线检查还可排除膝关节其他病变。

【针刀治疗】

1. 治疗原则

依据针刀医学关于慢性软组织损伤的理论，胫骨粗隆骨骺炎是由于髌韧带的强力牵拉，使髌韧带止点应力集中，人体为了对抗这种异常应力，在局部产生硬化、钙化及骨化的代偿过程而引起的疾病。依据上述理论，用针刀松解此处的粘连、瘢痕，使膝部的力平衡及动态平衡得到恢复，则治愈本病。

2. 操作方法

（1）体位　仰卧位，膝关节屈曲 60°。

（2）体表定位　髌韧带起止点。

（3）消毒　在施术部位，用活力碘消毒 2 遍，然后铺无菌洞巾，使治疗点正对洞巾中间。

（4）麻醉　用 1% 利多卡因局部浸润麻醉，每个治疗点注药 1ml。

（5）刀具　使用 I 型 4 号直形针刀。

（6）针刀操作（图7-11）

①第 1 支针刀在胫骨粗隆中点定位，刀口线与下肢纵轴方向一致，按针刀四步进针规程进针刀，经皮肤、皮下组织，当刀下有韧性感时即到达髌韧带，穿过髌韧带，达胫骨粗隆骨面，调转刀口线 90°，铲剥 2～3 刀，范围为 0.5cm。

②第 2 支针刀在髌骨下缘髌韧带起点定位，刀口线与下肢纵轴方向一致，按针刀四步进针规程进针刀，针刀经皮肤、皮下组织，紧贴髌骨下骨面，当刀下有韧性感时即到达髌韧带的起点，此时调转刀口线 90°，铲剥 2～3 刀，范围为 0.5cm。

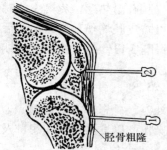

胫骨粗隆

图7-11　胫骨粗隆骨骺炎针刀松解示意图

【针刀术后手法治疗】

针刀术后，患者仰卧，术者双手握持小腿上部，嘱患者尽量屈膝，在屈膝至最大限度时，术者向相同方向弹压膝关节 2 次。

【针刀术后康复治疗】

（一）目的

胫骨粗隆骨骺炎针刀整体松解术后康复治疗的目的是进一步调节膝部弓弦力学系统的力平衡，促进局部血液循环，加速局部的新陈代谢，有利于损伤组织的早期修复。

（二）方法

对胫骨粗隆骨骺炎行针刀手术后 48～72 小时可选用下列疗法进行康复治疗。

1. 针灸推拿疗法

（1）针刺法

处方一：阿是穴。

操作：采用输刺法进行治疗，用 26 号或 28 号 1 寸毫针在突起的胫骨结节上选取 3～5 点，直刺至骨，在骨上用力点刺几下，留针 30 分钟，然后稍摇针柄后出针即可，出针后如有少量血出，不必按压，待其出尽，用消毒棉球擦拭即可。而后再进行股四头肌按摩，每天或隔天治疗 1 次，5 次为 1 个疗程。

处方二：阿是穴。

操作：患者坐位或仰卧屈膝位。以 2 寸毫针于痛点斜刺 2～3 针，得气后留针 30 分钟，每日或隔日治疗 1 次。

（2）密集温针法

处方：阿是穴。

操作：医者用手指尖侧面于患肢胫骨结节处仔细寻找压痛点（质地较软的部位压痛重，质地较硬处压痛轻），一般质地较软压痛点有 2～3 个甚至 4 个，每个压痛点处做标记。将胫骨结节处常规消毒后，以 2.5 寸针灸针刺入骨骺突出处压痛点，每个压痛点用 4 根针呈"器"字状刺入，针尖聚在一个点上，深达软骨内的底部，针尾要呈放射状散开，每针进针之间皮肤间隔 1mm，而后将艾炷截为 1 寸长，中心钻孔后，将 4 根针柄收在一起套入艾卷预留孔内点燃（不可撕破艾炷外包装纸），灸 3 壮。第 2 壮灸毕针孔周围皮肤有温热感，灸第 3 壮时针孔周围皮肤有灼热疼痛感，可在皮肤针体处围以碘伏棉球以防皮肤灼伤，艾卷熄火后，针尾仍有余热，待冷却后起针，针孔涂碘伏外贴创可贴。每隔 3 日针刺 1 次，治疗期间无须制动，仅限制剧烈运动、体育运动，日常生活动作不限制。

（3）皮肤针叩刺法

处方一：患部及周边 1cm 区域内。

操作：以皮肤针轻叩患部及周边 1cm 区域内，以见到小血珠渗出为度，6 天 1 次，10 次为 1 个疗程。

处方二：胫骨结节压痛处。

操作：胫骨结节常规消毒后，以皮肤针重叩刺患部（压痛、肿胀处）6～10 次，足三里、犊鼻穴各 2～3 次，以微出血为度。间隔 7 天 1 次。

（4）推拿法

处方一：先揉按患侧髌骨及周围，再揉捏胫骨两侧，点按附近穴位，最后揉摩膝关节和小腿上段。

操作：患者仰卧，腘窝部垫软枕，术者立于患侧，用双手拇指和食指、中指左右推按患侧髌骨，反复揉动髌骨周围，然后用一手掌心盖于髌骨上进行环绕揉动，操作 3～5分钟。患者仰卧，术者坐于患侧，用右手拇指和食指放于胫骨两侧，轻轻上下揉捏数次，然后用指腹上下按揉膝关节两侧副韧带处，反复弹拨、揉捏。患者仰卧后术者用一手拇指和食指放于患侧小腿的下三分之一处的胫骨前缘内侧，自下而上推至胫骨髁内侧，操作数遍，然后将患肢轻轻放平，术者用双手拇指抱于膝关节内侧，其余四指分别放于腘窝部，用力往下顺推至三阴交穴止，连续 8～10 次。用右手拇指指腹端点按双膝眼、阳陵泉、犊鼻、梁丘、血海等穴，手法由轻到重，再由重到轻，每穴点按 3 次。最后用右手小鱼际肌放在膝关节周围和小腿上段，缓慢、轻柔揉摩 3～5 分钟。每日 1 次，7 天为1 个疗程。

处方二：用掌揉法揉膝关节压痛点，再捏膝，最后用一指禅作用于胫骨结节压痛点。

操作：患者取仰卧位，膝关节伸直，用一物垫于窝处，术者以大鱼际及掌根处在患侧膝关节部压痛点及其四周行擦、揉按摩，5～7 分钟。然后捏膝，术者将拇、食两指分别放在患膝内膝眼和犊鼻穴处，运用点、捏复合手法，适当抓掐内膝眼犊鼻，令其局部产生酸胀感。用力由轻至重，患者自觉麻胀为度。最后使用一指禅法，术者以拇指吸定患侧胫骨结节压痛点，行一指禅法，着力宜由轻至重，刚柔相济，约 10 分钟。以上手法隔日治疗 1 次，5 次为 1 个疗程。

处方三：先按揉股四头肌远端，沿髌韧带而下至胫骨结节，再按压膝部周围穴位，最后沿胫骨嵴施抹法。

操作：于股四头肌远端施掌根按揉，逐渐沿髌韧带而下至胫骨结节，如此上下往返3～5 分钟，以指揉血海、阿是穴、阳陵泉约 5 分钟，沿胫骨嵴自上而下施抹法 20～30次，结束治疗。

2. 现代物理疗法

（1）自制磁疗带疗法

处方：胫骨粗隆患处。

操作：以双层人造革为底面呈肾形长 12cm、宽 8cm，用 3 只薄钢条纵行排列，底面衬以人造革支撑，再于钢条间置 2 分钱币大小磁片呈 2、3、3、2 枚排列，表面分别用薄海绵和布覆盖，并用线缝扎固定即成为磁片盘，再用相应宽大弹性绷带缝扎连接即成为磁疗带。使用时将磁片盘面贴于患处，弹性绷带环绕固定。适当限制膝关节活动，2 周为 1 个疗程。

（2）放射状冲击波疗法

处方：胫骨粗隆痛点。

操作：采用瑞士 EMS 公司生产的 ESWO-aJ 放射状冲击波治疗仪进行治疗。工作电压为 18～22kV，能量密度 0.1～0.12mJ/mm^2，频率为 1～15Hz，以痛点定位点为冲击点（一般选 1～2 个冲击点），每个冲击点冲击 2000 次，根据患者损伤部位、粘连程度和个体的耐受能力，适当调节工作电压和冲击剂量。治疗持续 12 周，每次治疗间隔 2 天。

（3）TDP 治疗器疗法

处方：胫骨粗隆痛点。

操作：TDP 治疗器（系重庆硅酸盐研究所研制，重庆医疗器械厂销售）辐射 4～5 分钟。辐射板距离局部 30cm。每日 1 次，7 天为 1 个疗程。

3. 现代康复疗法

（1）膝关节制动疗法

处方：膝关节活动控制。

操作：急性期适当减少运动量，症状严重者，控制膝关节活动，甚至以夹板或石膏托将膝关节固定于功能位，待疼痛减轻后，拆除外固定，逐渐恢复膝关节屈伸活动。

（2）髌股关节松动术疗法

处方：在膝关节行髌股关节松动术。

操作：用髌股关节松动术，基本技巧包括分离牵引，关节屈曲位牵引，增加关节活动度。髌骨侧方滑动，增加髌骨活动范围。髌骨上下滑动，增加伸膝活动范围。每次髌股关节松动术 15 分钟，采用关节松动 2、3 级手法，手法轻柔，以患者耐受为度。

第八章
膝关节骨性关节炎

【概述】

过去认为，膝关节的局部损伤、炎症及慢性劳损可引起关节面软骨变性。软骨下骨板反应性损伤，导致膝关节出现一系列症状和体征，称为增生性关节炎。由于上述病理改变的存在，临床上又常把增生性关节炎称为骨性关节炎或叫退行性关节炎。

针刀医学认为，膝关节骨性关节炎根本原因在于膝关节周围的软组织的积累性损伤后，导致膝关节动态平衡失调，使附着于胫股关节和髌股关节的韧带、肌肉、肌腱及局部脂肪垫、筋膜之间产生粘连、瘢痕和挛缩，从而破坏了膝关节内部的力学平衡，使正常负重力线发生变化，关节软骨面有效负重面积减少，单位面积内的骨小梁压力增高，引起骨质增生和微小骨折，进而引起骨质塌陷。当这种力平衡失调超过人体自我修复能力时，即可引发临床表现。针刀可以治疗本病在西医临床分期中1～4期的患者。

【病因病理】

西医学认为，裸露的软骨下骨板反复受到应力冲击后，可产生反应性骨质增生。针刀医学认为，膝关节骨性关节炎根本的病因主要为继发性，主要是由于膝关节周围的软组织损伤后，引起膝关节力平衡失调，导致疾病的发生。有研究证实，膝关节的骨性关节炎是受外在因素的影响而形成的。一是膝关节周围的软组织损伤引起粘连、牵拉，破坏膝关节的力平衡，使关节内产生高应力点；二是由于某种疾病，如类风湿关节炎，破坏关节周围的软组织，从而使关节内力平衡失调而出现骨刺。这是针刀医学对这一疾病的新认识。

为了说明膝关节骨性关节炎是由于力平衡失调引起的，首先分析一下膝关节正常的力学表现过程。膝关节是由股骨和胫骨形成的。胫骨关节在矢状面上的活动幅度最大，它在矢状面从完全伸直到完全屈曲的幅度为0°～140°。从膝关节完全伸直到90°屈曲，胫骨关节在横断面上的活动增加，完全伸直时它在横断面上基本上完全没有活动，而屈曲90°时，外旋幅度为0°～45°，内旋幅度为0°～30°。膝关节屈曲90°以后，横截面的活动幅度减少，这主要是由于软组织的制约作用引起的。在冠状面上也有类似的情况。膝关节完全伸直时，几乎不可能有外展或内收活动，其屈曲到30°时，冠状面活动增加，这时被动外展和被动内收的最大值均仅几度。屈曲超过30°后，同样是由于软组织的制约作用，冠状面上的活动减少。

通过对膝关节内部力学状态的分析，在伸直状态，由于软组织的作用，膝关节无论是旋转还是内收和外展，都是很稳定的，而在屈曲时，从0°～90°，它的活动的幅度就越来越大，所以膝关节在走路时一屈一伸，而屈的幅度完全在 30°以内。在伸直时，关节承受压力，而在屈曲时，关节不承受压力。软组织损伤后，失去了对膝关节的控制能力，膝关节就失去稳定，关节面压力的分布就得不到平衡。这就是膝关节骨性关节炎形成的根本原因。

【临床表现】

主要症状是关节疼痛，行走不便，关节伸屈受限，下蹲及上下楼困难，或突然活动时有刺痛，并常伴有腿软的现象。膝关节伸直到一定程度时引起疼痛，并且在膝关节的伸屈过程中往往发出捻发音，并可出现关节积液。另外，严重者甚至有肌肉萎缩。

【诊断要点】

（1）患者有明确的膝关节劳损病史。

（2）患者关节疼痛，行走不便，关节伸屈受限，下蹲及上下楼困难，或突然活动时有刺痛，并常伴有腿软的现象。

（3）膝关节伸直到一定程度时引起疼痛，并且在膝关节的伸屈过程中往往发出捻发音，并可出现关节腔积液。

（4）严重者甚至有肌肉萎缩。

（5）X线检查：从X线片上可以将骨关节炎分为4期。

①第1期：只有关节边缘骨质增生，关节间隙并不狭窄，说明关节软骨的厚度没有改变。

②第2期：除有关节边缘骨质增生外，还有关节间隙变窄，说明由于磨损，关节软骨正在逐渐变薄。

③第3期：除有上述变化外，还有软骨下囊性变，说明软骨下骨板亦因疾病的进展而累及。软骨下囊性变可有程度上差别。

④第4期：关节已经毁坏，出现屈曲挛缩，呈"X"形腿或"O"形腿，并有不同程度的骨缺损。

划分疾病的早中晚期，可参照X线片上的表现。可以认为第1期属于早期病变，第2期与第3期的早期尚处于病变的中期，而第3期的后期与第4期处于病变的晚期。

（6）膝关节骨性关节炎在临床上也可分为4期。

①关节炎的发生前期　关节在活动后稍有不适，活动增加后伴有关节的疼痛及肿胀，X线及CT不能发现明显软骨损害迹象。

②关节炎改变的早期　活动增多时有明显的疼痛，休息后减轻，X线观察，改变较少，只有CT可见软骨轻度损害，同位素检查，被损关节可见凝聚现象。

③骨性关节炎的进展期　骨软骨进一步损害，造成关节畸形，功能部分丧失，X线可见关节间隙变窄，关节周围骨的囊性变，有时有游离体出现。

④骨性关节炎的晚期　骨的增生、软骨的剥脱以及导致功能完全丧失，关节畸形明显，X线示关节间隙变窄，骨质增生严重，关节变得粗大，甚至造成骨的塌陷。

【针刀治疗】

1. 治疗原则

针刀医学认为，膝关节内形成骨质增生的根本原因是膝关节内部的力平衡失调，而产生上述的临床症状和体征。造成力平衡失调的主要病理因素是膝关节周围软组织起止点处所产生的粘连、瘢痕、挛缩和堵塞，使膝关节内部产生高应力点，导致膝关节受力的力线发生变化，形成骨刺、关节错位及关节间隙变窄。

依据网眼理论，膝关节骨性关节炎的病理构架是膝关节周围的软组织产生广泛的粘连、瘢痕和挛缩。针刀松解的关键点是膝关节周围的肌肉、韧带的起止点及滑液囊、脂肪垫等，术后配合手法，以恢复膝关节正常受力线，解除拉应力和压应力的不平衡，使膝关节内部的力平衡得到恢复，本病可得到根本性的治疗。

2. 操作方法

膝关节整体松解术是依据网眼理论的总体思路，根据疾病的 X 线片分期及临床分期，分次松解关节内外、前后的病变关键点，以恢复膝关节的力平衡。

膝关节骨性关节炎的病变点包括（图 8-1～图 8-3）：髌上囊、髌股韧带、髌下脂肪垫、髌骨内外侧支持带、腓侧副韧带、胫侧副韧带、鹅足囊、髌韧带止点、前交叉韧带起点内外缘及后交叉韧带起点内外缘。这些主要的粘连瘢痕点分布在膝关节前侧、内侧、外侧及后侧，是疾病病理构架的主要病变点和连接点，松解这些病变关键点，可破坏疾病的整体病理构架。

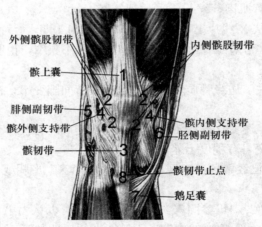

图 8-1　右膝关节前、内、外侧病变关键点示意图（浅层）

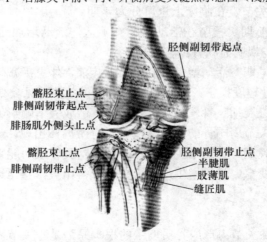

图 8-2　膝关节两侧病变关键点示意图（深层）

156

1）膝关节前侧松解术

（1）体位　仰卧位，膝关节屈曲60°，双足平放在手术床上，如关节强直，不能弯曲，可在腘窝下放置一棉垫。

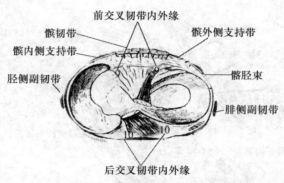

图8-3　前后交叉韧带针刀松解点示意图

（2）体表定位　膝关节前部体表标志（图8-4）。中央部的髌骨，髌骨上延股四头肌腱，下续髌韧带，直达胫骨结节，股四头肌腱中间可扪及股直肌。深面为髌上囊，股直肌两侧分别为股内侧肌和股外侧肌，髌骨下缘，髌韧带两侧可扪及轻微的凹陷，分别为外侧膝眼和内侧膝眼，髌骨内外侧缘分别有内侧髌股韧带（髌内侧支持带深层）和外侧髌股韧带（髌外侧支持带深层）。

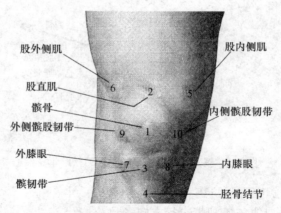

图8-4　右膝关节前部体表标志示意图

病变关键点定位：髌上囊，髌下脂肪垫，髌骨内外侧支持带，内外侧髌股韧带。

（3）消毒　在施术部位，用活力碘消毒2遍，然后铺无菌洞巾，使治疗点正对洞巾中间。

（4）麻醉　用1%利多卡因局部浸润麻醉，每个治疗点注药1ml。

（5）刀具　对粘连轻、病程短、膝关节功能基本正常者，使用Ⅰ型针刀；对粘连瘢痕重、病程长、膝关节功能明显受限者，使用Ⅱ型针刀。

（6）针刀操作（图8-5）

①第1支针刀松解髌上囊（图8-7，图8-6）：针刀体与皮肤垂直，刀口线与股四头

肌方向一致，按针刀四步进针规程进针刀，经皮肤、皮下组织，穿过股四头肌后有落空感时，即到达髌上囊，先纵疏横剥 2 刀。然后将刀体向大腿方向倾斜 45°，针刀沿股骨凹面，提插 2 刀，以疏通髌上囊与关节囊的粘连点。

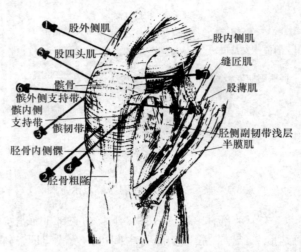

图 8-5　膝关节前侧针刀松解整体示意图

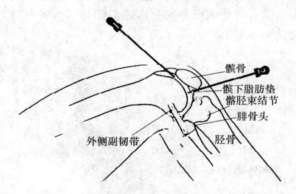

图 8-6　髌上囊及髌下脂肪垫针刀松解示意图

②第 2 支针刀松解髌下脂肪垫（图 8-7，图 8-6）：针刀体与皮肤垂直，刀口线与髌韧带走行方向一致，按针刀四步进针规程进针刀，经皮肤、皮下组织，穿过髌韧带后有明显的落空感时，再进针刀 1cm，即到达髌下脂肪垫，纵疏横剥 2 刀。

③第 3 支针刀松解髌外侧支持带（图 8-1，图 8-5）：在髌骨中点外缘旁开 2cm 定位，针刀体与皮肤垂直，刀口线与下肢纵轴一致，按针刀四步进针规程进针刀，经皮肤、皮下组织，刀下有韧性感，深入其中，纵疏横剥 2～3 刀。范围不超过 1cm。

④第 4 支针刀松解髌内侧支持带（图 8-1，图 8-5）：

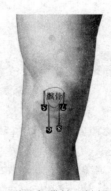

图 8-7　髌股韧带针刀松解示意图

在髌骨中点内缘旁开 2cm 定位，针刀体与皮肤垂直，刀口线与下肢纵轴一致，按针刀四步进针规程进针刀，经皮肤、皮下组织，刀下有韧性感，深入其中，纵疏横剥 2~3 刀。范围不超过 1cm。

⑤第 5 支针刀松解外侧髌股韧带外上缘（图 8-5，图 8-7）：髌股韧带是髌内外侧支持带的深层，起于髌骨侧缘，止于股骨内外侧髁。在髌骨外上缘定位，刀口线与下肢纵轴平行，按针刀四步进针规程进针刀，针刀紧贴髌骨外上缘骨面铲剥 2~3 刀，深度不超过 0.5cm。

⑥第 6 支针刀松解外侧髌股韧带外下缘（图 8-5，图 8-7）：在髌骨外缘外下份定位，刀口线与下肢纵轴平行，按针刀四步进针规程进针刀，针刀紧贴髌骨外下缘骨面，铲剥 2~3 刀，深度不超过 0.5cm。

⑦第 7 支针刀松解内侧髌股韧带内上缘（图 8-5，图 8-7）：在髌骨内缘上份定位，刀口线与下肢纵轴平行，按针刀四步进针规程进针刀，针刀紧贴髌骨内上缘骨面，铲剥 2~3 刀，深度不超过 0.5cm。

⑧第 8 支针刀松解内侧髌股韧带内下缘（图 8-5，图 8-7）：在髌骨内缘下份定位，刀口线与下肢纵轴平行，按针刀四步进针规程进针刀，针刀紧贴髌骨内下缘骨面，铲剥 2~3 刀，深度不超过 0.5cm。如膝关节内有积液，在抽出针刀时，会有部分积液通过针眼流出，只要针刀手术精确到位，整体松解术后，积液自然会吸收，不必用注射器将关节积液抽出。

2）膝关节外侧松解术

（1）体位　同膝关节前侧松解术。

（2）体表定位　腓侧副韧带起止点。

（3）消毒　在施术部位，用活力碘消毒 2 遍，然后铺无菌洞巾，使治疗点正对洞巾中间。

（4）麻醉　用 1% 利多卡因局部浸润麻醉，每个治疗点注药 1ml。

（5）刀具　对粘连轻、病程短、膝关节功能基本正常者，使用 I 型针刀；对粘连瘢痕重、病程长、膝关节功能明显受限者，使用 II 型针刀。

（6）针刀操作（图 8-8）

①第 1 支针刀松解腓侧副韧带起点：针刀体与皮肤垂直，刀口线与下肢纵轴平行，按针刀四步进针规程进针刀，经皮肤、皮下组织达韧带起点骨面，纵疏横剥 2~3 刀，范围不超过 0.5cm。

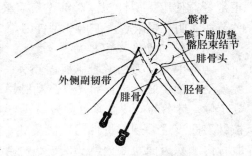

图 8-8　膝关节外侧针刀松解示意图

②第 2 支针刀松解腓侧副韧带止点：拇指按住腓骨头，针刀体与皮肤垂直，针刀贴拇指甲进针刀，刀口线与下肢纵轴平行，按针刀四步进针规程进针刀，经皮肤、皮下组织，达韧带腓骨头顶端骨面，铲剥 2~3 刀，范围不超过 0.5cm。

3）膝关节内侧松解术

（1）体位　同膝关节前侧松解术。

（2）体表定位　胫侧副韧带起止点，鹅足囊。

（3）消毒　在施术部位，用活力碘消毒2遍，然后铺无菌洞巾，使治疗点正对洞巾中间。

（4）麻醉　用1%利多卡因局部浸润麻醉，每个治疗点注药1ml。

（5）刀具　对粘连轻、病程短、膝关节功能基本正常者，使用Ⅰ型针刀；对粘连瘢痕重、病程长、膝关节功能明显受限者，使用Ⅱ型针刀。

（6）针刀操作

①第1支针刀松解鹅足囊：针刀体与皮肤垂直，刀口线与小腿纵轴平行，按针刀四步进针规程进针刀，经皮肤、皮下组织达鹅足囊部骨面，调转刀口线90°，铲剥2～3刀，范围不超过0.5cm。

②第2支针刀松解胫侧副韧带起点：针刀体与皮肤垂直，刀口线与大腿纵轴平行，按针刀四步进针规程进针刀，经皮肤、皮下组织达韧带起点骨面，向上、向下各铲剥2刀，范围不超过0.5cm。

③第3支针刀松解胫侧副韧带止点：针刀体与皮肤垂直，刀口线与大腿纵轴平行，按针刀四步进针规程进针刀，经皮肤、皮下组织达到胫骨内侧髁的内侧面韧带的止点骨面，铲剥2～3刀，范围不超过0.5cm。

4）膝关节后侧松解术

（1）体位　俯卧位。

（2）体表定位　让患者主动弯曲膝关节，扪及腓肠肌内、外侧头起点后再定点。

（3）消毒　在施术部位，用活力碘消毒2遍，然后铺无菌洞巾，使治疗点正对洞巾中间。

（4）麻醉　用1%利多卡因局部浸润麻醉，每个治疗点注药1ml。

（5）刀具　对粘连轻、病程短、膝关节功能基本正常者，使用Ⅰ型针刀；对粘连瘢痕重、病程长、膝关节功能明显受限者，使用Ⅱ型针刀。

（6）针刀操作（图8-9）

①第1支针刀松解腓肠肌内侧头：先触摸到腘动脉搏动，确定血管走行后，在腘动脉搏动的内侧2cm处定位，针刀体与皮肤垂直，刀口线与大腿纵轴平行，按针刀四步进针规程进针刀，经皮肤、皮下组织到达股骨内侧髁后面肌肉内侧头的起点处骨面，调转刀口线90°，铲剥2～3刀，范围不超过0.5cm。

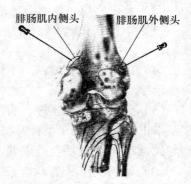

图8-9　膝关节后侧针刀松解示意图

②第2支针刀松解腓肠肌外侧头：先触摸到腘动脉搏动，确定血管走行后，在腘动脉搏动外侧2cm处定位，针刀体与皮肤垂直，刀口线与大腿纵轴平行，按针刀四步进针规程进针刀，经皮肤、皮下组织到达股骨外侧髁后面肌肉外侧头起点处骨面，调转刀口线90°，铲剥2～3刀，范围不超过0.5cm。

（7）注意事项　在膝关节后侧松解术后，进针刀过程中，不可太快，如患者有剧痛感，可能针刀碰到了膝内上动脉或者膝外上动脉，不能盲目继续进针刀，此时将针刀退到皮下，调整方向再进针刀，即可到达骨面。

5）前交叉韧带起点松解术

（1）体位 同膝关节前侧松解术。

（2）体表定位 前交叉韧带起点的内、外缘。

（3）消毒 在施术部位，用活力碘消毒 2 遍，然后铺无菌洞巾，使治疗点正对洞巾中间。

（4）麻醉 用 1%利多卡因局部浸润麻醉，每个治疗点注药 1ml。

（5）刀具 对粘连轻、病程短、膝关节功能基本正常者，使用 I 型针刀；对粘连瘢痕重、病程长、膝关节功能明显受限者，使用 II 型针刀。

（6）针刀操作（图 8-10，图 8-11）

①第 1 支针刀松解前交叉韧带起点的外缘：从犊鼻穴进针刀，针刀体与皮肤垂直，刀口线与大腿纵轴平行，针刀经皮肤、皮下组织，穿过髌外侧支持带，直达胫骨髁间隆起的前方外缘，再调转刀口线 90°，在骨面上铲剥 2～3 刀，范围不超过 0.5cm。

②第 2 支针刀松解前交叉韧带起点的内缘：从内膝眼进针刀，针刀体与皮肤垂直，刀口线与大腿纵轴平行，针刀经皮肤、皮下组织，穿过髌内侧支持带，直达胫骨髁间隆起的前方内缘，再调转刀口线 90°，在骨面上铲剥 2～3 刀，范围不超过 0.5cm。

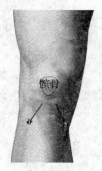 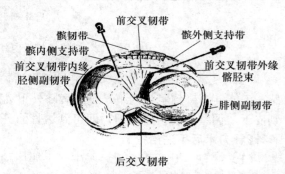

图 8-10 前交叉韧带针刀松解示意图（前面观） 图 8-11 前交叉韧带针刀松解示意图（水平面观）

6）后交叉韧带起点松解术

（1）体位 同膝关节前侧松解术。

（2）体表定位 后交叉韧带起点的内、外缘。

（3）消毒 在施术部位，用活力碘消毒 2 遍，然后铺无菌洞巾，使治疗点正对洞巾中间。

（4）麻醉 用 1%利多卡因局部浸润麻醉，每个治疗点注药 1ml。

（5）刀具 对粘连轻、病程短、膝关节功能基本正常者，使用 I 型针刀；对粘连瘢痕重、病程长、膝关节功能明显受限者，使用 II 型针刀。

（6）针刀操作（图 8-12）

①第 1 支针刀松解后交叉韧带起点的内缘：确定后交叉韧带起点的胫骨髁间隆起的后方平面，先触摸到腘动脉搏动，确定血管走行后，在腘动脉搏动内侧 2cm 处定位，针刀体与皮肤垂直，刀口线与大腿纵轴平行，按针刀四步进针规程进针刀，直达胫骨髁间隆起后方骨面韧带起点的内缘，再调转刀口线 90°，在骨面上铲剥 2～3 刀，范围不超过 0.5cm。

②第2支针刀松解后交叉韧带起点的外缘：确定后交叉韧带起点的胫骨髁间隆起的后方平面，先触摸到腘动脉搏动，确定血管走行后，在腘动脉搏动外侧2cm处定位，针刀体与皮肤垂直，刀口线与大腿纵轴平行，按针刀四步进针规程进针刀，直达胫骨髁间隆起后方骨面韧带起点的外缘，再调转刀口线90°，在骨面上铲剥2～3刀，范围不超过0.5cm。

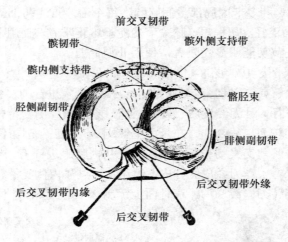

图8-12 后交叉韧带内外缘针刀松解示意图

（7）注意事项 在膝关节后侧松解术后，进针刀过程中，不可太快，如患者有剧痛感，可能针刀碰到了膝内下动脉或者膝外下动脉，不能盲目继续进针刀，此时将针刀退到皮下，调整方向再进针刀，即可到达骨面。

【针刀术后手法治疗】

（1）手法 让患者仰卧，医生一手握住踝关节上方，另一手托住小腿上部，在牵拉状态下，摇晃、旋转伸屈膝关节，然后用在牵引状态下的推拿手法，将内、外翻和轻度屈曲畸形纠正。此即纠正膝关节内部的力平衡失调。

（2）托板固定 对于有"O"形腿或者"X"形腿的患者，手术复位后，选用两块长条托板，固定于膝关节的内外侧，长度上至臀横纹，下至踝关节上缘。3条纱布绷带固定，其中2条固定于托板两端，另一条固定于中间膝关节下方胫骨结节下缘。注意在固定时，一定要将患肢的畸形角矫正。一般采取在手法矫正后，医生不放下患肢即将托板固定的办法。托板一般固定14天，固定期间，应密切观察下肢血供，防止因为夹板太紧引起下肢缺血坏死。

【针刀术后康复治疗】

（一）目的

膝关节骨性关节炎针刀整体松解术后康复治疗的目的是进一步调节膝部弓弦力学系统的力平衡，促进局部血液循环，加速局部的新陈代谢，有利于损伤组织的早期修复。

（二）方法

膝关节骨性关节炎行针刀手术后48～72小时可选用下列疗法进行康复治疗。

1. 针灸推拿疗法

（1）针刺法

处方一：内膝眼、犊鼻、血海、阴陵泉、阳陵泉、足三里、承山、丰隆、梁丘、膝阳关、曲泉等。

操作：每次取 5～8 个穴且交替取穴，风湿热痹者加三阴交、内关；风湿寒痹者加太冲、外关；临床关节疼痛走窜者加膈俞、血海；疼痛明显者加肾俞、委中；关节重着者加阴陵泉、足三里；关节红肿热痛明显者加大椎、膈俞、肝俞。针刺得气后，虚证用补法，实证用泻法。留针 30 分钟，留针期间每隔 5 分钟行针 1 次，运针以出现酸、麻、胀、重之得气感为佳。每天针刺 1 次，10 次为 1 个疗程。

处方二：内膝眼、血海、梁丘、阳陵泉、阴陵泉、足三里、太溪。

操作：患者仰卧位，常规消毒穴位皮肤，用 0.30mm×40mm 号毫针快速进针，直刺 l～1.5 寸，得气后用平补平泻法，留针 30 分钟，中间第 15 分钟行针 1 次，每日治疗 1 次，10 次为 1 个疗程。

处方三：内膝眼、梁丘、膝阳关、阳陵泉、足三里、阿是穴。

操作：局部皮肤常规消毒，针刺得气后，施行提插捻转强刺激，留针 15～20 分钟。每日或隔日 1 次，10 次为 1 个疗程。

（2）温针灸法

处方一：内膝眼、犊鼻、鹤顶、梁丘、血海、悬钟。

操作：患者端坐，膝关节屈曲 30°～90°，用 28 号 40mm 毫针，由内膝眼斜向外 45°进针，犊鼻穴斜向内 45°进针。视患者体形刺至 1～1.2 寸深，其余各项按针刺常规操作。内膝眼、犊鼻及鹤顶加温针灸，每次每穴 3 壮，每天针刺 1 次，10 次为 1 个疗程。

处方二：阳陵泉、阴陵泉、梁丘、阿是穴。

操作：局部皮肤常规消毒后，用 30 号 50mm 毫针，阳陵泉直刺 1.2 寸，阴陵泉直对阳陵泉刺入 1.5 寸，梁丘直刺 1.2 寸，阿是穴直刺 1～1.2 寸，施以平补平泻手法，得气后在针柄上插艾条段温灸，留针 20～30 分钟，隔日 1 次，10 次为 1 个疗程。

（3）穴位注射法

处方：内膝眼、阳陵泉、足三里、梁丘、阿是穴。

操作：将患肢上述诸穴严格消毒，采用当归或威灵仙注射液，进行穴位注射，针刺得气回抽无血后，推注药液，每穴 0.5～1ml，隔日 1 次，10 次为 1 个疗程。

（4）耳针法

处方：交感、膝、神门、阿是穴。

操作：在耳郭上找准以上诸穴，严格消毒耳郭，快速捻入进针，得气后，行捻转强刺激，留针 10～15 分钟，每日或隔日 1 次，10 次为 1 个疗程。

（5）耳压丸法

处方：神门、膝、踝、交感、阿是穴。

操作：在耳郭上选准上述诸穴，用莱菔子或王不留行籽按压穴位，每穴按压 2～5 分钟，然后用胶布固定于穴区上。每周贴压 2 次，10 次为 1 个疗程。

（6）艾灸法

处方：足三里、内膝眼、阴陵泉、阿是穴。

操作：在患肢找准上述诸穴，将燃着的艾条对准穴位，距离为 2～5cm，进行回旋灸或雀啄灸，以患者能忍受，局部皮肤潮红为度。每次 15～20 分钟，每日 1 次，10 次为 1 个疗程。

（7）推拿法

处方：局部㨰法、揉法，点按局部穴位。

操作：患者取仰卧位，在膝部周围施以㨰法、揉法放松膝部肌肉。点按内膝眼、犊鼻、足三里、阳陵泉、梁丘、阿是穴，每穴 1 分钟。将患者髋、膝关节屈曲，角度由小到大，医者一手扶膝部，一手握踝上，左右上下摇晃膝关节 10 次，然后将膝关节充分屈曲，再将其伸直。最后在膝关节周围施以㨰法、揉法、散法、捋顺法等手法 10 分钟。

（8）中药熏蒸法

处方：生川乌、生草乌、海桐皮、苍术、防己、川椒、千斤拔、桂枝各 30g，穿破石、宽筋藤各 20g，威灵仙 50g，葛根、大血藤各 40g，红花 15g。

操作：中药熏蒸治疗仪由佛山市南海区中医院生产（型号：WH-12DG）。开机加热至有蒸汽喷出，然后将温度调至 40℃左右即可治疗。患者露出膝部仰卧床上，热疗 40 分钟，每天 1 次，7 天为 1 个疗程。

2. 现代物理疗法

（1）磁振热治疗

处方：局部治疗。

操作：选用 TM-3200 型温热磁场治疗仪，对膝关节肿胀并关节积液者，用 I 档热量（40℃），余用 II 档热量（45℃），每日 1 次，每次 20 分钟。

（2）中频电治疗

处方：局部治疗。

操作：采用北京 K8322-T 电脑中频治疗仪，用 6cm×6cm 的电极两块并置于关节两侧，电流大小依据患者耐受为度，每日 1 次，每次 20 分钟，10 次为 1 个疗程。

3. 现代康复疗法

（1）运动疗法

处方一：肌力训练、关节活动度训练。

操作：①肌力训练。急性期关节疼痛、肿胀明显者，选用等长肌力训练，如仰卧位直腿抬高和股四头肌等长收缩训练；慢性期以增强肌力、增加关节稳定性为目的，选等张肌力训练，如砂袋训练（端坐位，砂袋放于小腿远端前面，伸直膝关节）或骑自行车训练，每天 2 次，每次 20 遍。②关节活动度训练。俯卧位，屈患膝，在踝前部用一弹性强的宽带子套住，带子另一头置于同侧肩部，嘱病人用手握住牵拉进行训练，同时膝关节放松，做患膝的被动屈曲运动。注意据运动时疼痛耐受情况调节牵拉力大小，勿用力过度。7 天为 1 个疗程，中间休息 2 天。

处方二：股四头肌等长收缩运动、坐位伸膝训练、踝背负重训练。

操作：股四头肌等长收缩运动：仰卧位直腿抬高，速度缓慢，持续最大限度 5 秒，两下肢交替，分 3 组进行，每组 8～10 次。坐位伸膝训练：踝背负重从 500g 开始，每次伸膝 5 秒，再放松 5 秒，分 3 组进行，每组 8～10 次。以后每次训练可以增加踝背的负重和训练的次数，以有疲劳感酸胀经休息后可缓解为限。每日据患者完成的情况，调整训练量。仰卧位训练膝关节：可采用空踩自行车方式训练，同时小腿负重训练膝关节。

处方三：关节松动术（被动长轴牵引、主动肌力训练、抗阻训练）。

操作：患者卧位，医者分别对股胫关节、髌股关节和近端胫腓关节行长轴牵引，后前向、前后向、侧方及上下滑动，伸膝摆动等松动手法，每个动作持续约 20 秒，重复 5～8 遍，根据患者疼痛和僵硬的程度以及身体状况选用 1～4 级手法，每日 1 次。主动运动：肌力训练，急性期或疼痛较重时，用直腿抬高法对股四头肌进行等长训练，双膝自然下垂，患肢反复主动进行伸膝运动，患肢自然伸直，进行足跖屈和背屈运动；肌力改善或疼痛缓解后进行抗阻训练，应用下肢股四头肌训练仪进行等长及多点等张练习，以每次主动伸膝能完成 10 遍动作的重量为佳。以上肌力训练每个动作反复 10～15 遍，每日 2～3 次。

处方四：关节松动训练，屈膝屈髋训练，股四头肌等张肌力训练。

操作：患者仰卧，患膝自然伸直，如果不能伸直，则在膝下垫一个软枕，应用关节松动技术在髌骨周围进行 10～15 分钟的关节运动，如果髌骨周围触及条索状组织（多在股四头肌外侧头部），应以拇指沿垂直条索方向推开，力量由小到大，以患者耐受为度。若膝关节不能伸直，宜在膝关节后侧广泛应用关节松动技术和按摩手法。用Ⅲ级力推移髌骨，使之沿股骨长轴位置上下滑动。治疗初始，患者疼痛感明显，可以采用Ⅱ～Ⅲ级力量，使髌骨滑动，该手法治疗 3～5 分钟。屈膝屈髋（以不引起患者过度疼痛为度），助手固定大腿，牵拉并旋转小腿（旋转角度为左右各 5°）5～8 次，每次牵拉、旋转 20～30 秒，以患者自觉酸胀为度，每次间隔 30 秒。随后使患侧髋膝关节尽力屈曲，然后再尽力伸直，反复 5～7 遍。

（2）器械康复疗法

处方一：减重步行训练。

操作：采用江苏钱璟康复器材有限公司生产的 G-JZB-02 减重步态训练器和 G-HP-03 型活动平板的组合进行训练。治疗师扶持患者站立于活动平板上，将减重仪移向患者，降低悬吊架高度，将左右对称的固定带绑在患者腰臀部，两端向上用力均一，松紧以患者感到舒适为度。治疗开始时，根据患者具体体重用减重装置减去身体部分重量使患者在活动平板上呈直立体位，可以较轻松迈步（一般减去体重的 20%～40%）；患者减重后在平板上据其可承受的速度开始由慢到快进行步行训练，电动平板速度为每秒 0.7～2.4m，每次训练时间为 30 分钟，每天 1 次。训练时一定要有治疗师指导患者以降低步频，加大步幅，纠正异常步态。

处方二：等速离心肌力训练。

操作：运用 Cybex-6000 型等速肌力测试及训练系统训练。采用持续被动运动，运动速度为每秒 60°、每秒 90° 与每秒 120°，每次分为三组，每组持续练习 10～15 分钟，每次持续训练 30～45 分钟，隔日 1 次，4 次为 1 个疗程。

第九章
髌骨软化症

【概述】

髌骨软化症是医学上的难题，主要原因是对该病的病因缺乏正确的理解。有多种理论解释本病的发生，如内分泌学说、软骨营养障碍学说和软骨溶解学说，但都没有抓住该病的主要病因。针刀医学对本病病因病理有着全新的认识，在临床上取得了良好的效果。

【病因病理】

股四头肌为稳定髌骨的动力成分，其中股内侧肌更为重要。因其附于髌骨上缘和内缘上 2/3，当其收缩时，有向上内牵引髌骨的作用。其可视为髌骨的内收肌，对防止髌骨脱位起重要的作用。髌骨面纵嵴与股骨凹形滑车面相对应，可阻止髌骨左右滑动（图 9-1）。

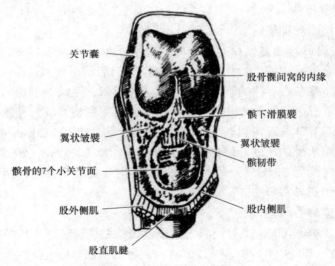

图 9-1　髌股关节示意图

膝关节的活动每时每刻都有髌骨参加，而髌骨下面有 7 个小关节面，在下肢伸屈过程中，在不同的角度时，都有一个小关节面和股骨关节面相吻合，如髌骨周围的软组织有一处因损伤而发生挛缩或弛缓，都将影响髌骨关节面和股骨关节面的吻合。如果髌骨周围的软组织有一处挛缩或弛缓，髌股关节就出现不吻合，而髌骨下面的各个小关节面边缘均有突起的骨嵴，关节不吻合时，这些骨嵴就和股骨关节面互相摩擦而损伤关节软骨，使之渐渐变得粗糙。髌骨运行轨道全靠周围软组织的互相协调，软组织功能出现障碍，髌骨则偏离原来的运行轨道，与股骨关节面发生摩擦、撞击。关节周围的滑囊也因此受到继发性损伤，致使脂肪垫充血和肥厚，影响髌骨关节面和周围软组织的滑液供应，引起疼痛和运动障碍。

此外，由于髌骨软骨缺乏滑液的供应和微循环障碍而缺乏营养，再加之摩擦撞击的损伤，使髌骨出现损伤和退变。

综上所述，髌骨软化症的主要问题不是髌骨软骨本身的问题，而是其周围软组织的损伤导致力平衡失调而造成的。

【临床表现】

患者膝关节疼痛，上、下楼或半蹲位时可加重疼痛。有时可出现"假交锁"征象，轻微活动髌骨时即发出清脆的响声，即可"解锁"（这是由于髌骨软骨面损伤后，与关节面不吻合而引起的）。有时患者可出现软腿现象。

【诊断要点】

（1）患者有明确的外伤史或劳损史。

（2）上下楼或处于半蹲位时，疼痛加重。

（3）髌骨研磨试验阳性。

（4）髌骨下脂肪垫压痛阳性。

（5）有"软腿"或"假交锁"征象出现。

（6）X线检查：X线片显示髌骨有脱钙和萎缩现象。利用X线检查还可排除膝关节其他病变。

髌骨软化症需要以下疾病相鉴别。

（1）髌韧带上端慢性损伤　表现为髌骨下端疼痛。病变部位为髌骨与髌腱相交部位的损伤或劳损，局部压痛明显，股四头肌阻抗征阳性。

（2）髌下脂肪垫炎　病变在髌下脂肪组织内，由于损伤或寒湿侵袭等刺激而发生疼痛，也可继发于关节其他组织病变。检查时将髌骨推向下方，另一手挤压髌骨下缘可产生疼痛。

（3）半月板损伤　半月板损伤和髌骨软化症都有交锁现象，但前者为真性的，后者是假性的，结合其他检查不难鉴别。

（4）骨性关节炎　又称为骨关节病，多见于老年患者，临床表现为：关节伸屈到一定程度时引起疼痛，伸屈受限，下蹲困难等。X线片表现为骨质疏松、关节间隙变窄、软骨下骨质硬化及关节边缘增生等。而髌骨软化多见于中、青年人，关节疼痛在髌股关节面和髌骨周围，半蹲位疼痛加剧。

【针刀治疗】

1. 治疗原则

依据针刀医学关于慢性软组织损伤的原理及慢性软组织损伤病理构架的网眼理论，髌骨周围软组织损伤后，造成髌骨的动态平衡失调，产生上述临床表现。造成动态平衡失调的三大病理因素是粘连、瘢痕及挛缩，慢性期急性发作时，病变组织有水肿渗出，刺激神经末梢而使症状加剧。依据上述理论，用针刀将软组织附着点处的粘连、瘢痕进行整体松解，使髌骨及膝关节的动态平衡得到恢复，本病可得到根本性的治疗。

2. 操作方法

（1）体位　仰卧位。

（2）体表定位　髌骨内、外侧支持带，内、外侧髌股韧带。

（3）消毒　在施术部位，用活力碘消毒2遍，然后铺无菌洞巾，使治疗点正对洞巾中间。

（4）麻醉　用1%利多卡因局部浸润麻醉，每个治疗点注药1ml。

（5）刀具　对粘连轻、病程短、膝关节功能基本正常者，使用Ⅰ型针刀；对粘连瘢痕重、病程长、膝关节功能明显受限者，使用Ⅱ型针刀。

（6）针刀操作

①第1支针刀松解髌上囊（图9-2）：针刀体与皮肤垂直，刀口线与股四头肌方向一致，按针刀四步进针规程进针刀，经皮肤、皮下组织，当穿过股四头肌有落空感时，即到达髌上囊，先纵疏横剥2刀。然后将刀体向大腿方向倾斜45°，针刀沿股骨凹面，提插2刀，以疏通髌上囊与关节囊的粘连点。范围不超过0.5cm。

②第2支针刀松解髌下脂肪垫（图9-2）：针刀体与皮肤垂直，刀口线与髌韧带走行方向一致，按针刀四步进针规程进针刀，经皮肤、皮下组织，当穿过髌韧带有明显落空感时，再进针刀1cm，即到达髌下脂肪垫，纵疏横剥2刀。范围不超过0.5cm。

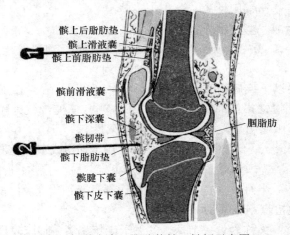

图9-2　髌上囊、脂肪垫针刀松解示意图

③第3支针刀松解髌外侧支持带：在髌骨中点外缘旁开2cm处定位，针刀体与皮肤垂直，刀口线与下肢纵轴一致，按针刀四步进针规程进针刀，经皮肤、皮下组织，刀下有韧性感时，深入其中，纵疏横剥2～3刀。范围不超过1cm。

④第4支针刀松解髌内侧支持带：在髌骨中点内缘旁开2cm处定位，针刀体与皮肤垂直，刀口线与下肢纵轴一致，按针刀四步进针规程进针刀，经皮肤、皮下组织，刀下有韧性感时，深入其中，纵疏横剥2～3刀。范围不超过1cm。

⑤第5支针刀松解外侧髌股韧带外上缘：髌股韧带是髌内外侧支持带的深层，起于髌骨侧缘，止于股骨内外侧髁。在髌骨外上缘定位，刀口线与下肢纵轴平行，按针刀四步进针规程进针刀，针刀紧贴髌骨外上缘骨面铲剥2～3刀，深度不超过0.5cm。

⑥第 6 支针刀松解外侧髌股韧带外下缘：在髌骨外缘外下份定位，刀口线与下肢纵轴平行，按针刀四步进针规程进针刀，针刀紧贴髌骨外下缘骨面，铲剥 2～3 刀，深度不超过 0.5cm。

⑦第 7 支针刀松解内侧髌股韧带内上缘：在髌骨内缘上份定位，刀口线与下肢纵轴平行，按针刀四步进针规程进针刀，针刀紧贴髌骨内上缘骨面，铲剥 2～3 刀，深度不超过 0.5cm。

⑧第 8 支针刀松解内侧髌股韧带内下缘：在髌骨内缘下份定位，刀口线与下肢纵轴平行，按针刀四步进针规程进针刀，针刀紧贴髌骨内下缘骨面，铲剥 2～3 刀，深度不超过 0.5cm。

【针刀术后手法治疗】

针刀术后，立即进行手法治疗，患者仰卧，患肢伸直，医生拇指和其他四指张开，抓握住髌骨，用力上下（沿肢体纵轴）滑动髌骨。这样可使关节囊、支持韧带进一步松解。医生一手拿住患肢踝关节上缘，令患者屈膝屈髋，另一手拇指顶住髌骨上缘，再令患肢伸直，同时拇指用力向下顶推髌骨，用力方向为直下方和斜下方。对膝关节伸屈障碍者，用过伸过屈膝关节的镇定手法，在过伸过屈位置上各停留 30 秒钟。

【针刀术后康复治疗】

（一）目的

髌骨软化症针刀术后康复治疗的目的是进一步调节膝部弓弦力学系统的力平衡，促进局部血液循环，加速局部的新陈代谢，有利于损伤组织的早期修复。

（二）方法

髌骨软化症行针刀手术后 48～72 小时可选用下列疗法进行康复治疗。

1. 针灸推拿疗法

（1）针刺法

处方：阿是穴、内膝眼、犊鼻、足三里。

操作：局部常规消毒，毫针针刺阿是穴、内膝眼 0.5～1 寸，行提插捻转泻法，直刺足三里 1～1.5 寸，行提插捻转补法。留针 20 分钟，每日 1 次，10 次为 1 个疗程。

（2）推拿法

处方：髌骨及痛点。

操作：患者平坐位，腘窝下垫一软垫。术者可单独或交替使用揉法、揉捏法、压法、叩击法、抖动法、弹拨法等手法，放松下肢紧张、僵硬、痉挛的肌肉至松弛为止。定点掌压法：术者全手掌着实在髌骨上，稍加压力向各方向滑动，找准最痛的部位，适当加压，以患者有酸胀感为度，停止不动，待疼痛减轻或消失后，再重复前述全过程 2 次，徐徐抬手，用毛巾被将膝关节盖好，休息 3～5 分钟。每次治疗重复前述手法 3 次，每日 1～2 次，30 日为 1 个疗程。定点轻压法：术者手势同前，找到最痛部位后，连续压 200～400 次，以患者有痛感为度。每日 1～2 次，30 日为 1 个疗程。研磨法：术者用双手拇、食指捏住髌骨，沿顺、逆时针方向研磨 50～200 次。

（3）电针法

处方：阿是穴、内膝眼、犊鼻、足三里。

操作：提插捻转得气后连接 G6805-1 电针仪，采用低频连续波和疏密波相交替，以患者耐受为度，每次 20 分钟，每天 1 次，20 次 1 个疗程。

（4）温和灸法

处方：阿是穴、内膝眼、犊鼻、足三里。

操作：将艾条的一端点燃，对准穴位，距 0.5～1 寸进行熏灸，使患者局部有温热感而无灼痛，一般每穴灸 3～5 分钟，以皮肤稍呈红晕为度。每日 1 次，10 次为 1 个疗程。

（5）穴位注射疗法

处方：阿是穴。

操作：局部常规消毒，将当归注射液 2ml 注入痛点，每 5 日为 1 次，5 次为 1 个疗程。

2. 现代物理疗法

（1）直流电疗法

处方：内膝眼、犊鼻。

操作：直流电采用 DL-1 型感应电疗机，用维生素 B_1、B_{12} 注射液的水溶液浸湿卫生纸垫于阴阳极板，阳极置于内膝眼处，阴极置于犊鼻处，电流强度为 40～60mA，用疏波和密波隔日交换 1 次，每天 1 次，每次 20 分钟，12 天为 1 个疗程。

（2）超声波疗法

处方：患处。

操作：局部无金属内固定者，用无热量超短波，根据部位的大小，对置或并置，8～10 分钟，每日 1 次。急性期止痛宜用小剂量，0.2～0.5W/cm²，每次 3 分钟，每天 1 次，5～6 次为 1 个疗程；慢性期，较大剂量（1.5W/cm²）8 分钟/次，隔日 1 次，10～12 次为 1 个疗程。

（3）蜡疗法

处方：患部。

操作：石蜡熔解成液体后倾倒于浅盘中，厚 1.5～2.0cm，待冷凝成块时取出，直接敷贴于患处，包裹保温，进行治疗，每次治疗 20～30 分钟。以上均每天 1 次，每周 5 次，20 次为 1 个疗程。

（4）磁疗法

处方：患处。

操作：用电脑骨创伤治疗仪在患处进行脉冲磁场治疗，磁场强度一般为 1～2 档，频率 5～8 档，每天 1 次，每次 30 分钟。

3. 现代康复疗法

（1）运动疗法

处方：股四头肌力量训练。

操作：可适当参加正常训练。但应加强股四头肌力量的训练。除直腿上抬练习（不负重和负重），伸屈膝练习（不负重和负重）外，还要进行静蹲练习。①静力收缩练习，避免做引起疼痛的关节全范围运动。有时完全伸直膝关节做股四头肌静力收缩运动可引起疼痛，此时可使膝微屈，腘窝下放置小枕垫，再做较慢的静力收缩。较轻的病例可用半屈膝位静蹲练习，取无痛的半蹲角开始静蹲，从 2～3 分钟开始，逐渐增加静蹲时间，可增加到每次 10～15 分钟。②直腿上抬练习。③膝伸屈的动力练习。

（2）作业疗法

处方：增强肌力、耐力及协调性的练习。

操作：编排一些有目的的活动，增强患者的股四头肌、腘绳肌和腓肠肌肌力、耐力和协调性。进行下肢的各种主动训练、简单的作业治疗，并进行呼吸训练。

（3）心理疗法

处方：与患者及其家属进行沟通。

操作：让患者了解髌骨软化症的性质、程度和康复治疗方案，从而增强战胜疾病的信心，并获得患者的密切配合及患者家属的支持和理解。

第十章

膝关节开放性手术后关节功能障碍

【概述】

膝关节开放性手术后关节功能障碍，是指膝关节开放性手术后，由于切口瘢痕引起切口周围的筋膜、肌肉、韧带及膝关节囊形成广泛的粘连、瘢痕、挛缩及堵塞，所导致的膝关节功能障碍。对本病利用单纯的康复理疗，治疗效果差。针刀闭合性手术，不但不会造成新的手术切口瘢痕，而且能够精确松解瘢痕组织间的粘连，为膝关节开放性手术后关节功能障碍的患者提供了一种全新的治疗方法。

【病因病理】

开放性手术切口在愈合过程中所造成切口周围的筋膜、肌肉、韧带及膝关节囊形成广泛的粘连、瘢痕、挛缩、堵塞，是导致膝关节功能障碍的主要原因。

【临床表现】

患者膝关节切口处的瘢痕挛缩，局部干燥，切口可高出皮面。膝关节的伸、展、屈、收等功能均有不同程度的障碍。

【诊断要点】

（1）患者有明确的膝关节手术史。

（2）膝关节周围有明显的开放性手术切口瘢痕，局部干燥，切口可高出皮面。

（3）膝关节活动功能明显下降。

【针刀治疗】

1. 治疗原则

依据针刀医学关于慢性软组织损伤的理论，慢性软组织损伤病理构架的网眼理论及针刀闭合性手术理论，用针刀对手术切口处所产生的粘连、瘢痕进行松解，使膝部的动态平衡得到恢复，本病可得到根本性的治疗。

2. 操作方法

1）第 1 次针刀松解开放性手术切口瘢痕（以膝关节前外侧手术瘢痕为例加以描述）

（1）体位　仰卧位。

（2）体表定位（图 10-1）　分别于瘢痕纵轴平行左右旁开 1cm，瘢痕纵轴两端旁开 1cm 定位。

（3）消毒　在施术部位，用活力碘消毒 2 遍，然后铺无菌洞巾，使治疗点正对洞巾中间。

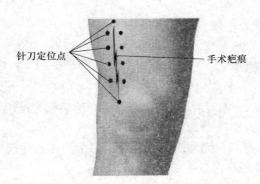

图 10-1　体表定位示意图

（4）麻醉　用 1%利多卡因局部浸润麻醉，每个治疗点注药 1ml。

（5）刀具　使用 I 型 4 号直形针刀。

（6）针刀操作（图 10-2）

①第 1 支针刀松解瘢痕外侧粘连点：刀口线与重要神经血管平行，针刀体与瘢痕呈 45°角，按针刀四步进针规程，从体表定位点进针刀，刺入表皮后，向瘢痕方向进针刀，用提插刀法切开瘢痕真皮层。

②第 2 支针刀松解瘢痕内侧粘连点：针刀操作参照第 1 支针刀松解方法。

③第 3 支针刀松解瘢痕顶端粘连点：刀口线与重要神经血管平行，针刀体与瘢痕呈 45°角，按针刀四步进针规程，从体表定位点进针刀，刺入表皮后，沿瘢痕纵轴方向进针刀，用提插刀法切开瘢痕真皮层。

④第 4 支针刀松解瘢痕另一端粘连点：针刀操作参照第 3 支针刀松解方法。

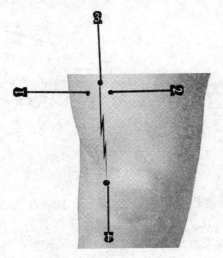

图 10-2　针刀松解示意图

（7）注意事项

①针刀松解时，注意保护表皮层，不可刺开表皮。

②根据瘢痕长短及瘢痕的轻重程度，相距 5～7 天后做第 2 次松解术。第 2 次松解重复第 1 次的操作，只是松解的位置不一样。在瘢痕松解手术间歇期可同时进行其他深

层软组织粘连瘢痕的针刀松解。

2）第 2 次针刀松解髌上囊，髌下脂肪垫及髌股韧带

（1）体位　仰卧位。

（2）体表定位　膝关节前内侧。

（3）消毒　在施术部位，用活力碘消毒 2 遍，然后铺无菌洞巾，使治疗点正对洞巾中间。

（4）麻醉　用 1% 利多卡因局部浸润麻醉，每个治疗点注药 1ml。

（5）刀具　使用 Ⅰ 型 3 号、4 号直形针刀。

（6）针刀操作

①第 1 支针刀松解髌上囊（图 10-3）：针刀体与皮肤垂直，刀口线与股四头肌方向一致，按针刀四步进针规程进针刀，经皮肤、皮下组织，当穿过股四头肌有落空感时，即到达髌上囊，先纵疏横剥 2 刀。然后将刀体向大腿方向倾斜 45°，调转刀口线 90°，针刀沿股骨凹面，提插 2 刀，深度不超过 0.5cm，以疏通髌上囊与关节囊的粘连点。

②第 2 支针刀松解髌下脂肪垫（图 10-3）：针刀体与皮肤垂直，刀口线与髌韧带走行方向一致，按针刀四步进针规程进针刀，经皮肤、皮下组织，当穿过髌韧带有明显的落空感时，再进针刀 1cm，即到达髌下脂肪垫，纵疏横剥 2 刀，深度不超过 0.5cm。

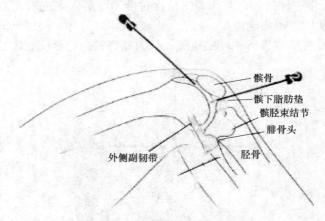

图 10-3　髌上囊针刀松解示意图

③第 3 支针刀松解外侧髌股韧带外上缘（图 10-4）：髌股韧带是髌内外侧支持带的深层，起于髌骨侧缘，止于股骨内外侧髁。在髌骨外上缘定位，刀口线与下肢纵轴平行，按针刀四步进针规程进针刀，针刀紧贴髌骨外上缘骨面铲剥 2～3 刀，深度不超过 0.5cm。

④第 4 支针刀松解外侧髌股韧带外下缘：在髌骨外缘外下份定位，刀口线与下肢纵轴平行，按针刀四步进针规程进针刀，针刀紧贴髌骨外下缘骨面，铲剥 2～3 刀，深度不超过 0.5cm。

⑤第 5 支针刀松解内侧髌股韧带内上缘（图 10-4）：在髌骨内缘上份定位，刀口线

与下肢纵轴平行，按针刀四步进针规程进针刀，针刀紧贴髌骨内上缘骨面，铲剥 2～3 刀，深度不超过 0.5cm。

⑥第 6 支针刀松解内侧髌股韧带内下缘（图 10-4）：在髌骨内缘下份定位，刀口线与下肢纵轴平行，按针刀四步进针规程进针刀，针刀紧贴髌骨内下缘骨面，铲剥 2～3 刀，深度不超过 0.5cm。

如膝关节内有积液，在抽出针刀时，会有部分积液通过针刀孔流出，只要针刀手术精确到位，整体松解术后，积液自然会吸收，不必用注射器将关节积液抽出。

3）第 3 次针刀松解鹅足部的粘连瘢痕

（1）体位　仰卧位，膝关节屈曲 60°。

（2）体表定位　胫骨上段内侧部。

（3）消毒　在施术部位，用活力碘消毒 2 遍，然后铺无菌洞巾，使治疗点正对洞巾中间。

（4）麻醉　用 1%利多卡因局部浸润麻醉，每个治疗点注药 1ml。

（5）刀具　使用Ⅰ型 4 号直形针刀。

（6）针刀操作　（图 10-5）针刀松解鹅足的挛缩点。在胫骨上段内侧部定位。刀口线与下肢纵轴方向一致，按针刀四步进针规程进针刀，经皮肤、皮下组织胫骨内侧骨面，贴骨面分别向上、中、下作扇形铲剥 2～3 刀，范围为 1cm。

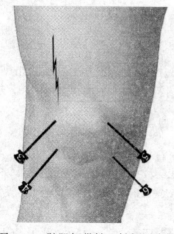

图 10-4　髌股韧带针刀松解示意图

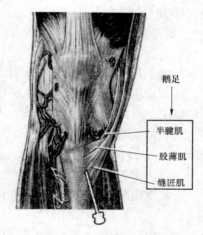

图 10-5　鹅足部针刀松解示意图

【针刀术后手法治疗】

每次针刀术后，立即做被动膝关节伸屈，收展运动，在膝关节伸直外展到最大位时，向相同方向做 1～2 次弹拨手法，以进一步松解残余的粘连和瘢痕。

【针刀术后康复治疗】

（一）目的

膝关节开放手术后关节功能障碍针刀整体松解术后康复治疗的目的是进一步调节膝部弓弦力学系统的力平衡，促进局部血液循环，加速局部的新陈代谢，有利于损伤组织的早期修复。

（二）方法

膝关节开放手术后关节功能障碍行针刀手术后 48～72 小时可选用下列疗法进行康复治疗。

1. 针灸推拿疗法

（1）推拿法

处方一：局部放松式按摩

操作：用右手五指和手掌对患肢关节进行放松式按摩，在按摩过程中对患肢关节进行适度手法牵拉。每次 10～15 分钟，每日或隔日 1 次。

处方二：局部揉、摩、擦、推。

操作：先以轻手法揉、摩、擦、推患肢大腿、小腿及膝关节周围软组织 10～15 分钟，使患肢膝关节有微微发热和酸胀的感觉，继而则捏揉股四头肌下半部 3～5 分钟，使肌肉肌腱充分松弛，患肢放松。每天 1 次。

处方三：患侧局部。

操作：患者取坐位，用自己双手拇指及手掌和大、小鱼际对患膝关节周围软组织和穴位进行揉、摩、推、擦、拍、点穴等自我放松疗法，治疗力量逐渐加大，使关节周围产生热感，但以不可引起局部疼痛为原则，治疗持续 5 分钟，再作髌骨前后左右滑动 5 分钟。每日 1 次。

（2）中药疗法

处方一：选舒筋通络、活血祛风的中药，当归、透骨草、防风、荆芥、五加皮、伸筋草各 20g。

操作：将上药加冷水浸泡 12 小时，放入汽化热疗机的高压锅内，开机加热至有蒸汽喷出，然后将温度调至 40℃左右即可治疗。患者露出膝部仰卧于治疗床上，热疗 40 分钟，每日 1 次，7 天为 1 个疗程。

处方二：伸筋草 10g、透骨草 10g、五加皮 10g、海桐皮 10g、苦参根 20g、威灵仙 20g、艾叶 10g、鲜樟叶 200g、红花 10g、花椒 10g、泽兰 10g。

操作：将上药置于瓷盆内，加水约 2000ml，经过浸泡后，加热煮沸 15 分钟，然后趁热熏洗，每次用药 20 分钟，早晚各 1 次，每天 2 次。10 天为 1 个疗程，一般使用 15 个疗程。

处方三：桃仁 10g，红花 10g，川芎 15g，川牛膝 15g，当归 15g，威灵仙 15g，泽兰 12g，泽泻 12g，玄胡 20g，乳香 10g，没药 10g，伸筋草 20g，透骨草 20g。

操作：将药材倒入中药提取器中，加入药材重量的 8 倍水量浸泡 30 分钟，然后提取 2 次，第 1 次加热 2 小时，第 2 次加 6 倍水加热 1 小时，合并提取液，浓缩至 250ml，过滤，装入瓶中。首先在患膝采用中药熏洗治疗 20 分钟。具体操作为将制备的中药药液倒入药杯中，用膝关节大小的纱布充分浸泡其中 10 分钟，并将其取出，湿敷于膝关节处，打开中药熏洗仪，待热蒸汽从喷头喷向纱布；接着用中药离子导入治疗 20 分钟。具体操作为将充分浸泡的纱布包裹电极片，附着于膝关节处，将离子导入仪通电，调整治疗频率由小到大分别为 10Hz、20Hz、30Hz、40Hz，直至患者自觉患膝部电刺激适度为宜。

2. 现代物理疗法

（1）超短波电疗法

处方：局部超短波电疗法。

操作：采用上海产 CDL-1 型超短波电疗机，电极放置患肢膝关节处，左右对置或前后对置，频率 40.48MHz、波长 7.37m、最大输出功率 200W，微热量，每次 20 分钟，每日或隔日 1 次，15～20 次为 1 个疗程。

（2）低频脉冲治疗仪治疗

操作：神经肌肉电刺激，用 KT-90A（低频脉冲治疗仪）不同波形、振幅、周期、频率的电脉冲直接控制肌肉收缩的强度。可用 50～100Hz，波宽为 0.1m 的低频脉冲或低频调制中频电刺激股四头肌，特别是股内侧肌，电极沿肌束长轴并行放置，刺激强度以最小电流量达到最大的收缩效果为宜。每次治疗 20～30 分钟，每天 1～2 次，要求患者随电刺激同步做等长收缩练习。

（3）热敷法

处方：局部热水袋或热水毛巾热敷。

操作：热敷时一般采用热水袋或热水毛巾，每天 1～2 次，每次 20～30 分钟。毛巾无热感时要立即更换，热敷的温度要适当，以防烫伤。

（4）红外线照射法

处方：局部用红外线灯照射。

操作：先把红外线灯预热 2～5 分钟，然后把红外线灯移向患部的上方或侧方，灯距一般为 30～50cm，照射剂量以患处有舒适热感、皮肤出现桃红色均匀红斑为度。如感觉温度过高则适当增大灯距，擦去汗液。每天 1～2 次，每次 15～30 分钟。

3. 现代康复疗法

（1）运动疗法

处方一：被动运动、主动运动、抗阻力运动、实用功能训练。

操作：被动运动于按摩结束后进行，用一手固定患肢关节近端，另一手帮助患肢关节进行屈曲运动。运动的力度由小到大，逐渐增加至一定力度后，维持数秒钟，由小范围开始，逐渐增至大范围。每次 10～15 分钟，每日或隔日 1 次。主动运动，将运动体操动作给病人示范，让病人自己练习。每次 15～20 分钟，每日 2 次。抗阻力运动，在练习伸、屈膝关节时，由治疗师加一定阻力进行运动，阻力由小至大，逐渐增加。每次10～15 分钟，每日 1 次。实用功能训练，当患肢膝关节主动屈曲达 80° 时开始进行蹬车训练。训练时先将自行车固定，然后进行原地蹬车练习。

处方二：膝关节常规关节松动。

操作：膝关节常规关节松动，由同一治疗师对患者膝关节行关节的长轴牵引，对髌骨行上下左右滑动，对股胫关节行前后向的滑动，之后在膝关节屈曲终末端行小范围节律性摆动，30 分钟/次，最后再行股胫关节屈曲位功能牵伸（患者俯卧位，固定股骨远端，外力加于胫骨远端前方，垂直于胫骨向后用力，以患者耐受疼痛、不引起肌痉挛为度），功能牵伸每次 20 分钟，每周 6 次。

处方三：改良式功能牵伸。

操作：股胫关节屈曲位功能牵伸的基础上增加股胫关节的前后向滑动，患者俯卧位，固定股骨远端，一外力加于胫骨远端前方，垂直于胫骨向后用力，另一外力加于胫骨近端平行于治疗平面持续向后方滑动。以患者耐受疼痛、不引起肌痉挛为度，功能牵伸每次 20 分钟，每周 6 次。

（2）心理康复

处方一：心理康复

操作：由于手术后关节功能障碍，患者常担心再次手术，所以性情急躁、不能循序渐进的锻炼。医者要使患者保持良好的心理状态，培养战胜疾病的决心，树立准确的康复理念，积极主动参与康复治疗。

处方二：心理康复

操作：膝关节功能障碍的功能康复需要训练的时间较长，难度较大，病人不易持之以恒。因此，在治疗程中，我们首先给患者讲清楚治疗计划，治疗的预期效果，所需要的时间等，使患者明白运动治疗是医师、治疗师和患者共同完成的任务，并鼓励患者配合医师坚持训练，尽快获得康复。

第十一章
膝关节疾病临证医案精选

一、膝关节外侧副韧带损伤临证医案精选

【临证医案精选】

患者：张某某，男，40 岁，快递员，于 2014 年 8 月 5 日来我院就诊。

主诉：右膝关节外侧疼痛 1 个月。

现病史：患者 1 个月前骑摩托车摔伤，摩托车压住大腿，引起膝关节肿胀、疼痛，经治疗后肿胀消退，但膝关节外侧仍感疼痛。

查体：股骨外侧髁、腓骨小头上缘、胫骨上端内缘广泛的压痛。

影像学检查：右小腿内收位双膝 X 线正位片：右膝关节未见骨质异常。

诊断：膝关节外侧副韧带损伤。

治疗：在 1%利多卡因局部麻醉下，使用Ⅰ型 4 号针刀行针刀松解术，松解膝关节内侧副韧带起止点。术后抗生素常规预防感染 3 日。内服外敷中药柔筋散 15 日。

2014 年 9 月 10 日第 1 次随诊，患者诉：右膝关节外侧有轻微疼痛感，劳累后加重，功能活动恢复正常。查体：股骨外侧髁、腓骨小头上缘、胫骨上端内缘压痛不明显。嘱患者做膝关节康复操继续康复锻炼。内服外敷中药柔筋散 15 日。

2015 年 3 月 15 日第 2 次随诊，患者诉：右膝关节已无疼痛感，活动自如，已能参加体育活动。

按语：该患者因外伤导致膝关节弓弦力学系统受损，主要是静态弓弦力学单元的粘连瘢痕，膝关节外侧弓弦结合部周围的韧带出现粘连、挛缩、瘢痕从而导致疼痛、功能障碍。根据慢性软组织损伤病理构架的网眼理论，以一次针刀松解术以及术后康复锻炼、中药内服外敷从根本上破坏了膝关节外侧副韧带损伤的病理构架，从而恢复了膝关节的力学平衡状态，故能最终消除疼痛，使膝关节活动自如。

二、膝关节内侧副韧带损伤临证医案精选

【临证医案精选】

患者：吴某，女，68 岁，退休，于 2016 年 3 月 15 日来我院就诊。

主诉：右膝关节内侧疼痛 1 个月。

现病史：患者 1 个月前下公共汽车时踩空导致右小腿外翻扭伤后感右膝关节内侧疼痛，未引起注意，后疼痛加剧，活动后尤甚，故前来就诊。

查体：右腿伸直受限，下蹲困难，股骨内侧髁可摸到小的皮下结节，内侧副韧带分离试验阳性。

影像学检查：X 线片检查示右膝关节诸骨未见异常。

诊断：膝关节内侧副韧带损伤。

治疗：在 1%利多卡因局部麻醉下，使用Ⅰ型 4 号针刀行针刀松解术，松解膝关节内侧副韧带起止点。术后抗生素常规预防感染 3 日。内服外敷中药柔筋散 15 日。

2016 年 6 月 20 日随访，患者诉已经恢复正常。

2016 年 9 月 15 日电话随访，患者诉一切正常。

按语：依据针刀医学慢性软组织损伤病理构架的网眼理论，该患者因外伤导致膝关节弓弦力学系统受损，主要是静态弓弦力学单元的粘连瘢痕，膝关节内侧弓弦结合部周围的韧带出现粘连、挛缩、瘢痕，功能障碍，破坏了膝部弓弦力学系统，形成的网状立体病理构架，用针刀松解内侧副韧带起止点及行经途中的粘连、瘢痕，使膝部的动态平衡得到恢复，本病可得到根本性治疗。

三、膝关节创伤性滑膜炎临证医案精选

【临证医案精选】

患者：李某某，女，58 岁，工人，于 2014 年 7 月 1 日来我院就诊。

主诉：右膝肿痛，行走困难半年余。

现病史：患者半年前因车祸之后发生右膝关节疼痛，未经治疗，现逐渐发展为右膝关节肿大、疼痛，行走困难。

查体：右膝关节外观饱满，双膝眼消失，伸屈困难。右浮髌试验阳性。

影像学检查：右膝关节正侧位 X 线片示右膝关节诸骨未见异常。

诊断：膝关节创伤性滑膜炎。

治疗：第一次治疗：在局部麻醉下运用Ⅰ型 4 号针刀分别松解膝关节内、外侧副韧带起止点及鹅足囊的粘连和瘢痕。术毕患者仰卧屈膝屈髋 90°，在助手双手握住患者股骨下端，医生双手握持患者右踝部相对牵引的情况下，医生内外旋转患者小腿，同时使膝关节尽量屈曲，再缓缓伸直。术后抗生素常规预防感染 3 日。48 小时后，依膝关节康复操进行康复锻炼 5 日，并予以中药外浴。中药处方：黄芪 60g，当归 20g，白芍 20g，甲珠 20g，威灵仙 150g，白芷 10g，盐附片 20g。将上方浸泡于 4000ml 水中，半小时后煮沸，待温度适中后外洗浴半小时，每日 1 次，连续 3 日。

2014 年 7 月 8 日第二次治疗：在局部麻醉下运用Ⅰ型 4 号针刀松解髌内、外侧支持带及膝关节前侧滑膜的瘢痕和挛缩。术毕手法治疗同前。术后抗生素常规预防感染 3 日。48 小时后，依膝关节康复操进行康复锻炼 30 日，并予以中药足浴 7 日。

2014 年 8 月 8 日第一次随诊，患者诉：右膝关节有轻微疼痛感，劳累后加重，功能活动恢复正常。查体：右膝关节外观正常，右浮髌试验阴性。嘱患者依膝关节创伤性滑膜炎康复操继续康复锻炼。依上方中药洗浴 15 日，内服中药柔筋散 15 日。

2012 年 1 月 15 日第二次随诊，患者诉：右膝关节已无疼痛感，活动自如，已能参加体育活动。

按语：该患者因长期慢性劳损致膝关节动、静态弓弦力学单元异常，引起关节微小错位，导致膝关节受力不均，关节力平衡失调，而人体为了传导重力，并防止关节相互碰撞，使滑膜产生代偿性的增厚、粘连和挛缩，并分泌大量滑液以保持关节的润滑。过度分泌的滑液不能被及时吸收，潴留在膝部，即形成膝关节创伤性滑膜炎。根据针刀医学关于慢性软组织病因学理论及慢性软组织损伤病理构架的网眼理论，通过两次针刀松解术治疗，第一次针刀松解外侧副韧带起止点及鹅足囊的粘连和瘢痕，故关节疼痛缓解，功能活动明显改善。第二次针刀治疗在第一次针刀治疗基础上，对髌内、外侧支持带及膝关节前侧滑膜的粘连瘢痕和挛缩进行松解，故功能活动基本恢复正常。手法治疗、中药足浴、康复锻炼从根本上破坏了膝关节创伤性滑膜炎的病理构架，从而恢复了膝关节的力学平衡状态，故能最终消除疼痛，使膝关节活动自如。

四、髌下脂肪垫损伤临证医案精选

【临证医案精选】

患者：王某某，女，65岁，退休，于2015年3月8日来我院就诊。

主诉：左膝下疼痛2年。

现病史：患者2年前在上街买菜时左膝撞击在隔离墩上引起膝下剧烈疼痛，休息2日后疼痛缓解，之后时常感左膝疼痛，变天及受凉后可加剧，起立及行走困难，特别是下楼梯时疼痛更为明显，下蹲及起立时可闻及握雪音。

查体：髌下脂肪垫处压痛明显，屈曲膝关节后不能迅速伸直，且引起髌骨下疼痛加剧。

影像学检查：左膝关节正侧位X线片示左膝关节髁间嵴轻微骨质增生，关节间隙变窄。

诊断：髌下脂肪垫损伤。

治疗：在1%利多卡因局部麻醉下，运用Ⅰ型4号针刀行针刀松解术，松解髌韧带压痛点，并将髌韧带和脂肪垫剥离开来。术毕即行手法治疗：在医生和助手的协助下，使膝关节尽量屈曲，再缓慢伸直5次。术后抗生素常规预防感染3日，第三天起超短波理疗6日，48小时后，做膝关节康复操进行康复锻炼15日。

2015年4月10日第1次随诊，患者诉：左膝关节有轻微疼痛感，劳累后加重，功能活动恢复正常。查体：髌下脂肪垫处压痛不明显，屈曲膝关节后能迅速伸直，且不引起髌骨下疼痛，未闻及握雪音。嘱患者做膝关节康复操继续康复锻炼。内服中药柔筋散15日。

2015年4月15日第2次随诊，患者诉：左膝关节已无疼痛感，活动自如。复查左膝关节正侧位X线片示：左膝关节髁间嵴轻微骨质增生，关节间隙正常。

按语：依据针刀医学关于慢性软组织损伤的理论，髌下脂肪垫损伤后，瘢痕和髌韧带摩擦加剧，引起上述症状。在慢性期急性发作时，病变组织有水肿渗出，刺激神经末梢，使症状加剧。依据上述理论，用针刀将粘连松解、瘢痕刮除，使膝部的动态平衡得到恢复，本病可得到根本性的治疗。

该患者因外伤导致膝关节弓弦力学系统受损，主要是静态弓弦力学单元——髌韧带与髌下脂肪垫——之间的粘连瘢痕而导致膝关节疼痛、功能障碍。依据膝关节弓弦力学系统，髌下脂肪垫损伤后形成的网状立体病理构架，一次针刀松解髌韧带压痛点，并将髌韧带和脂肪垫剥离开来，关节疼痛即可缓解，功能活动明显改善。辅以手法治疗、超短波理疗、内服中药柔筋散及康复操继续康复锻炼，使膝部的动态平衡得到恢复，故疼痛消失、功能活动恢复正常。

五、鹅足滑囊炎临证医案精选

【临证医案精选】

患者：郑某某，男，64 岁，职工，于 2013 年 9 月 15 日来我院就诊。

主诉：右膝关节内下方疼痛 1 周。

现病史：患者 1 周前在单位组织春游爬山后，出现跛行现象，使用热敷及拔火罐治疗，效果不显著，反而有加重趋势，经人介绍到我院就诊。

查体：膝关节内侧平胫骨结节处肿胀、疼痛，用力屈膝时疼痛加重。被动伸直、外展及外旋膝关节时，局部疼痛加重，皮下可触及波动感。

影像学检查：右膝关节髁间嵴轻微骨质增生，内侧关节间隙变窄。

诊断：鹅足滑囊炎。

治疗：在 1%利多卡因局部麻醉下，运用 I 型 4 号针刀行针刀松解术，松解胫骨上段内侧部鹅足止点。术毕手法弹压膝关节内侧数次。术后抗生素常规预防感染 3 日。第三日起，超短波理疗 6 日。

2013 年 10 月 10 日第一次随诊，患者诉：右膝关节有轻微疼痛感，劳累后加重，功能活动恢复正常。查体：膝关节内侧平胫骨结节处肿胀、疼痛消失，用力屈膝时无疼痛。被动伸直、外展及外旋膝关节时，局部无疼痛，皮下未触及波动感。嘱患者做膝关节康复操继续康复锻炼。

2014 年 3 月 15 日第二次随诊，患者诉：右膝关节已无疼痛感，活动自如，已能正常工作。复查 X 线片，右膝关节正侧位片示：右膝关节髁间嵴轻微骨质增生，关节间隙正常。

按语：依据针刀医学关于慢性软组织损伤的理论，鹅足损伤后，在损伤局部形成瘢痕，同时引起鹅足处滑膜的粘连，导致鹅足滑囊滑液的异常渗出引发上述症状。用针刀松解粘连、切开瘢痕，使膝部的动态平衡得到恢复，本病可得到根本性的治疗。

该患者因鹅足损伤后，在损伤局部形成瘢痕，同时引起鹅足处滑膜的粘连，导致膝关节弓弦力学系统受损，从而导致右膝疼痛、功能障碍。根据慢性软组织损伤病理构架的网眼理论，进行一次针刀松解术，松解胫骨上段内侧部鹅足止点以及术后手法、超短波理疗和康复锻炼，从根本上破坏了鹅足滑囊炎的病理构架，从而恢复了膝关节的力学平衡状态，故能最终消除疼痛，使膝关节活动自如。

六、髌下滑囊炎临证医案精选

【临证医案精选】

患者：周某某，男，21岁，学生，于2016年8月10日来我院就诊。

主诉：左膝下隐痛，伸屈功能受限2周。

现病史：患者2周前因频繁练习举重，引起膝下肿痛不适，不能继续训练，遂来就诊。现左下肢不能完全伸直，走路呈跛行。

查体：胫骨粗隆及稍上缘压痛明显，髌韧带下方囊样突起，有波动感，伸屈下肢时，疼痛加剧。

影像学检查：左膝关节正侧位片示左膝关节诸骨未见异常。

诊断：髌下滑囊炎。

治疗：在1%利多卡因局部麻醉下，运用Ⅰ型4号针刀行针刀松解术，松解左膝关节髌下滑囊压痛点。术毕按压压痛点，破坏滑囊，促进滑囊液的吸收。术后抗生素常规预防感染3日。第3天起超短波理疗6日。

2016年9月10日第一次随诊，患者诉：左膝关节无疼痛感，功能活动恢复正常。查体：胫骨粗隆及稍上缘无压痛，髌韧带下方囊样突起消失。伸屈下肢时，左膝无疼痛。嘱患者做膝关节康复操继续康复锻炼15日。

2017年4月12日电话随访，患者诉左膝不痛，已能正常训练。

按语：依据针刀医学弓弦力学系统理论，下肢动态弓弦力学单元的损伤，引起静态力学系统的受损，产生髌下滑囊的粘连，导致髌下滑囊滑液的异常渗出引发上述症状。用针刀松解粘连、切开瘢痕，使膝部的动态平衡得到恢复，本病可得到根本性的治疗。

该患者因过度运动，导致膝关节静态弓弦力学系统受损，引起髌下滑囊的粘连，导致髌下滑囊滑液的异常渗出从而导致左膝疼痛、功能障碍。根据慢性软组织损伤病理构架的网眼理论，以一次针刀松解术，松解左膝关节髌下滑囊压痛点以及术后手法、超短波理疗和康复锻炼，从根本上破坏了髌下滑囊炎的病理构架，从而恢复了膝关节的力学平衡状态，故能最终消除疼痛，使膝关节活动自如，治愈本病。

七、腘窝囊肿临证医案精选

【临证医案精选】

患者：汪某，女，56岁，干部，于2012年9月15日来我院就诊。

主诉：右小腿反复肿胀疼痛半年。

现病史：患者半年前开始发生右小腿疼痛，伴间断性右小腿肿胀，按压后皮肤有凹痕，劳累受凉后症状加重，自行推拿及热敷可缓解。曾在某某大医院住院，诊断为右下肢深静脉炎，经抗炎利水等治疗，病情缓解，出院后又复发如故。经人介绍来我院求治。

查体：右腘窝部可触及弹性波动性肿物，表面光滑，质地柔软，压痛不明显；膝关节伸直170°，屈曲40°。

影像学检查：右膝关节正侧位片示右膝关节轻度骨质增生，余未见异常。B超提示右腘窝囊性肿块。心电图检查示窦性心律，正常心电图。实验室检查示肝肾功能正常。

诊断：腘窝囊肿。

治疗：在 1%利多卡因局部麻醉下，运用Ⅰ型 4 号针刀行针刀松解术，松解腘窝囊肿处。术毕，患者伸膝，拳头顶压囊肿，使囊液通过针刀刺破的囊壁，到达周围的组织间隙，由人体自行吸收，局部加压包扎 7 日。术后抗生素常规预防感染 3 日。第 2 天起超短波理疗 6 日。48 小时后，做膝关节康复操进行康复锻炼 15 日。内服中药柔筋散 15 日。

2012 年 10 月 15 日第 1 次随诊，患者诉：右小腿疼痛及肿胀消失，功能活动恢复正常，劳累后仍有轻微疼痛。查体：膝关节伸直 180°，屈曲 30°。右腘窝部弹性波动性肿物消失。嘱患者做膝关节康复操继续康复锻炼。内服中药柔筋散 15 日。中药外浴 15 日。外浴中药处方：黄芪 60g，当归 20g，白芍 20g，甲珠 20g，威灵仙 150g，白芷 10g，盐附片 20g。将上方浸泡于 4000ml 水中，半小时后煮沸，待温度适中后将右膝关节浸入药液中外浴半小时，每日 1 次。

2012 年 10 月 15 日第二次随诊，患者诉：右小腿 1 年来未发生肿胀疼痛，功能活动正常。复查 B 超示：右腘窝未见囊性肿块。

按语：该患者以右小腿反复肿胀疼痛为主要症状，因忽略腘窝部体检而误诊为下肢深静脉炎。经抗炎利水等治疗病情可缓解，但因病因不明而无法治愈。根据针刀闭合性手术理论及慢性软组织损伤病因病理学理论，应用针刀刺破囊壁，使囊液流入组织间隙，由人体自行吸收，再通过术后手法，使两层囊壁之间产生粘连；配合中药足浴能够舒筋活血，消肿止痛，活血散瘀；辅以康复锻炼，恢复了膝关节的力学平衡状态，故能最终消除疼痛，恢复正常的功能活动，治愈该病。

八、胫骨粗隆骨骺炎临证医案精选

【临证医案精选】

患者：秦某，男，16 岁，学生，于 2013 年 3 月 15 日来我院就诊。

主诉：右膝前下方疼痛半年。

现病史：患者半年前在与同学踢球的过程中，突感右膝关节前下方疼痛，不能用力。休息一日后缓解。之后断续发生右膝前下方疼痛，伴见有小包块逐渐长大。剧烈运动后疼痛加重，休息后疼痛缓解。曾经活络油等外搽无效，现在家长陪同下就诊。

查体：胫骨上端部有一个如黄豆大小的包块，体表可触及，质地坚硬，按之压痛明显。

右膝关节伸直 180°，屈曲 45°。

影像学检查：右膝关节正侧位片示胫骨粗隆部撕脱样损伤。

诊断：胫骨粗隆骨骺炎。

治疗：在 1%利多卡因局部麻醉下，运用Ⅰ型 4 号针刀行针刀松解术，松解髌韧带起止点。术毕屈膝手法弹压 2 次。术后抗生素常规预防感染 3 日。第 3 天起超短波理疗 6 日。禁止剧烈运动 15 日。内服中药柔筋散 15 日。

2013 年 4 月 15 日第一次随诊，患者诉：右膝前下方劳累后仍有轻微疼痛感，功能活动正常。查体：膝关节伸直 180°，屈曲 30°。右膝前下方小包块变软，按之压痛不明显。嘱患者做膝关节康复操进行康复锻炼，逐渐加大运动量。内服中药柔筋散 15 日。

2014 年 2 月 15 日第二次随诊，患者诉：右膝关节前下方无疼痛，功能活动正常。右膝关节正侧位片示：胫骨粗隆部骨皮质连续。

按语：依据针刀医学关于慢性软组织损伤的理论，胫骨粗隆骨骺炎是由于髌韧带的强力牵拉，使髌韧带止点应力集中，人体为了对抗这种异常应力，在局部产生硬化、钙化及骨化的代偿过程而引起的疾病。依据上述理论，用针刀松解此处的粘连、瘢痕，使膝部的动态力平衡得到恢复，则可治愈本病。

九、膝关节骨性关节炎临证医案精选

【临证医案精选 1——早期无骨质增生】

患者：孙某某，女，52 岁，家务，于 2015 年 6 月 4 日来院就诊。

主诉：右膝疼痛 1 年，加剧 1 周。

现病史：患者 1 年前因受凉后导致右臀部疼痛，经锻炼后右臀部疼痛消失，出现右膝部疼痛，伴伸直受限，下蹲困难，曾经针刺、推拿及超短波理疗等治疗，疗效不显，近 1 周来因行走过多痛剧。

查体：髌骨底部压痛，右膝关节明显肿胀，浮髌试验（一），且仰卧位时右膝关节不能平贴床面。

影像学检查：右膝关节正侧位片示内侧关节间隙稍变窄。

诊断：右膝关节骨性关节炎。

治疗：2015 年 6 月 5 日第 1 次治疗，在 1%利多卡因局部麻醉下，使用 Ⅰ 型 4 号针刀行膝关节前侧针刀整体松解术，分别松解髌上囊、髌下脂肪垫、髌骨内外侧支持带、内外侧髌股韧带。术毕抗阻力主动屈伸运动，以进一步松解粘连，术后患者当即就能作下蹲动作，仰卧位时右膝关节仍不能平贴床面。抗生素常规预防感染 3 日。嘱术后 48 小时起超短波理疗 4 日。

2015 年 6 月 10 日第二次治疗，诉第一次治疗后，右膝即感松动，疼痛大减，但第二、三天局部皮肤痛感剧烈，现已不痛。第二次治疗，在 1%利多卡因局部麻醉下，使用 Ⅰ 型 4 号针刀行膝关节外侧松解术，针刀松解腓侧副韧带起止点。术毕即发现仰卧位时右膝关节能平贴床面。抗生素常规预防感染 3 日。嘱术后 48 小时起超短波理疗 4 日。

2015 年 6 月 15 日第三次治疗，在 1%利多卡因局部麻醉下，使用 Ⅰ 型 4 号针刀行膝关节内侧松解术，针刀松解胫侧副韧带起止点、鹅足囊。抗生素常规预防感染 3 日。嘱术后 48 小时起环跳、风市、阴市、阳陵泉电针及红外线治疗 3 次。

2015 年 7 月 15 日随访：针刀施术部位仍有轻微不适感，嘱毛巾湿热敷治疗，每日 1 次。

2015 年 12 月 20 日随访：诸症消失，患膝痊愈。

按语：根据针刀医学理论，膝关节骨性关节炎是由于膝关节弓弦力学系统受损，导致膝关节周围的弓弦结合部的软组织出现广泛的粘连瘢痕和孪缩后，这些病变软组织形成网络状立体病理构架从而引发临床表现。通过对膝关节周围弓弦结合部软组织的整体松解，破坏了疾病的整体病理构架，术后配合手法及针刺电针的治疗，使膝关节力线恢复正常，膝关节的力平衡得到调整。故随访两次患者均反映良好，病情痊愈。

【临证医案精选 2——中期有骨质增生】

患者：赵某某，女，70 岁，退休，于 2016 年 7 月 15 日就诊。

主诉：双膝疼痛 30 年，加剧伴右膝屈伸受限 1 个月。

现病史：患者 30 年前因在工厂上夜班双膝受凉引起疼痛，曾经针刺、推拿、红外线理疗等治疗，疼痛略有缓解。1 个月前参加社区活动时扭伤右膝，即感右膝疼痛且屈伸受限，自行贴膏药、热敷、推拿等治疗，疗效不显，求治我院。

查体：双膝关节外形明显肿大，双髌周压痛明显，浮髌试验（-），右膝屈 60°，伸 0°。

影像学检查：X 线片示双膝关节多处骨质增生，内外侧关节间隙均变窄。

诊断：双膝骨性关节炎。

治疗：2016 年 7 月 15 日第一次治疗：在 1%利多卡因局部麻醉下，使用 I 型 4 号针刀行膝关节前侧针刀整体松解术，分别松解髌上囊、髌下脂肪垫、髌骨内外侧支持带、内外侧髌股韧带。术毕抗阻力主动屈伸运动，以进一步松解粘连，术后患者右膝即可屈曲 120°，伸直 0°，疼痛感减轻。抗生素常规预防感染 3 日。嘱术后 48 小时起超短波理疗 4 日。内服中药柔筋散 15 日，每日 2 次，每次 6g。

2016 年 7 月 22 日第二次治疗：患者述第一次治疗后，右膝即感松动，双膝疼痛大减，但右膝关节屈伸仍受限，活动时有刺痛感。第二次治疗，在 1%利多卡因局部麻醉下，使用 I 型 4 号针刀行膝关节外侧松解术，针刀松解腓侧副韧带起止点。术毕患者诉痛感消失。抗生素常规预防感染 3 日。嘱术后 48 小时起超短波理疗 4 日。

2016 年 7 月 29 日第三次治疗，在 1%利多卡因局部麻醉下，使用 I 型 4 号针刀行膝关节内侧松解术，松解胫侧副韧带起止点、鹅足囊。抗生素常规预防感染 3 日。嘱术后 48 小时起超短波理疗 4 日。

2016 年 8 月 5 日患者述经前三次治疗，诸痛感已消失，关节活动范围无受限，但膝关节前伸时仍隐隐有刺痛感，第四次治疗，在 1%利多卡因局部麻醉下，使用 I 型 4 号针刀行膝关节后侧松解术，松解腓肠肌内外侧头起点。术后抗生素常规预防感染 3 日。嘱术后 48 小时起超短波理疗 4 日。

2016 年 8 月 8 日随访，诸症消失，已无刺痛感，患膝痊愈。

按语：该患者 30 年前因在工厂上夜班双膝受凉引起疼痛，为膝关节周围的软组织的积累性损伤表现。膝关节周围的软组织的积累性损伤后，导致膝关节动态平衡失调，附着于胫股关节和髌股关节韧带、肌肉、肌腱，以及局部脂肪垫、筋膜之间粘连、瘢痕和挛缩，破坏了膝关节内部的力学平衡，使正常负重力线发生变化，超过人体的自我修复能力后，引起临床表现，即为膝关节骨性关节炎。

根据针刀医学理论，该病属于双膝骨性关节炎中期，通过膝关节前侧松解术、膝关节外侧松解术、膝关节内侧松解术及膝关节后侧松解术，松解膝关节周围的软组织的广泛粘连、瘢痕和挛缩，破坏其病理构架。术后配合康复理疗，恢复膝关节正常受力线，使膝关节内部的力平衡得到恢复，生理构架得以重建，此病就得到了根本性的治疗。

【临证医案精选 3——"O"形腿】

患者：林某，女，62 岁，退休，2013 年 11 月 15 日就诊。

主诉：双膝肿疼痛反复发作 40 余年，关节变形及功能受限 2 年。

现病史：患者出身于农村，年轻时常于冬天进行田间劳作，因而致膝关节疼痛，后到棉纺厂上班，又因宿舍与单位距离较远，常年步行上班，行走过多，致膝关节疼痛反复发作。近两年来发现双膝变形严重，下蹲困难。

查体：双膝关节外形明显肿大，双髌周压痛明显，浮髌试验（−）。双下肢感觉无明显障碍，膝跳反射均减弱。双膝屈曲角度为 60°，伸直 0°，患者足跟并拢站立时双膝间距 7cm。

影像学检查：X 线片示双膝关节多处骨质增生，内外侧关节间隙均示变窄。

诊断：双膝骨性关节炎。

治疗：2013 年 11 月 15 日 第一次针刀治疗，在 1%利多卡因局部麻醉下，使用 I 型 4 号针刀行膝关节前侧针刀整体松解术，分别松解髌上囊、髌下脂肪垫、髌骨内外侧支持带、内外侧髌股韧带。术毕手法矫正，托板固定 14 日。抗生素常规预防感染 3 日。固定期间，嘱密切观察下肢血液循环情况，防止下肢缺血坏死，加强股四头肌及下肢肌伸缩运动锻炼，加强踝关节功能活动。

2013 年 11 月 22 日第二次治疗，在 1%利多卡因局部麻醉下，使用 I 型 4 号针刀行膝关节外侧松解术，针刀松解腓侧副韧带起止点。术毕手法矫正，托板固定。抗生素常规预防感染 3 日，固定期间，嘱密切观察下肢血液循环情况供应，防止下肢缺血坏死，加强股四头肌及下肢肌伸缩运动锻炼，加强踝关节功能活动。

2013 年 11 月 29 日第三次治疗，患者述疼痛大为减轻，膝关节肿胀消退，双膝屈曲角度为 110°，患者足跟并拢站立时双膝间距消失。在 1%利多卡因局部麻醉下，使用 I 型 4 号针刀行膝关节内侧松解术，针刀松解胫侧副韧带起止点、鹅足囊。术毕手法矫正膝关节内部的力学平衡失调。术后停止托板固定，抗生素预防感染 3 日。嘱术后 48 小时起超短波理疗 4 日。内服中药柔筋散 15 日，每日 3 次，每次 6g。

2013 年 12 月 5 日第四次治疗，在 1%利多卡因局部麻醉下，使用 I 型 4 号针刀行膝关节后侧松解术，松解腓肠肌内外侧头起点。术后抗生素常规预防感染 3 日。嘱术后 48 小时起超短波理疗 4 日。

2013 年 12 月 11 日患者述诸痛消失，但膝关节屈伸仍轻度受限，第五次治疗，在 1%利多卡因局部麻醉下，使用 I 型 4 号针刀行前交叉韧带起点松解术，松解前交叉韧带起点的内外缘。术后抗生素常规预防感染 3 日。内服中药生脉饮 15 日，每次 10ml，每日 2 次。

2013 年 12 月 15 日第六次治疗，在 1%利多卡因局部麻醉下，使用 I 型 4 号针刀行后交叉韧带起点松解术，松解后交叉韧带起点的内外缘。术毕患者即能够下蹲，膝关节屈伸已无障碍。术后抗生素常规预防感染 3 日。

2014 年 1 月 27 日随访，诸症消失，患膝痊愈。

按语：该患者双膝肿疼痛反复发作 40 余年，继发关节变形及功能受限两年，根据针刀医学理论，根本原因在于膝关节周围的软组织的积累性损伤后，导致膝关节弓弦力学系统受损动态平衡失调，附着于胫股关节和髌股关节韧带、肌肉、肌腱，以及局部脂肪垫、筋膜之间粘连、瘢痕和挛缩，破坏了膝关节内部的力学平衡，使正常负重力线发生变化，关节软骨面有效负重面积减小，面积内的骨小梁压力增高，引起骨质增生和微小骨折，进而引起骨质塌陷。当这种力平衡失调超过人体的自我修复后，引起临床表现。

通过对膝关节周围弓弦结合部软组织的整体松解，破坏了疾病的整体病理构架，术后配合手法纠正畸形，并用托板固定，以及中药益肾强筋健骨、祛风除湿，使膝关节力线恢复正常，膝关节的力平衡得到调整，疾病得以治愈。

十、髌骨软化症临证医案精选

【临证医案精选】

患者：黄某，女，54 岁，经理，于 2014 年 3 月 10 日来我院就诊。

主诉：左膝疼痛伴功能障碍 3 年。

现病史：患者 3 年前因车祸致右膝髌骨粉碎性骨折，行右髌骨摘除术后，右膝功能受限，长期依靠左膝用力，继发左膝疼痛，逐渐发展至上下楼或半蹲位时左膝疼痛加重。有时可出现"假交锁"征象，轻微活动髌骨时发出清脆的响声，即可"解锁"。

曾经行推拿、针灸、膝关节关节腔内注射等治疗，效果不明显，经人介绍求治我院。

查体：左髌骨下脂肪垫压痛明显，有"软腿"或"假交锁"征象出现，左髌骨研磨试验阳性。

影像学检查：膝关节正侧位 X 线片示髌骨有脱钙和萎缩现象。

诊断：髌骨软化症。

治疗：在 1%利多卡因局部麻醉下，行针刀松解术，松解髌上囊、髌下脂肪垫、髌外侧支持带、髌内侧支持带、外侧髌股韧带外上缘、外侧髌股韧带外下缘、内侧髌股韧带内上缘、内侧髌股韧带内下缘周围粘连瘢痕组织。针刀术后立即进行手法治疗。患者仰卧，患肢伸直，医生五指张开抓住患者髌骨，用力沿肢体纵轴滑动髌骨 5 次。然后令患者屈膝屈髋，医生一手拿住患肢踝关节上缘，另一手拇指顶住髌骨上缘，再令患肢伸直，同时医生拇指用力向下推顶髌骨 30 秒，使关节囊、支持韧带进一步松解。术后抗生素常规预防感染 3 日。48 小时后，依膝关节康复操进行康复锻炼 15 日，并予以中药外浴。中药处方：黄芪 60g，当归 20g，白芍 20g，甲珠 20g，威灵仙 150g，白芷 10g，盐附片 20g。将上方浸泡于 4000ml 水中，半小时后煮沸，待温度适中后外浴半小时，每日 1 次，连续 15 日。

2014 年 8 月 20 日第一次随诊，患者诉：左膝关节有轻微疼痛感，劳累后加重，功能活动恢复正常。查体：左膝关节外观正常，左髌骨下脂肪垫压痛不明显，无"软腿"或"假交锁"征象出现。左髌骨研磨试验阴性。嘱患者依髌骨软化症康复操继续康复锻炼。依上方中药外浴 15 日，内服中药柔筋散 15 日。

2015 年 2 月 1 日第二次随诊，患者诉：左膝关节已无疼痛感，活动自如，已能正常生活。

按语：依据针刀医学关于慢性软组织损伤的原理及慢性软组织损伤病理构架的网眼理论，髌骨周围软组织损伤后，造成髌骨的动态平衡失调，产生上述临床表现。造成动态平衡失调的三大病理因素是粘连、瘢痕和挛缩，慢性期急性发作时，病变组织有水肿渗出，刺激神经末梢而使症状加剧。依据膝关节弓弦力学系统，髌骨软化症后形成的网状立体病理构架，使用针刀松解髌上囊、髌下脂肪垫、髌外侧支持带、髌内侧支持带、外侧髌股韧带外上缘、外侧髌股韧带外下缘、内侧髌股韧带内上缘、内侧髌股韧带内下缘周围粘连瘢痕组织进行整体松解，使髌骨及膝关节的动态平衡得到恢复，故功能活动基本恢复正常。

针刀术后予以手法治疗，能破坏疾病的病理构架，对周围软组织起到松解作用，从而能缩短疗程，减轻患者痛苦，使膝关节尽快恢复动态平衡状态。中药外浴能够舒筋活血、消肿止痛、活血散瘀，并通过皮肤将药物传导至经络、筋骨，激发肌体的调节功能，可迅速消除疼痛，促进功能恢复，伤口愈合，而快速达到治愈目的。术后的康复锻炼使左膝的动态平衡状态得以保持，本病即可得到根本的治疗。

第十二章
膝关节疾病针刀临床研究进展

一、膝关节内侧副韧带损伤针刀临床研究进展

1. 针刀治疗

侯宇等[1]运用针刀治疗膝关节内侧副韧带损伤88例。治疗方法：对照组采用常规的封闭治疗方式，试验组则联合应用中医针刀治疗方法，具体步骤如下：患者仰卧位，膝关节屈曲90°，患侧足部平放床上；确定损伤部位，在股骨内上髁、关节间隙及胫骨内侧髁找出明显的压痛点，并用龙胆紫笔进行标记；对压痛点进行常规皮肤消毒后铺洞巾，然后应用2%盐酸利多卡因进行局部麻醉，每个点约2ml，待麻醉满意后用4号针刀，且刀口方向与膝关节内侧副韧带损伤部位方向平行，在压痛点间隙垂直皮肤表面刺入，存在落空感时表明已进入关节腔。剥离周围组织，进行试探性的针刺，若刺中时疼痛剧烈即表明是病变部位，在此处应用针刀切割松解筋膜，同时将筋结、筋束等一并切开。退出针刀后，立即在局部拔罐3～5分钟，不需立即压迫针眼，促进局部瘀血被拔出。再次进行局部常规消毒，用无菌敷贴覆盖刀口。尽量保持刀口皮肤干燥清洁，避免接触水。治疗结果：试验组44例，痊愈25例，疼痛等症状消失，膝关节内侧副韧带分离试验阴性，且关节功能恢复正常；好转12例，疼痛等症状基本消失，膝关节内侧副韧带分离试验阴性，且关节功能有所改善；有效6例，疼痛等症状有所减轻，膝关节内侧副韧带分离试验阴性，且关节功能有所恢复；无效1例，疼痛等症状无变化，关节功能活动受限，膝关节内侧副韧带分离试验阳性。总有效率97.72%。对照组44例，痊愈20例，好转9例，有效4例，无效11例，总有效率75.00%。认为应用针刀治疗方式，其操作简单方便，针刀切口小，对患者的损伤较小，可以促进局部组织逐渐的恢复，气血通则不痛，可以缓解患者局部疼痛，具有临床推广价值。

石鲲等[2]运用针刀治疗急性膝关节内侧副韧带损伤24例。治疗方法：常规消毒皮肤，戴无菌手套，铺无菌洞巾，用2%盐酸利多卡因注射液局部麻醉。按压1分钟，选择Ⅰ型4号针刀，右手持针刀，左手固定膝关节，选择股骨内上髁、胫骨内侧髁2点，刀口线方向与膝关节内侧副韧带走行方向平行，垂直于皮肤快速刺入。直达骨面，行纵行疏通、横向剥离，刀下有松动感后退出针刀。关节间隙压痛点处针刀刀口线方向仍与内侧副韧带走行方向平行，垂直于皮肤快速刺入。当有落空感后停止进刀，此时已进入关节腔，稍提针刀后，行纵行疏通、横向剥离后，再调转刀口线90°，纵行切割2～3刀，刀下有松动感后退出针刀。退出针刀后不需立即压迫针眼，局部立即拔罐5分钟，以拔

出局部瘀血，拭去血液后，碘伏局部常规消毒，用无菌敷贴或创可贴贴敷刀口。治疗后可适当口服活血化瘀类药物治疗，3日内保持治疗部位皮肤清洁，避免接触水。24例患者中治愈20例，占83.3%，好转4例，占16.7%，上述24例行定期随访，时间1～3个月，均无复发。

喻积强等[3]运用针刀治疗冬训新兵膝关节内侧副韧带损伤53例。治疗方法：均采用3号针刀。①内侧副韧带各压痛点：刀口线与膝关节内侧副韧带的走行方向平行，刀体与皮面垂直，快速刺入皮肤，通过皮下脂肪组织、膝内侧副韧带达骨面，行纵行疏通、横行剥离。刀下有水肿感的组织，则可纵行切开几刀。②关节间隙压痛点：刀口线与内侧副韧带纤维走向平行，与肢体纵轴平行，刀体与皮面垂直，快速刺入内侧副韧带，刀锋到达关节间隙上或下的骨面上，行纵行疏通、横行剥离，然后将刀锋移向关节间隙，进入关节腔；此时，应有明确的落空感，停止进刀。然后，可提起刀锋并调转刀口线90°，切开关节囊1～2刀。③内侧副韧带滑液囊点：刀口线与肢体纵轴平行，刀体与皮面垂直，快速进入滑液囊，纵行切开2～3刀，再行疏通、剥离即可。如积液较多则可有明显的落空感，并可能流出积聚的滑液。疗效评价：①痊愈：疼痛完全消失，随访未复发。②好转：疼痛明显减轻或消失，随访示复发。③无效：未达到好转标准。结果：痊愈41例，好转8例，无效4例，总有效率92.45%。

孙彦奇等[4]运用异形针刀治疗膝关节内侧副韧带损伤150例。治疗方法：患者仰卧位，腘窝下垫一枕头，使膝关节处于半屈外展位，用龙胆紫定位压痛点后局部常规消毒，1%利多卡因注射液2ml浸润麻醉，用平刃针刀在压痛点按压并刺入皮下，刀口线和韧带走向平行，纵行切割剥离2～3刀后出针；然后改用剪针刀沿针孔刺入皮下进入韧带内后扩开剪口，并做平行于韧带的剪切治疗2～3剪后出剪；再用钳针刀沿原针孔刺入，刀口线和韧带走向平行，张开钳口，收紧钳口钳夹部分韧带后，向下按压和提拉韧带3～5次，当钳下逐渐有松动感时出钳针刀；最后再选用圆钝头针沿原针孔钝性刺入韧带下直达骨面，并做扇形钝性剥离治疗，当圆头针下无明显屏障感或听到"嚓嚓"的摩擦音时出针。若患者膝关节伴有积液者，可先将积液抽出，再施以上方法治疗。150例患者经1次治疗，大部分患者术后疼痛减轻明显，尤其是有严重关节腔积液者，治疗后积液和疼痛同时消失。术后口服3天抗生素，预防术后感染。治疗效果：①痊愈。膝关节疼痛、积液完全消失，功能恢复正常，随访2年未见复发者，126例，占84%。②显效：膝关节功能恢复正常，膝内侧仍轻微压痛，膝关节无积液者，15例，占10%。③无效：治疗后临床症状无改善者，9例，占6%。

王智勇等[5]用针刀治疗陈旧性膝关节内侧副韧带损伤21例。治疗方法：患者仰卧位，患侧膝关节下方垫一枕头，使膝关节稍屈曲，医生在内侧副韧带处找准压痛点，常规碘酒酒精消毒后用1%利多卡因5ml加曲安奈德40mg作局部浸润麻醉，选用2号一次性针刀垂直进入，保持刀口线与韧带纵轴平行，当刀口接触骨面时再行纵行切开剥离。如不是韧带附着点处则用横行剥离，刀刃在骨面来回2～5下即可出针，按压针眼以不出血为度，碘酒再次消毒局部后贴创可贴，休息片刻即可行走，嘱患者2天内患处不要沾水，注意休息。10～15天如症状未完全消失可再加做1次针刀治疗，一般1～2次即可痊愈。治愈标准以临床检查和临床症状消失为标准。治愈15例，治疗后症状消失，无按压痛，功能恢复正常。显效4例，治疗后症状明显减轻，功能基本恢复正常。有效2

例，治疗后症状减轻，功能未完全恢复。总有效率 100%。认为运用针刀能松解局部的粘连，消除瘢痕，解除神经血管的卡压，缓解临床症状。本法操作简单，治疗本病见效快，治愈率高，病人痛苦小，值得临床康复科医生开展应用。

赵德品[6]用针刀治疗膝关节内侧副韧带损伤 46 例，疗效显著。操作方法：在内侧副韧带上找准压痛点，用记号笔做标记，局部皮肤常规消毒后，铺无菌孔巾，术者戴无菌手套，然后用 2%利多卡因 2ml 局麻，刀口线和韧带纵轴平行刺入，当刀口接触骨面时开始剥离。如在韧带附着点处，用纵行疏通剥离法，如不在附着点，用横行铲剥法，将韧带从骨面上铲下，出针后用创可贴贴住压迫针孔。术后注意休息，针孔 3 天内不沾水。若 5 天后不愈，再做 1 次，一般 1～2 次可愈。结果治愈（疼痛消失，行走正常，无任何不适）43 例，好转（疼痛基本消失，行走正常）3 例。认为针刀治疗膝关节内侧副韧带损伤，可对膝关节内侧副韧带处结疤粘连的组织进行剥离和松解，有效缓解临床症状。

弓国华等[7]用针刀刺切、推拉结合治疗膝内侧副韧带损伤 150 例。治疗方法：患者仰卧位，腘窝下垫一薄枕，使得膝关节处于微屈曲外展位，术者找到压痛点并用龙胆紫标记，局部常规消毒后，用 1%的利多卡因注射液 2ml 浸润麻醉，术者戴无菌手套，用汉章牌Ⅰ型 4 号针刀在压痛点进针刀，压力不减，刀口线沿韧带走向，纵行刺切 2～3次后，当针下阻力降低时，将针体放平并深入病变韧带与骨面之间，此时术者用另一只手拇指指腹按压韧带病变处，并吸住针体做平行于韧带方向地来回拖动以松解粘连，待感觉到指下明显松动、阻力降低时出针刀。若患者膝关节伴有积液，可先将积液抽掉，再施以针刀治疗，本次 150 例患者经 1 次治疗，大部分患者疼痛明显减轻，尤其是有严重关节腔积液者，治疗后积液和疼痛同时消失。术后常规口服 3 天抗生素以预防感染。结果痊愈 120 例，膝关节疼痛、积液完全消失，膝关节功能恢复正常，随访 1 年未复发。显效 21 例，膝关节功能恢复正常，膝关节内侧仍有轻微压痛，膝关节无积液。无效 9例，治疗后临床症状无改善。认为针刀可以对纤维化、挛缩、高张力的组织起到破坏作用，又可起到钝性分离粘连的作用，所以本法疗效颇佳。

张智[8]运用针刀治愈膝关节内侧副韧带损伤 125 例。治疗方法：医生先在内侧副韧带上找准压痛点，局部皮肤消毒后，将针刀刀口线沿韧带纵轴平行刺入，当刀口接触骨面时开始剥离，如在韧带附着点处，用纵行疏通剥离法，若不在附着点处，则用横行铲剥法，将韧带从骨面上铲下，出针后压迫针孔片刻，5 天后不愈再做 1 次治疗，一般 2～3 次可愈。结果 125 例患者中，1 次治愈 28 例，2 次治愈 46 例，3 次治愈 27 例，4 次治愈 13 例，5 次治愈 11 例。认为针刀可以使粘连得到部分剥离，瘢痕得到切开，挛缩得到松解，此外针刀对骨膜的强烈刺激反应，加速了局部血液循环，有效地清除多种致痛物质，从而恢复组织动态平衡，治愈疾病。

王理康等[9]运用针刀为主治疗膝关节内侧副韧带损伤继发冠状韧带损伤 12 例。治疗方法：先用针刀治疗膝关节内侧副韧带，找准压痛点（一般在膝关节内侧副韧带的前纵部、后上斜部、后下斜部以及滑液囊点），标记、消毒后，在压痛点进针刀，刀口线与韧带纵轴平行刺入，当刀口接触骨面时开始剥离。如在韧带附着点处，用纵行疏通剥离法，反之则用横行铲剥法，出针后压迫针孔片刻。接着行手法操作，患者仰卧，伸直膝关节。医者一手握于踝上小腿处，另一手由膝外侧向膝内侧方向推弹 2～3 次，进一步松解挛缩的内侧副韧带。接着助手站在头侧，双手挽住患者腋下，医生双手握住患肢小腿部，行弹性对抗牵引 1～3 次。然后对冠状韧带损伤进行治疗，患者仰卧，膝关节放松，脚尽力外旋。用 3cm 长针垂直刺入胫骨平台触痛明显处，穿过关节囊直达胫骨平台骨膜表面，然后退针少许，缓慢注入 0.75%布匹卡因 1.5ml 加得宝松 4mg。每周治疗 1次，术后患者避免剧烈运动，可进行适当的伸屈功能锻炼。结果 12 例患者经针刀加封闭治疗，膝关节活动自如，疼痛点均消失能参加正常工作和体力劳动。随访 1 年未复发。

施锋等[10]运用针刀治疗膝关节内侧副韧带损伤 141 例。治疗方法：患者膝关节稍屈曲，在内侧副韧带找准压痛点并做标记，常规碘酒、乙醇消毒，用 1%利多卡因 5ml 加醋酸曲安奈德 20mg 作局部浸润麻醉，刀口线与韧带纵轴平行进针刀，当刀口接触骨面时开始纵行切开剥离，如不在韧带附着点处，则用横行剥离，刀刃在骨面上移动 2～5下即可拔除。出针刀后局部压迫 1～2 分钟，外贴创可贴，3 天内保持创口干燥，10 天后不愈可再做 1 次。结果治愈（治疗后症状消失，无压痛，功能恢复正常）89 例；显效（治疗后症状明显减轻，但晨起仍有轻微疼痛，功能基本恢复正常）39 例；有效（治疗后症状减轻，但晨起仍然疼痛，功能稍微受限）15 例；无效（治疗后症状仍然存在，与术前比较无变化）0 例，总有效率 100%。认为针刀能对粘连组织进行剥离和松解，解除局部神经、血管压迫症状。本法操作简单，见效快，疗效确切，治愈率高，组织损伤小，效果显著。

2. 针刀结合其他疗法

李多默等[11]运用针刀配合臭氧治疗膝关节内侧副韧带损伤 112 例。治疗方法：治疗组予针刀配合臭氧治疗。患者仰卧并且将膝关节屈曲 60°，在膝内侧副韧带起止点和鹅足囊处找到压痛明显点分别做一标记，施术部位局部用安尔碘常规消毒 3 遍。然后铺无菌洞巾，戴无菌手套，于每个标记点皮下注射 0.5%利多卡因各 1ml。医者左手拇指、食指固定标记点周围皮肤，右手执刀，用 I 型 4 号直行针刀分别松解各点。垂直皮肤刺入直达骨面，然后行纵向疏通、横向剥离，刀下有松动感后拔出针刀。治疗后分别予各点注入质量浓度为 30mg/L 的臭氧 2ml，外敷无菌输液贴，嘱患者注意休息，保持针孔干燥 2～3 日。每周治疗 1 次，3 次为 1 个疗程。对照组单纯用针刀治疗，患者的体位、针刀治疗点、消毒、局部麻醉、针刀的操作、注意事项、治疗频率、疗程都同治疗组。疗效评定：痊愈为膝关节内侧无肿胀、无疼痛、压痛，膝关节功能恢复，关节稳定、活动如常；好转为关节无明显疼痛，功能改善，关节仍有轻度不稳定，屈伸稍受限或正常；无效为膝关节肿胀疼痛不缓解，关节不稳，功能活动无改善。治疗结果：治疗组 57 例，痊愈 15 例，显效 33 例；有效 7 例，无效 2 例，总有效率 96.49%。对照组 55 例，痊愈 8 例，显效 23 例，有效 19 例，无效 5 例，总有效率 90.91%。认为针刀疗法联合臭氧注射治疗膝关节内侧副韧带损伤疗效确切，安全便宜，是近年来新兴的一项微创技术，值得临床广泛推广应用。

黄文学等[12]运用针刀配合拔罐水针治疗膝关节内侧副韧带损伤 32 例。治疗方法：治疗组在膝关节内侧副韧带上找准压痛点并做标记，按酒精-碘伏-酒精消毒后，拿一次性针刀，刀口线与侧副韧带方向平行刺入，当刀口接触骨面时开始剥离，若病灶部位在韧带附着点处，则用纵行疏通剥离法，反之，则用横行铲剥法将粘连在骨膜上的韧带剥离。若粘连的范围较大又有板结的条索状物，则用通透剥离法。出针后速用火罐拔其局部，使瘀血尽出，起罐后按压局部。接着用曲安奈德 40mg、维生素 B_{12} 500μg、利多卡因 0.1ml 从针刀口处刺入，用苍龟探穴法局封后用创可贴贴住针孔，按压局部并屈伸膝关节数次。两次治疗间隔为 7 天，3 次为 1 个疗程。对照组常规消毒后针刺局部压痛点和周边穴位，行提插捻转平补平泻，TDP 照射局部每次 30 分钟，每日 1 次，10 次为 1 个疗程，疗程间休息 3 天。点按揉等推拿局部 1 次 15 分钟，次数、疗程及休息同上。结果治疗组 32 例，痊愈 25 例，疼痛消失，屈伸功能活动正常；显效 5 例，局部疼痛基本消失，仅某些点触压后疼痛，屈伸功能活动自如；好转 2 例，局部疼痛明显减轻，但活动时仍感疼痛；无效 0 例，总有效率 100%。对照组 29 例，痊愈 15 例，显效 8 例，好转 3 例，无效 3 例，总有效率 89.7%。认为针刀配合拔罐水针治疗膝关节内侧副韧带损伤与传统针推疗法相比较，无论疗效还是病程都有明显优势，能更好地为广大患者解除病痛，故在临床上值得推广。

陈萍[13]运用针刀加局封疗法治疗膝关节内侧副韧带损伤 128 例。治疗方法：①患者侧卧于治疗床上，患肢在下并使得膝关节稍屈曲，在内侧副韧带上找准压痛点，并做好标记。②常规消毒手术视野皮肤，医者铺无菌洞巾、戴无菌手套。③在标记处给予 2% 利多卡因注射液 5ml 和醋酸曲安奈德注射液 3ml 的混合液局部封闭。④将针刀刀口线沿韧带纵轴平行刺入，当刀口接触骨面时开始剥离。如在韧带附着点处，则用纵行疏通剥离法，若不在附着点处，则用横行铲剥法，将韧带从骨面上铲下，当刀下有松动感时即出针刀，用无菌敷料压迫片刻后用创可贴固定，术毕。未愈者 5~6 天后可按上述方法进行第 2 次治疗，3 次为 1 个疗程。结果 128 例患者，疗效优者 89 例，占 70%，膝关节稳定性良好，内侧副韧带分离试验阴性，膝关节功能正常，活动时无疼痛，随访 1 年不复发；疗效良者 31 例，占 24%，膝关节伸屈轻度受限，活动时轻度疼痛；疗效尚可者 6 例，占 5%，膝关节伸直受限 10°~20°，屈曲不超过 90°；疗效差者 2 例，占 1.6%，内侧副韧带分离试验阳性，膝关节活动明显受限，活动时疼痛明显。总有效率 98.4%。认为应用针刀结合局封疗法进行治疗，既有效地松解了粘连，又减轻患者在治疗过程中的痛苦，相辅相成，提高了治愈率。

郭煌辉等[14]运用针刀结合针刺治疗膝内侧副韧带损伤 80 例。治疗方法：（1）对照组。选择沿股内 / 外侧皮神经、臀上皮神经、臀下（中）皮神经、股神经、隐神经分布区的经穴行神经旁刺法并用 G6805 电针治疗仪选用连续波（频率在 80 次左右）进行中等刺激，每次 30 分钟，并于患肢处循经选穴，每个穴位注射骨肽注射液 1ml（5mg），每天 2 个穴位。（2）治疗组。在对照组治疗的基础上加用针刀治疗。具体方法：①定点。即韧带起止点及其分布区的压痛点或有条索和结节的部位，可定 1~3 点；关节间隙压痛点，定 1 点；膝内侧副韧带滑液囊点，即胫骨结节内侧面压痛点，该处有轻微肿胀，可定多个点。②针刀操作。刀口线与膝关节内侧副韧带走行方向平行，刀体与皮面垂直，快速刺入皮肤，通过皮下脂肪组织、膝内侧副韧带达骨面，轻轻松开捏持刀体的手指，任其刀锋自己"漂起"，再在此"高度"上重新捏紧刀柄，行纵行疏通，横行剥离，如果刀下有水肿感的组织，则可纵行切几刀，可以减少对骨膜的剥离，将剥离平面提至骨膜与内侧副韧带的组织层次之间，减少手术后疼痛。关节间隙压痛点，刀口线与内侧副韧带纤维走向平行，刀体与皮面垂直。快速刺入皮肤，皮下组织，进入内侧副韧带，刀锋应到达关节间隙上或下的骨面上，行纵行疏通、横行剥离，然后将刀锋移向关节间隙，切入关节腔，当有明显的落空感时，则停止进刀，然后提起刀锋，调转刀口线 90º，切开关节囊 1～2 刀。内侧副韧带滑液囊点，刀口线与肢体纵轴平行，刀体与皮面垂直，快速刺入皮肤、皮下组织，进入滑液囊，纵行切开 2～3 刀，并疏通剥离，如积液较多则可能有明显的落空感，并可能流出积聚的滑液。③手法操作。病人仰卧位，伸直膝关节，医生站于患侧床旁，一手握于小腿处，另一手由膝外侧向膝内侧方向推弹 1～3 次，进一步松解挛缩的膝内侧副韧带，也可以矫正内翻畸形。然后助手在头侧，双手挽住病人腋下，医生双手握住患肢小腿部，行弹性对抗牵引 1～3 次。如内侧关节间隙狭窄或合并有内翻畸形者，术后应给予小腿皮肤牵引，每天 1～2 次，每次 1～2 小时。结果治疗组治愈 28 例，阳性体征消失，膝关节屈伸正常，可正常行走；显效 29 例，无局部压痛，外翻应力试验略有痛感，行走及屈伸膝部正常，但久站局部仍有痛感；有效 20 例，行走及屈伸膝部也有所改善，但未达到正常活动范围，久站局部有明显痛感；无效 3 例，临床症状及体征均无改善。总有效率 96.3%。对照组治愈 26 例，显效 22 例，有效 27 例，无效 5 例，总有效率 93.8%。两组有效病例中远期疗效比较：治疗组例数 77 例，治愈 28 例，显效 28 例，有效 20 例，无效 1 例，总有效率 98.7%；对照组例数 75 例，治愈 24 例，显效 21 例，有效 22 例，无效 8 例，总有效率 89.3%。认为采用针刀结合针刺治疗膝内侧副韧带损伤疗效的确较好，故值得临床上推广使用。

3. 针刀综合治疗

何联民[15]运用针刀、阻滞、手法综合治疗膝关节内侧副韧带损伤 55 例。治疗方法：嘱患者仰卧于治疗床上，在其患膝内侧副韧带起、止点或损伤处找准压痛点，并用龙胆紫作标记。局部皮肤常规消毒。选用 10ml7 号针头 1 次性注射器，抽取阻滞液（阻滞液成分：2%盐酸利多卡因 5ml，醋酸曲安奈德注射液 2ml/20mg、维生素 B_{12} 注射液 1ml/500μg），对准标记处快速刺入皮下达骨面，抽无回血后缓慢推注阻滞液每点 2～3ml。针刀治疗，将针刀刀口线沿韧带纵轴平行刺入，当刀口接触骨面时开始剥离，如在韧带起、止点处，用纵行疏通剥离法，若不在附着点则用横行铲剥法，将韧带从骨面上铲下，出针后压迫针孔片刻。一周治疗 1 次，一般治疗 1～3 次，治疗间歇可配合理疗或局部热敷。手法治疗，针刀治疗术后，随即进行患膝关节伸屈运动和小腿外展、内旋运动，以使粘连的软组织彻底分离。注意事项：针刀术后应嘱患者适当活动患膝，以增强膝关节功能，改善关节紊乱状态。结果 1 次治愈 25 例，2 次治愈 20 例，3 次治愈 10 例。认为采用阻滞、针刀、手法综合疗法取得了令人满意的疗效，比单一运用任一种方法效果都好，因为局部经用阻滞液注射镇痛后，再行针刀术治疗，病人无痛苦，从而方便切开卡压结构、刮除瘢痕、松解粘连组织，在行针刀术后，随即作患膝关节伸屈及小腿外展、内旋活动等手法，可促使粘连的组织彻底分离，更助病变部位组织结构常态之恢复。

参考文献

[1] 侯宇，王吏，孙玲. 针刀治疗膝关节内侧副韧带损伤的临床疗效观察 [J]. 中国处方药，2017，15（8）：124-125.

[2] 石鲲，魏千程，燕忠生. 针刀治疗急性膝关节内侧副韧带损伤临床观察 [J]. 中国中医急症，2014，23（12）：2292-2293.

[3] 喻积强，胡军，肖永良. 针刀治疗冬训新兵膝关节内侧副韧带损伤的疗效观察 [J]. 中国中医急症，2013，22（4）：634-635.

［4］ 孙彦奇，徐珂民，孙晓昀. 异形针刀治疗膝关节内侧副韧带损伤 150 例 ［C］. 全国第三届骨伤疼痛新疗法学术年会论文集，2012：241.

［5］ 王智勇，陈娟. 小针刀治疗陈旧性膝关节内侧副韧带损伤 21 例疗效观察［J］. 中国疗养医学，2012，21（3）：235.

［6］ 赵德品. 小针刀治疗膝关节内侧副韧带损伤 ［N］. 特色疗法中国民间疗法，2010，18（1）：12.

［7］ 弓国华，唐宏. 针刀刺切、推拉结合治疗膝内侧副韧带损伤 150 例 ［N］. 长春中医药大学学报，2009，25（6）：878.

［8］ 张智. 小针刀治愈膝关节内侧副韧带损伤 125 例 ［J］. 针灸临床杂志，2008，24（9）：21.

［9］ 王理康，栾进，伊丽丽. 针刀为主治疗膝关节内侧副韧带损伤继发冠状韧带损伤 12 例 ［J］. 上海针灸杂志，2008，27（2）：32.

［10］ 施锋，夏义勇，陈肇辉，等. 针刀治疗膝关节内侧副韧带损伤 141 例疗效观察 ［J］. 临床军医杂志，2007，35（2）：302.

［11］ 李多默，向东东，丁宇，等. 针刀配合臭氧治疗膝关节内侧副韧带损伤的疗效观察 ［J］. 中国中医急症，2014，23（5）：929-930.

［12］ 黄文学，蒋超. 针刀配合拔罐水针治疗膝关节内侧副韧带损伤 32 例 ［J］. 中国中医急症，2012，21（6）：978.

［13］ 陈萍. 小针刀加局封疗法治疗膝关节内侧副韧带损伤 128 例 ［J］. 当代医学，2010，16（36）：53.

［14］ 郭煌辉，文爱辉，余英. 针刀结合针刺治疗膝内侧副韧带损伤 80 例 ［J］. 湖南中医杂志，2008，24（5）：48.

［15］ 何联民. 针刀、阻滞、手法综合治疗膝关节内侧副韧带损伤 55 例 ［J］. 针灸临床杂志，2007，23（1）：21.

二、膝关节创伤性滑膜炎针刀临床研究进展

1. 针刀治疗

刘英民[1]等运用针刀治疗膝关节创伤性滑膜炎 40 例。治疗方法：对照组使用药物，如非甾体类抗炎药口服、玻璃酸钠和糖皮质激素膝关节腔注射并结合理疗和康复治疗，观察组则在对照组治疗的基础上使用针刀治疗。针刀治疗具体方法：患者均使用Ⅰ型 4 号针刀进行。①从髌骨四周确定治疗点入刀，注意需保持刀口线和髌周切线呈 90°，入刀时刀体与髌前皮肤表层保持 120°，当刀体与髌骨周缘骨面接触时，变换刀口线使其与髌周切线位平行，随后用 2 刀左右将髌周筋膜切开，旋转 90° 后再进行切割；②选择侧副韧带入刀，保持刀口线与肢体纵轴平行，使针刀与皮肤表层保持 90°，再切入骨面，随后做横向切割和纵向疏通，将刀口线旋转 90° 进行分离 2 刀；③选择股四头肌下部入刀，使刀口线和股四头肌纤维保持平行，使针刀与皮肤表层保持 90° 时在切入骨面，随后做横向切割和纵向疏通，发现骨刺后，可从其横截面切入分离，再进行剔除；④选择髌下脂肪垫入刀，将脂肪垫完全分离，调整针刀使其与皮肤表层为 45°，刺入刀体直至与髌骨周缘骨面接触，旋转刀口线 90° 后，将脂肪垫与髌骨下端完全分离。治疗后患者取仰卧位，医生两手分别抓住其膝关节和踝关节上部，充分伸屈膝盖；随后将患者股骨下部固定，医生通过拉住患者的踝关节牵引，以缓解关节附近软组织的僵硬，改善

其力学平衡。每周至少进行 1 次辅助活动，但至多 3 次。结果：治疗后两组最大负重能力均显著高于治疗前（$P<0.05$），且治疗后观察组最大负重能力高于对照组（$P<0.05$），两组足底压力均显著高于治疗前（$P<0.05$），且治疗后观察组足底压力高于对照组（$P<0.05$），观察组治疗后膝关节肿胀、压痛及运动痛比例均显著少于对照组（$P<0.05$）。认为针刀治疗膝关节创伤性滑膜炎，可有效改善患者局部临床症状，提高足底压力和患肢承重能力，取得较好的临床效果。

向伟明等[2]运用针刀治疗膝关节创伤性滑膜炎 60 例。针刀组和超短波组各 60 例。①针刀组。在针刀治疗之前，若膝关节有积液，患膝常规消毒铺巾，将关节内积液抽出，尽可能加压抽尽积液。积液抽出后立即行针刀治疗，患者仰卧位，将患膝用软枕稍微垫起，以舒适为度。从髌韧带的两侧中段各选一点，刀口线与髌韧带纵轴平行，针体垂直髌韧带平面刺入，约 1cm 深度时切开剥离 1～2 刀，继续深入，达关节腔前缘，如刀下遇有坚韧软组织则切开松解。针刀达关节腔后，提起针刀至皮下，使之向髌韧带一侧倾斜，使针体与髌韧带平面成约 70° 角，再刺入脂肪垫，到达关节腔前外侧边缘，进针途中如遇坚韧肿物，一并切开。再选择髌周，髌上囊，膝内、外侧副韧带起止点等处最明显压痛点作为治疗点，随症松解。出刀后，治疗点创可贴外敷，按压止血。针刀术毕施以手法治疗，进一步松解膝关节周围软组织粘连。每周治疗 1 次，共治疗 3 次。②超短波组。采用超短波电疗机治疗，患者仰卧位，将电极板用纱布固定于膝关节的两侧，随症选热型，每次治疗 20 分钟，隔日 1 次，共治疗 3 周。结果针刀组治愈 32 例，显效 23 例，好转 4 例，无效 1 例，总有效率 98.3%；超短波组治愈 13 例，显效 17 例，好转 21 例，无效 9 例，总有效率 85.0%。针刀组疗效优于超短波组。认为针刀能松解膝关节周围软组织的高应力点和调整动态平衡及力平衡，从而恢复膝关节周围软组织的生理力学平衡，以达到治愈的目的。

丁思明等[3]运用针刀治疗膝关节创伤性滑膜炎疗效对照观察 120 例。将 120 例膝关节创伤性滑膜炎患者随机分为超短波组和针刀组，每组 60 例。治疗方法：①针刀松解组。患者仰卧，屈膝，常规无菌消毒，铺洞巾，若膝关节有积液，则在针刀治疗之前，先将关节内积液抽出，然后进行针刀治疗，从髌韧带的两侧中段各选一点，针刀刀口线和髌韧带纵轴平行，针体和髌韧带平面垂直切入，约进入 1cm 深度之后做切开剥离 1～2 刀，接着继续深入，直达关节腔前缘，如刀下遇有坚韧软组织，则进行切开松解，针刀达关节腔后，提起针刀至皮下，使之向髌韧带一侧倾斜，使针体和髌韧带平面约呈 70°角，再刺入脂肪垫，使之到达关节腔前外侧边缘，在进针途中如遇坚韧物，则一并切开髌周髌上囊膝内外侧副韧带压痛点，出针后，局部创可贴外敷，每周治疗 1 次，共治疗 3 次。②超短波治疗组。患者仰卧于治疗床，医师将电极板用纱布固定于患膝关节的两侧，急性期的创伤性滑膜炎患者用无热量（1 级），慢性期用无热量（1 级）到微热量（2 级），每次治疗时间为 20 分钟，隔日 1 次，共治疗 3 周。结果针刀组治愈 32 例，关节肿胀完全消失，无疼痛、酸胀等不适感，关节功能完全恢复；显效 23 例，关节肿胀明显减轻，无疼痛，但偶有酸胀等不适感，关节功能明显恢复；好转 4 例，关节肿胀有所减轻，无明显疼痛，常有酸胀等不适感，关节功能有所恢复；无效 1 例，关节肿胀疼痛等症状完全没减轻甚至加重，关节功能无任何改善甚至恶化。总有效率 98%；超短波组治愈 13 例，显效 17 例，好转 21 例，无效 9 例，总有效率 85%。结果表明针刀和超短波都能达到改善局部临床症状的作用，但针刀改善膝关节临床症状的效果优于超短波，且作用时间更持久。

张谡勋等[4]运用针刀治疗膝关节创伤性滑膜炎 50 例。先做关节腔穿刺术，患者仰卧位，患肢伸直，在髌骨上内、外上方，髌韧带内侧或外侧关节间隙，髌上囊等处定点。常规消毒铺巾，各定点用 1%利多卡因局部浅麻醉，用 20ml 注射器边进针边抽吸入关节间隙，术毕，拔出针头，碘伏消毒。然后立即做针刀治疗，患者仰卧位，膝关节屈曲 30º，在内膝眼、犊鼻、髌下脂肪垫和髌上囊定点，常规消毒铺巾，各点注射少量曲安奈德、利多卡因、生理盐水混合液。然后按四步规程进针刀，刀口线与大腿纵轴平行，针刀体垂直皮肤，到达病灶处行纵疏横剥或提插刀法切割 2～3 刀，范围不超过 0.5cm。术毕，按压止血，创可贴贴敷，加压包扎 3 天。针刀术后，膝关节手法治疗。每 5 日治疗 1 次，2～3 次为一个疗程。结果治愈 45 例，膝关节疼痛消失，无积液现象；好转 5 例，膝关节疼痛明显缓解，无积液现象。总有效率 100%。

施洪群[5]采用针刀疗法治疗慢性膝关节外伤性滑膜炎 28 例。病人仰卧，屈膝 90°，足平放于治疗台上。常规局部皮肤消毒，取患侧膝部内膝眼和犊鼻进针。穿刺抽出膝关节内积液，注入抗炎消肿液（确炎舒松 5mg、2%普鲁卡因 80mg），再施行针刀手术。选用汉章牌 I 型 4 号针刀，分别取内膝眼和犊鼻进针。刀口线和髌韧带纵轴平行，针体和髌韧带平面垂直刺入约 1cm 深度之后，做切开剥离 1～2 刀，继续进针，直达关节腔前缘，如刀下遇到坚韧之软组织则进行切开松解，让针孔和关节囊串通。再提起针刀至皮下，针体向髌韧带方向倾斜约 70°角，刺入脂肪垫，使之到达关节腔前外侧边缘，在进针途中如遇肿物时，一并切开。手术完毕，用吸气罐吸尽膝关节内积血，创可贴敷上。每周 1 次，5 次为 1 个疗程，最长治疗 2 个疗程。结果疼痛消失，膝关节伸屈试验阴性，膝关节无弹响者 22 例（78.6%）；疼痛消失，膝关节伸屈试验阴性，膝关节有弹响者 3 例（10.7%）；疼痛消失，膝关节伸屈试验阳性，膝关节有弹响者 3 例（10.7%）；总有效率 100%。随访半年，2 例复发，继续治疗仍有效。

2. 针刀加其他疗法

刘英民等[6]运用针刀加菱形阻滞治疗中老年膝关节创伤性滑膜炎 102 例。治疗组：①体位：嘱患者仰卧于治疗床，使其患侧膝关节屈曲呈 80°，脚平稳地放在治疗台上。②定点：A.菱形阻滞四点：将患侧膝关节髌骨尖直下 30mm 设为 a 点；髌底直上 30mm 设为 c 点；分别将膝关节内、外侧副韧带中点设为 b、d 点并做好标记。B.针刀进针点多以阿是穴为主，一般取 3～5 点。③方法：先用利多卡因局部麻醉针刀进针点，每处再用注射器吸取 0.5%利多卡因和 5mg 地塞米松混合液 20ml，换上一次性 7 号腰椎穿刺针沿皮下从 a 点刺入至 b 点，一边退针一边注入药物，使注入药物的皮肤呈橘皮状为佳，再从 a 点沿皮刺入至 d 点，一边退针一边注入药物，依同法再从 c 点向 b 点和 d 点进行阻滞，这样就形成了以膝关节髌骨为中心的菱形区域阻滞。完成菱形阻滞后用针刀在阿是穴进行松解，进针时针刀刀口线与肢体纵轴平行，针刀体垂直于皮肤，快速刺入直达皮下到滑膜，穿过囊壁切开，疏通剥离后即可出刀，用创可贴无菌包扎进针点，用这种方法 7～10 日治疗一次，1～3 次即可。对照组：患者仰卧在治疗床上，医师将微波极板固定于患者膝关节患处，每次治疗 30 分钟，每日 1 次，一疗程规定为 10 次，每疗程间隔 3～5 日。治疗结果：针刀加菱形阻滞组一患者因晕针中止治疗，微波组一位 60 岁患者因治疗中出现高血压中止治疗，实际完成本次调查共计 100 例，针刀加菱形阻滞组 57 例，微波组 43 例。近期疗效：针刀加菱形阻滞组 57 例，治愈 36 例，显效 12 例，好转 7 例，无效 2 例，治愈率 63.15%，有效率 96.49%；微波组 43 例：治愈 7 例，显效 8 例，好转 15 例，无效 13 例，治愈率 16.27%，有效率 69.76%。远期疗效：针刀加菱形阻滞组 57 例：治愈 35 例，显效 10 例，好转 9 例，无效 3 例，治愈率 61.40%，有效率 94.73%。微波组 43 例：治愈 7 例，显效 7 例，好转 15 例，无效 14 例，治愈率 16.27%，有效率 67.44%。

刘英民等[7]运用针刀加菱形阻滞治疗创伤性膝关节滑膜炎 86 例。治疗组 86 例用膝关节菱形阻滞和针刀松解，对照组 66 例用温针灸。①针刀治疗。患者仰卧位，膝关节屈曲 80°，足平稳地放在治疗台上，选取膝关节周围阿是穴为治疗点，各点局麻、菱形阻滞后行针刀松解，刀口线与下肢纵轴平行，刀体与皮肤垂直，按四步规程进针刀，切开囊壁到达骨膜后纵疏横剥 3～5 刀，术毕出针，创可贴贴敷针眼。②菱形阻滞法。将髌骨尖直下 30mm，髌底直上 30mm，内、外侧副韧带中点定为进针点，行菱形阻滞。每 7～10 天 1 次，治疗 1～3 次。③温针灸。取内膝眼、犊鼻、阴陵泉、阳陵泉、足三里、鹤顶、血海行温针灸。每天 1 次，10 天为 1 个疗程。结果：治疗组治愈 55 例，显效 17 例，好转 11 例，无效 3 例，总有效率 96.51%；对照组治愈 10 例，显效 13 例，好转 23 例，无效 20 例，总有效率 69.70%。治疗组的疗效均优于对照组。认为针刀能减轻滑膜囊压力、抑制疼痛感受器和改善局部血液循环，从而恢复膝关节的正常功能。

洪玉兰等[8]运用针刀配合水针治疗膝关节渗出性滑膜炎 35 例。患者仰卧位，膝关节屈膝约成 90°，在膝关节髌骨后上缘寻找压痛点，多在有波动感区域内，在波动感区上、下、左、右各取一治疗点，皮肤常规消毒，用 20ml 注射器抽净渗出液，再用 75%乙醇消毒，刀口线与肌纤维方向平行，垂直皮肤进针，当有两个突破感后，纵疏横剥 3～5 刀，以使髌骨上滑膜囊从各个不同角度最大限度地被切破，出针，压迫片刻止血，再向滑囊区注入庆大霉素 8U 和醋酸地塞米松 5mg，针眼贴上创可贴，1 次为 1 个疗程。若症状只减轻或无效，5 天后再行针刀配合水针治疗 1 次。结果 35 例患者全部治愈，其中治疗 1 次治愈 33 例，治疗 2 次治愈 2 例。

3. 针刀综合治疗

王立新等[9]运用针刀中药康复综合治疗膝关节外伤性滑膜炎 62 例。观察组 62 例用针刀中药手法治疗，对照组 62 例用中药治疗。急性期采用加压抽液冲洗，在无菌情况下操作。7 天 1 次，一般 1 次治愈，最多不超过 3 次。抽液完成后立即进行针刀治疗，病人仰卧位，屈膝 90°，足平放于治疗床上，从髌韧带的两侧中点各选一点，刀口线与髌韧带纵轴平行，针体垂直髌韧带平面刺入，切开剥离，继续深入达关节腔前缘，遇坚韧软组织行切开松解，针孔与关节腔串通即可。髌周、髌上囊、髌下脂肪垫、内外侧副韧带等处压痛点随症松解。出针后拔罐 10 分钟，创可贴外敷，10 天治疗 1 次。中药治疗用黄柏 10g、牛膝 10g、红花 10g、制乳没 12g、泽泻 10g、络石藤 10g、丝瓜络 10g、川草 10g 等药水煎服，每日 1 剂，早晚分服，至关节积液消失。急性期治疗期间患者绝对卧床休息。恢复期针刀治疗以松解粘连为主，选择关节腔及髌骨周围的压痛点作为进针点。中药治疗选择党参 10g、炙黄芪 20g、龟板胶 10g、红花 10g、炒白术 10g 等药水煎服，每日 1 剂，早晚分服至痊愈。并且配合推拿按摩功能锻炼，以点按膝关节周围的穴位为主，同时进行抬腿、屈膝、跪蹲等动作功能锻炼，加快功能恢复。次数由少到多、循序渐进。对照组急性期和恢复期的中药治疗同观察组。治疗 7 天为 1 个疗程，休息 3 天进行下个疗程的治疗。结果：两种疗法的第 1 疗程治疗效果无差异。第 2 疗程治疗后观察组治愈 47 例，显效 10 例，有效 4 例，无效 1 例，总有效率 98.39%；对照组治愈 30 例，显效 19 例，有效 10 例，无效 3 例，总有效率 95.16%。两年后随访，观察组的复发率 8.51%，对照组的复发率 36.67%，观察组的复发率明显低于对照组，表明观察组远期疗效明显优于对照组。认为针刀中药康复综合治疗膝关节外伤性滑膜炎能显著改善滑膜的通透性，恢复膝关节的生物力学平衡，疗效显著。

参考文献

[1] 刘英民，赵雪竹. 针刀治疗膝关节创伤性滑膜炎 40 例疗效分析[J].海南医学,2015,（1）:109-111.

[2] 向伟明，丁思明，张秀芬，等. 针刀治疗膝关节创伤性滑膜炎的临床研究 [J]. 针灸临床杂志，2012，28（6）：1.

[3] 丁思明，向伟明，张秀芬，等. 针刀治疗膝关节创伤性滑膜炎疗效对照观察 [J]. 现代中西医结合杂志，2012，21（7）：690.

[4] 张谡勋，谢清芳. 针刀治疗膝关节创伤性滑膜炎 [C]. 第四届全国微创针刀学术年会暨第五次湖北省针灸学会针刀学术交流会会议，2012：190.

[5] 施洪群. 小针刀疗法治疗慢性膝关节外伤性滑膜炎 28 例 [J]. 中国中医骨伤科杂志，2007，15（5）：27.

[6] 刘英民，赵雪竹. 针刀加菱形阻滞治疗中老年膝关节创伤性滑膜炎临床研究[J].河北医学,2014,（11）：1927-1929.

[7] 刘英民，赵雪竹，彭永光. 小针刀加菱形阻滞治疗创伤性膝关节滑膜炎疗效分析 [J]. 中国中医基础医学杂志，2011，17（8）：904.

[8] 洪玉兰，龚平. 针刀配合水针治疗膝关节渗出性滑膜炎 35 例 [J]. 上海针灸杂志，2009，28（9）：553.

[9] 王立新，代修勇，郭力军，等. 针刀中药康复综合治疗膝关节外伤性滑膜炎疗效观察 [J]. 针灸临床杂志，2010，26（10）：14.

三、髌下脂肪垫损伤针刀临床研究进展

1. 针刀治疗

田瑞瑞等[1]在中国穴位埋线疗法系列讲座（三十九）杨氏 3A+疗法"膝五针"埋线针刀治髌下脂肪垫损伤 60 例。治疗组采用杨氏 3A+疗法"膝五针"治疗。患者仰卧位，屈曲膝关节 70°～80°，使足平放于治疗床上，术者站于患者的膝关节的右前方，戴检查手套，用定点器定点，术区消毒，术者换戴无菌手术手套并铺无菌洞巾；术者左手拇指再次定点并按压固定皮肤，右手用 OK 持针法（拇食二指）持穿有线体的杨氏埋线针刀，右手中指及无名指指端支于操作点旁，将埋线针刀的开孔斜面及外露线体朝左手拇指，刀口线于身体纵轴平行，刀体于皮面切线位垂直。穿刺血海穴：快速刺入皮肤，缓慢进针，直达股四头肌内侧头的隆起处，旋转针柄 180°。出针致皮下，继续进针，约为刺入深度的一半（髌骶内侧端），纵向切开 2～4 刀，然后纵行疏通，横向分离，刀下

有松动感后，缓慢出针并按压针孔，观察不出血后用无菌贴贴敷。穿刺梁丘穴：快速刺入皮肤，缓慢进针，直达股直肌腱与股外侧肌腱之间，旋转针柄 180°。出针致皮下，继续穿刺致股中间肌腱的外侧，纵向切开 2～4 刀，然后纵行疏通，横向分离，刀下有松动感后，缓慢出针并按压针孔，观察不出血后用无菌贴贴敷。穿刺阳陵泉：快速刺入皮肤，缓慢进针，直达腓骨长肌。旋转针柄 180°。将线留至肌肉层，出针至皮下，继续进针至趾长伸肌，纵向切开 2～4 刀，然后纵行疏通，横向分离，刀下有松动感后，缓慢出针并按压针孔，观察不出血后用无菌贴贴敷。穿刺内膝眼：术者左手拇指再次定点并按压固定皮肤，右手用 OK 持针法（拇食二指）持未穿线体的杨氏埋线针刀，右手中指及无名指指端支于操作点旁，将埋线针刀的开孔斜面朝向左手拇指，刀口线与髌韧带纤维走向平行，针体与皮面垂直，快速刺入皮肤、皮下组织。然后，针柄向尾端稍倾斜，刀锋指向髌尖，匀速推进达髌骨下极内侧骨面，调转刀口线 90°，与髌内侧面平行。调整刀锋到髌尖的内侧面，紧贴髌骨内侧面骨面（粗糙面），切开脂肪垫 3～5 刀，再行通透剥离，并将针体沿刀口线方向摆动，使髌韧带和脂肪垫分离，松动感明显时出刀。犊鼻：针体向反方向倾斜，重复内膝眼操作方法操作。每 2 周 1 次，2 次为 1 个疗程，治疗 1 个疗程后评价疗效。对照组采用针灸疗法，取穴：阿是穴、内膝眼、犊鼻、膝阳关、阳陵泉、梁丘、血海。治疗结果：治疗组 30 例，有效 20 例，膝关节无肿痛，功能完全或基本恢复，膝过伸试验阴性。显效 6 例，膝部肿痛减轻，下楼梯仍有轻微疼痛，膝过伸试验弱阳性。无效 4 例，症状未改善，x 线摄片可见脂肪垫钙化阴影。总有效率86.67%。对照组 30 例，显效 4 例，有效 15 例，无效 11 例，总有效率 63.33%。认为埋线针刀可分离软组织之间、软组织与骨骼之间的粘连，解除膝周软组织的紧张状态，改善脂肪垫及周围组织的营养供给，促进新陈代谢，从而使受损的脂肪垫逐步得到改善，膝关节的力平衡恢复，从而使膝关节周围疼痛减轻，功能有所改善。

刘敬林等[2]运用针刀治疗髌下脂肪垫损伤 50 例。治疗方法：患者仰卧，膝关节屈曲，足掌平放在治疗床上。定点，常规消毒，铺无菌洞巾，戴无菌手套，用 1～4 号针刀在髌骨下缘和胫骨粗隆之间的压痛点上进针刀，刀口线与髌韧带的纵轴平行，针体和髌韧带平面垂直，深度达髌韧带下方 0.5cm，医者手下可稍有落空感，先作纵行切开剥离，后将刀锋提至髌韧带内面脂肪垫的上面，刀口线方向不变，将针体沿刀口线方向倾斜与髌韧带平面成 15°角，在髌韧带和脂肪垫之间沿刀口线方向摆动针体，进行通透剥离，将髌韧带和脂肪垫的粘连剥离。然后将针体向相反方向倾斜和髌韧带平面成 15°角，重复上述通透剥离方法，将和脂肪垫的另一侧通透剥离，出针。 用无菌敷料压迫针眼片刻，贴创可贴保护针眼，术毕。然后过度屈伸膝关节，用双手拇指上下左右推髌韧带，并嘱患者做挺膝锻炼。每周治疗 1 次，3 次为 1 疗程。50 例患者 54 个膝关节在 4 个疗程之后，52 个膝关节治愈，2 个膝关节好转，总有效率为 100%。

田有粮等[3]运用针刀松解治疗髌下脂肪垫劳损 60 例。治疗方法：治疗组进行针刀治疗，患者取仰卧位，屈曲膝关节 70°～80°，使足平稳放于治疗床上。定点，常规消毒，铺无菌洞巾，戴无菌手套，用 I 型 4 号针刀在髌骨下缘和胫骨粗隆之间的压痛点上进针刀，快速刺入皮肤，通过皮下组织、髌韧带，达髌韧带下与脂肪垫之间。分别在脂肪垫的正中线上和内膝眼、犊鼻穴方向，由上而下纵行切开剥离脂肪垫 3～4 刀，深度约5mm（不穿透脂肪垫），务必使髌韧带与脂肪垫组织之间充分松解后出针刀。用无菌敷料压迫针眼片刻，贴创可贴保护针眼，术毕进行手法操作：①膝关节伸直位，助手由髌骨上方向下推挤，医生以双手拇指压于髌韧带两侧，向内后上方深压，促使脂肪垫与髌韧带、髌尖的粘连进一步松解剥离。②被动过屈、过伸膝关节数次。③让病人自己最大限度地伸、屈膝关节数次。3 次为一疗程。共治疗 1 个疗程。对照组进行超短波治疗，采用北京 USW-B 型超短波电疗治疗，频率为 70～120Hz，两电极对置于膝关节部，微热量，每日 1 次，每次 15 分钟，10 次为一疗程，共治疗两个疗程。治疗组 30 例，显效 15 例，有效 11 例，好转 3 例，无效 1 例，总有效率 96.67%。对照组 30 例，显效 8 例，有效 12 例好转 6 例，无效 4 例，总有效率 86.67%。

温伯平等[4]运用针刀治疗髌下脂肪垫损伤 66 例。治疗方法：治疗组：定点：髌骨下缘与胫骨粗隆之间的压痛点上。局部常规消毒、铺巾，用 1%利多卡因局麻，用Ⅰ型 4 号针刀。定向：刀口线方向与髌韧带纵轴平行，针刀体与髌韧带皮面垂直。针刀操作：针刀刺进皮肤，通过皮下脂肪组织，达髌韧带和脂肪垫之间。先在脂肪垫的正中线上，由上而下纵行切开剥离脂肪垫 3～4 刀，深度 0.5～1cm，将刀锋提至髌韧带内侧面与脂肪垫的外面，针刀体沿刀口线垂直方向倾斜与韧带平面约 15°，在髌韧带与脂肪垫之间深入，刀锋到达髌韧带边缘，行通透剥离，抽回针刀至原位。再将针体向相反方向倾斜，与髌韧带平面成 15°，重复上述手法。出针，按压针孔止血。术毕，无菌敷料覆盖刀口，固定，7 天为一疗程，1 个疗程治疗 1 次，共 2 个疗程。对照组采用常规针灸治疗。治疗结果：治疗组 33 例，痊愈 12 例，膝关节无肿痛，功能完全或基本恢复，膝过伸试验阴性；好转 19 例，膝部肿痛减轻，下楼梯仍有轻微疼痛，膝过伸试验弱阳性；未愈 2 例，症状未改善，x 线摄片可见脂肪垫钙化阴影；有效率 93.94%。对照组 33 例，痊愈 4 例，好转 17 例，未愈 12 例，有效率 63.64%。

方勇等[5]运用针刀治疗髌下脂肪垫损伤 56 例。治疗组采用针刀松解，对照组采用电针+超短波治疗。方法：①治疗组。患者仰卧位屈曲膝关节，足掌平放在治疗床上。于疼痛较重的一侧膝眼定位，爪切定位，常规消毒，铺无菌洞巾，戴无菌手套，于进针点注入 2%利多卡因 1ml 后，用Ⅰ型 4 号针刀在髌骨下缘和胫骨粗隆之间的压痛点处进针刀，刀口线和髌韧带的纵轴平行刺入，针体垂直于髌韧带平面，医者觉手下有落空感后先作纵行切开剥离，然后将刀锋提至髌韧带内面脂肪垫的上面，刀口线方向不变，将针体沿刀口线垂直方向倾斜和韧带平面成 15°角，在髌韧带和脂肪垫之间沿刀口线方向摆动针体，进行剥离。然后将针体向相反方向倾斜和髌韧带平面成 15°角，重复上述手法，将髌韧带和脂肪垫的另一侧疏通剥离，出针，于针刀进针处注入曲安奈德注射液 1ml，术毕，用无菌敷料压迫针眼止血后，贴创可贴保持干燥。每周 1 次，3 次为 1 个疗程。经 1 次治疗痊愈者，不再治疗，未愈者可在 1 周后再治疗 1 次，1 个部位治疗不超过 3 次。②对照组。取犊鼻、阳陵泉、阴陵泉、委中、梁丘、鹤顶、血海、阿是穴 5～6 处。取毫针刺入上述穴位，得气后，针尾连接脉冲针灸治疗仪，频率为 30～40 次/分的连续波，刺激量以患者能耐受的较大值为度，时间 30 分/次，每日 1 次，10 天为 1 疗程。另外对患膝行超短波治疗，应用超短波治疗机，采取电极板对置法，放置于患膝的上下方，开 iv 档，输出电流调至 100mA，治疗时间 15 分钟/次，每日 1 次，10 天为 1 个疗程。结果治疗组总有效率 94.6%，对照组 81.3%，治疗组疗效优于对照组。

2. 针刀加其他疗法

赵铎[6]运用针刀结合半导体激光治疗髌下脂肪垫损伤 60 例。治疗组：①针刀治疗：嘱患者仰卧位选择如下定点：髌内中点内侧副韧带附着点及关节囊处、髌外中点、外侧副韧带附着点及关节囊处、髌韧带中点、髌周压痛点常规消毒铺巾，选用 I 型 4 号针刀，垂直局部皮肤、平行于局部韧带，对筋膜弹拨分离、纵行疏通 3～6 针，10 天为 1 个疗程，治疗 3 个疗程。②半导体激光治疗：在进行压痛点检测后，使用北京拓殖智业科技有限公司 TZ-GP500 半导体激光治疗仪（注册产品标准号：Y Z B／国 3921-2014；生产许可证：京食药监械生产许 20000383 号；产品注册号：国食药监械（准）字 2014 第 3241376 号）对痛点、肌腱在髌周附着点、髌骨前或髌骨下端进行接触式照射，采取 800nm、600nm 双波长符合光源经 150Hz 脉冲调制输出，对于近皮肤痛点，一般采取小斑点垂直照射，且强度较小，时间适当延长；而对于髌骨下或后部的疼痛，应该避开髌骨，从其侧方照射进入，采用大强度，时间缩短；每日 1 次，每疗程 10 次，完成 3 个疗程，每个疗程间隔 3～5 日。③股四头肌功能训练：依据患者体质、年龄、患膝疼痛及肿胀程度等情况，渐进地进行股四头肌功能训练，即在膝关节伸直的情况下做静力型等长收缩锻炼或等张训练，或两种方法结合应用，每日 1～2 次，长期坚持。对照组采用常规理疗，方法包括口服非甾体类消炎镇痛药、对患膝行中频电疗、频谱治疗及中药熏蒸治疗。疗效评定采用 Insall 膝关节评定量表评估疗效。治疗结果：经 30 天治疗，治疗组：治愈 18 膝，占 60%,；好转 10 膝，占 33.3%；无效 2 膝，占 6.7%,有效率达 93.3%。对照组：治愈 15 膝，占 50%；好转 8 膝，占 26.7%；无效 4 膝，占 13.3%，有效率达 76.7%。治疗组优于对照组。认为采用针刀激光治疗结合股四头肌功能锻炼对髌下脂肪垫损伤，较理疗及常规药物疗效肯定，可以明显减轻膝关节疼痛、功能等症状，同时使下肢的日常活动功能得到进一步提高，缩短疗程，获得比较满意而稳定的疗效，值得临床广泛推广。

周岳松等[7]运用针刀配合手法治疗髌下脂肪垫损伤 117 例。①针刀治疗。患者取仰卧位，膝关节屈曲，足底平放于床上。常规消毒后，髌尖下注射 2%利多卡因 3ml＋曲安奈德 10mg＋维生素 B_{12} 0.5mg。术者一手将髌骨向下推挤，使髌尖部翘起并固定。用针刀抵住髌骨下缘骨质后，在脂肪垫于髌下缘的附着处纵剥，松解粘连。然后将刀锋提至髌韧带内面脂肪垫上面，将针体沿刀口线垂直方向倾斜和韧带平面成 15°角，在脂肪垫和髌韧带之间进行剥离，并将针体沿刀口线摆动，分离脂肪垫和髌韧带。然后将针体向相反方向倾斜和髌韧带平面成 15°角，重复上述手法，将脂肪垫和髌韧带的另一侧分离，术毕出针。按压针孔压迫止血，血止后贴上创可贴。其次在膝眼进针，刀口线和髌韧带纵轴平行刺入，调整方向至髌骨粗糙面，刀口线平贴髌骨粗糙面轻轻切开 3～5 下，出针。每周 1 次，一般治疗 3 次。②推拿治疗：拿法，即患者仰卧位，术者双手分别置于患膝髌骨及股四头肌肌腱联合处反复提拿，以松解粘连、增加股四头肌肌力和髌骨关节面的血供。推法，即医者双手叠掌按于髌骨，向四周推挤髌骨，反复多次，使滑囊畅通，滑液更好地润滑关节。按揉法，即医者一手拇指与食、中指分别置于髌骨两侧，反复按揉髌骨周围组织，使周围韧带、关节囊、滑囊恢复弹性，增加髌股关节的稳定性。拍法，即医者一手置于患髌，另一手握患肢踝部，运动患肢使其屈髋屈膝 90°，伸膝伸髋，膝关节反复屈伸，使髌骨上下滑动，一手持虚掌，拍打髌骨及髌周，反复多次，以增加血液循环。每周治疗 3 次,一般治疗 3～9 次。结果 117 例患者中,治愈 85 例,膝痛完全消失,功能正常;显效 24 例,膝痛基本消失,功能提高 2 级;有效 4 例,膝痛时好时坏,功能提高 1 级;无效 4 例,膝痛和功能无改善。总有效率 96.6%。

戴朝富[8]运用针刀配合温和灸治疗髌下脂肪垫损伤 172 例。治疗方法:①针刀松解。患者取仰卧位,患肢伸直,寻找压痛点并用龙胆紫作标记。常规消毒铺无菌洞巾,戴无菌手套,用 I 型 4 号针刀。髌骨尖下缘压痛明显者,用一手手指下压推顶髌骨底,使尖部向上翘,另一手持针刀,刀口线与髌韧带纤维方向平行,向髌骨尖刺入,达骨面后,将刀口线调转 90°,使刀刃方向与髌骨内面平行贴骨面刺入,在髌尖后粗面上切割松解,摆动针体,松解髌骨粗面处脂肪垫的变性组织。若髌韧带中点压痛明显,令患者屈膝 90°～100°,固定踝关节,刀口线与髌韧带纤维方向一致。针体与皮肤垂直,于压痛点处进针,刺入到髌韧带与脂肪垫交界处,感到针刀下松动后进行纵疏横剥。然后将针体向刀口线垂直的方向倾斜约与髌韧带平面成 15°角,刺入髌韧带和脂肪垫间做通透剥离,扇形摆动,使粘连分开;然后将针体向相反方向倾斜与髌韧带平面成 15°角。重复上述手法,术毕出针,贴创可贴,保持针眼干燥。每周 1 次,2 次为 1 疗程。②温和灸。患者取坐位,取内膝眼、犊鼻和压痛点,采用清艾条,每次用 1 支,对折后同时点燃两个半支熏灸。手持艾条燃端距皮肤表面 2～3cm,以患者耐受为度。每次 30 分钟,每日 1 次,每周 5 次,10 次为 1 个疗程。结果痊愈 69 例(40.1%)、显效 72 例(41.3%)、有效 28 例(16.3%)、无效 3 例(2.3%)。总有效率 97.7%。

郭崇秋[9]运用针刀结合肌力训练治疗髌下脂肪垫损伤 76 例。①针刀松解。患者仰卧,屈膝,常规消毒铺无菌洞巾,戴无菌手套。第一步在髌骨下缘和胫骨粗隆之间的压痛点上进针,刀口线方向和髌韧带纵轴平行刺入,针体和髌韧带平面垂直,达髌韧带下方,先做纵行切开剥离,然后将刀锋提至髌韧带内面脂肪垫的上面,保持刀口线方向不变,将针体沿刀口线垂直方向倾斜与髌韧带平面成 15°角,在脂肪垫和髌韧带之间进行通透剥离,扇形摆动,将脂肪垫和髌韧带剥开,然后再使针体向相反方向倾斜与髌韧带平面成 15°角,重复上述手法,将脂肪垫和髌韧带的另一侧剥离出来,出针。按压针孔压迫止血,贴上创可贴。第二步,两膝眼进针,刀口线方向与髌韧带纵轴平行刺入,调整方向缓慢至髌骨粗糙面,刀口线平贴髌骨粗糙面轻轻切开剥离 3～5 下,出针同上。然后(以右膝为例)医者用左手握住患者右膝,右手掌根吸住髌骨往内侧推动 5 下,左右手互换,左手掌根吸住髌骨往外侧面推 5 下,用力适度。将患膝屈曲,左手虎口按住髌骨底缘固定,右手握住患膝右踝慢慢拉伸患膝,重复 5 下。针刀松解 10～14 天 1 次,一般治疗 3 次。②肌力训练。股四头肌等长收缩运动,患者仰卧位,患肢伸直,股四头肌主动收缩牵拉髌骨向近心端移动,开始时缓慢收缩,逐渐用力至尽全力,持续 3～10 秒放松,或两膝交替进行,每次中间休息 2～3 分钟,重复 5～10 次。直腿抬高运动,患者卧位,下肢伸直,踝关节背屈,直腿抬高至最大限度,持续 5 秒,放松或两膝交替进行,每日次数不限,逐渐增加,以肌肉发酸为度。结果治愈 55 例,占 72.4%。其中 1 次治愈 30 例,2 次治愈 15 例,3 次治愈 10 例;好转 17 例,占 22.4%;无效 4 例,占 5.2%。总有效率 94.8%,疗效满意。

程万强等[10]运用针刀配合臭氧治疗髌下脂肪垫损伤 181 例。治疗组 96 例采用针刀加臭氧治疗,对照组 85 例单用针刀治疗。①对照组。在髌骨下缘与胫骨粗隆之间选一点，两膝眼各取一点，采用 3 号针刀，刀口线与髌韧带纵轴平行，刀体垂直于皮肤，于髌尖与胫骨平台之间快速进针，经皮下髌韧带至髌韧带下与脂肪垫之间。先在脂肪垫的正中线上行通透剥离 3～4 刀，再将针刀置于髌韧带与脂肪垫之间，呈扇形分离。然后在两膝眼进针刀分离脂肪垫与翼状皱襞 3～4 刀，出针刀。②治疗组。针刀治疗方法同对照组。臭氧疗法：在髌尖与胫骨平台之间，髌韧带与脂肪垫之间注入浓度为 30μg/ml 的臭氧 3～5ml，在一侧膝眼注入臭氧 10ml，术毕。创可贴贴针眼处。结果对照组的优良率为 84.76%，治疗组的优良率为 90.52%。治疗组的疗效优于对照组。

参考文献

[1] 田瑞瑞，杨才德，宋建成，等. 中国穴位埋线疗法系列讲座（三十九）杨氏 3A+疗法 "膝五针" 埋线针刀治髌下脂肪垫损伤临床观察 [J]. 中国中医药现代远程教育，2016，14（22）：107-110.

[2] 刘敬林. 针刀治疗髌下脂肪垫损伤的临床疗效观察 [J]. 现代诊断与治疗，2014，（18）：4283-4283.

[3] 田有粮. 针刀松解治疗髌下脂肪垫劳损临床研究 [C]. 中华中医药学会针刀医学分会 2013 年度学术年会论文集， 2013：249-253.

[4] 温伯平，雷旭露，蒋蓉，等. 针刀治疗髌下脂肪垫损伤的临床疗效观察 [J]. 西南国防医药，2013，23（8）：836-838.

[5] 方勇，薛卡明. 小针刀治疗髌下脂肪垫损伤 56 例临床观察 [J]. 中国中医骨伤科杂志，2011，19（4）：48.

[6] 赵铎. 针刀结合半导体激光治疗髌下脂肪垫损伤疗效观察 [C]. 中华中医药学会第 6 次中医药防治疼痛学术年会论文集， 2015：249-252.

[7] 周岳松，陈旻. 针刀配合手法治疗髌下脂肪垫损伤 117 例 [J]. 上海针灸杂志，2012，31（3）：180.

[8] 戴朝富. 针刀配合温和灸治疗髌下脂肪垫损伤 172 例 [J]. 上海针灸杂志，2011，30（1）：44.

[9] 郭崇秋. 小针刀结合肌力训练治疗髌下脂肪垫损伤 [J]. 针灸临床杂志，2008，24（7）：35.

[10] 程万强，王文涛，王桂会. 针刀配合臭氧治疗髌下脂肪垫损伤 [C]. 中华中医药学会针刀医学分会全国第九次针刀医学学术年会会刊，2010：118.

四、鹅足滑囊炎针刀临床研究进展

1. 针刀治疗

王庆甫[1]运用针刀治疗膝关节鹅足滑囊炎 45 例。治疗方法：针刀组操作方法：患者仰卧位，膝关节伸直位，循鹅足肌压痛点定位，常规用 2%碘酒及 75%酒精术区常规消毒，铺巾，用 0.75%利多卡因分别在皮肤、皮下、肌肉及鹅足囊等部位进行局部浸润麻醉。麻醉满意后于逐层注射 2%利多卡因 5ml+生理盐水 20ml+曲安奈德 40mg 至滑囊及滑囊下骨膜后，针刀针刃与胫骨干平行，纵向邮票边孔样切割鹅足囊 5～8mm，以松解滑膜囊、降低囊内压力。出针后，针眼处以无菌敷料覆盖，术后嘱患者卧床休息 2 小时以上，以防局部血肿形成。术后当日针眼避免见风着水，以预防针眼处感染。仅治疗 1 次。术后 1 周收集治疗后资料。对照组：洛芬待因片，每次 1 片，一天 3 次，连用 3 天。采用中药热敷每日 1 次，每次 30 分钟，连用 1 周。足疗程后收集资料。中药湿热敷所选方剂为我科经验方剂：乳香 15g、没药 15g、元胡 20g、红花 15g、川芎 15g、川乌 10g、草乌 10g、威灵仙 15g、伸筋草 15g、透骨草 15g、路路通 15g、海桐皮 15g、川椒 10g。治疗结果：针刀组 45 例，无改变 5 例，肿胀反复发作，膝关节疼痛无缓解。好转 24 例，肿胀疼痛减轻，过度劳累后仍有疼痛，膝关节活动基本正常。治愈 16 例，肿胀疼痛消失，膝关节活动正常，步行下蹲无痛，无复发。总有效率 88.9%。对照组 40 例，无改变 11 例，好转 21 例，治愈 8 例，总有效率 72.5%。

欧阳齐等[2]用水针刀治疗"鹅足肌腱炎"65 例，总有效率 100%。患者坐位或仰卧位，患膝屈曲外旋外翻放于检查床上，于鹅足肌腱处找到压痛点标记后，常规消毒，用扁圆刃水针刀抽取配成的松解液 10ml，针尖顺着肌纤维的方向，针体与皮肤成 30°角，从标记点的下方 1cm 处进针，深达鹅足肌腱与内侧副韧带之间，回抽无血后，边推松解液，边退针至皮下，使局部形成明显肿胀。然后，用水针刀顺着注药方向，刀口线平行于肌纤维进针刀，扇形推铲、切割、剥离增粗挛缩的鹅足肌腱，再用横行铲拨法横向剥离数次，有明显松动感后即可拔刀。局部压迫 5～10 分钟，创可贴贴敷 1 天，未痊愈者，10 天后重复治疗 1 次。结果治愈 56 例，占 86.2%，好转 9 例，占 13.8%，总有效率 100%。

王学昌[3]运用刃针治疗鹅足滑囊炎 78 例。患者仰卧屈膝，足底平放于床面，髋微外展外旋。找到局部压痛点常规消毒后，用 0.7mm 刃针垂直于体表做"十"字浅刺，以张力减轻为度。若患者出现针感则疗效更佳。针眼处保持干燥 1 天。若治疗后关节负重活动时仍有疼痛为松解不彻底，可用上法再行点刺，每周 1 次。结果痊愈 63 例（1 次治疗痊愈者 45 例，2 次者 18 例）症状完全消失；显效 9 例，症状基本消失；好转 5 例，症状减轻但仍有不适；无效 1 例，症状无明显变化。总有效率 98.7%。

岳蓉[4]运用针刀治疗鹅足滑囊炎 32 例。在胫骨内侧缘下方 1cm 左右患者最痛处定点，常规消毒后局麻。按照四步规程进针刀，达骨面，局部切割 2～3 刀，伴滑囊肿胀者用针刀横向刺破多次后出针，并按压局部，使滑液尽量流出，术毕。结果：痊愈 18 例，好转 10 例，稍差 4 例，总有效率 88%。

林进忠[5]采用针刀针剥治疗鹅足腱滑囊炎 89 例。患者坐位或仰卧位，在膝内侧找准压痛点，局部皮肤常规消毒、铺巾后，用自制的针刀（用直径 1.5mm 的克氏针 15cm，将远端磨平即可使用）刀刃与胫骨平行方向进入，深达骨膜时开始纵行或横行剥离 4～5下，出针后用酒精棉球压迫针眼片刻。即可负重行走，7 天后不愈再做 1 次，一般二～三次可愈。对于体虚怕痛者，可先用 2%利多卡因 2ml、强的松龙 25mg 局部封闭后，再行针剥，效果更佳。用此方法治疗鹅足腱滑囊炎 89 例，疼痛消失，恢复正常活动 62 例；偶有疼痛局部无压痛 15 例；有些改善，劳累后疼痛 8 例；无效 4 例。

2. 针刀结合其他疗法

黄芳等[6]运用激光针刀、药物注射联合超短波治疗鹅足滑囊炎 55 例。治疗组：给予激光针刀＋药物封闭注射＋超短波联合治疗。患者取坐位或仰卧位，患膝微屈外旋，充分暴露治疗部位。用触摸指压法于鹅足滑囊部位仔细寻找压痛点 1～3 点，一般多在膝关节内侧（相当于胫骨结节水平）找到肿胀、压痛点，并用记号笔做好标记。局部皮肤常规消毒后，铺洞巾，于进针点皮下注入 2%利多卡因注射液 5ml 加醋酸曲安奈德注射液 5mg，医者戴手套，约 2 分钟后，采用Ⅰ型针刀，针刀刀口线与人体纵轴平行、针刀体与皮肤垂直，加压后将针刀快速进入皮下，按皮肤、皮下组织、脂肪层、筋膜、肌肉顺序突破，最后到达骨面（不强求直达骨面）进行松解、剥离、提插，手感无阻滞后，出刀压迫针眼片刻。出刀后用无菌棉签将伤口瘀血擦拭干净，再将 SJ-L 型激光针刀刀头从每个针刀眼处插入，激光波长 670nm，输出功率 80mW，光斑直径 1.0mm，并留置激光针刀于各个治疗点进行照射 15 分钟左右。术毕，无菌纱布压迫针眼片刻，再用消毒棉球固定，创可贴外敷；术后 24 小时内局部不沾水，24 小时后即可去掉外敷创可贴适当活动。每周治疗 1 次，效果不显者，1 周后再行第 2 次治疗，共治疗 3 次后结束。超短波治疗（采用广州康迈医疗器械有限公司生产的 LDT.CD31 落地脉冲式超短波电疗机）治疗前电疗机应预热 3 分钟进行调谐。选取频率 50Hz、波长 6m 的电流，脉冲持续时间 1～100μs，脉冲周期 1～10ms，重复频率 100～1000Hz，功率 1～20kW。将一电极置于膝关节鹅足滑囊部位，另一电极与之相对，置于膝关节另一侧面，并使用衬垫物使电极与皮肤之间的间隙保持 2～3cm，并用松紧带固定，输出导线保持平行。治疗完毕，依次关闭输出、高压及电源，取下患者身上的电极和衬垫物。每日 1 次，每次治疗 20 分钟，1 周为 1 个疗程，治疗 4 个疗程后结束。对照组：给予硫酸氨基葡萄糖胶囊口服，每日 3 次，连续服用 4 周。治疗期间注意禁食生冷及辛辣刺激性食物，多食新鲜蔬菜、水果，并避免膝关节过度劳累及受凉。疗效评定标准：参照《中医病证诊断疗效标准》。治疗结果：治疗组 30 例，治愈 20 例，好转 9 例，未愈 1 例，总有效率 97%。对照组 25 例，治愈 4 例，好转 14 例，未愈 7 例，总有效率 72%。

　　谢建荣等[7]运用针刀配合臭氧治疗鹅足滑囊炎 60 例。治疗方法：治疗组：患者仰卧位，局部常规消毒，用 1%利多卡因 3～5ml，在胫骨内髁痛点垂直进针直达骨表面，然后将针尖后退少许加压注药；随后再用 10ml 一次性注射器抽取浓度为 30μg／ml 的臭氧 3～5ml 注射在痛点局麻处。③术者戴手套，用 4 号针刀刺入到痛点骨面，与软组织走向平行，局部切割 2～3 刀，对滑囊肿胀者横向穿破多次出针，用手法对局部进行短时按压，将滑液尽量挤出后结束治疗。一般 1 次即愈，部分患者可能需要间隔 1～2 周后再治疗 1 次。对照组：只进行局部麻醉加针刀松解治疗，不注射臭氧。治疗结果：治疗组 30 例，痊愈 25 例，显效 2 例，有效 2 例，无效 1 例。总有效率达到 96.67%；对照组 30 例，痊愈 17 例，显效 3 例，有效 3 例，无效 7 例。总有效率达到 66.67%。笔者认为针刀配合臭氧治疗鹅足滑囊炎见效快、创口小、副作用少、手术痛苦小、操作简便、花钱少等优点，值得在临床推广。

　　马雷等[8]用针刀配合封闭治疗鹅足滑囊炎 70 例。针刀组 3 例，封闭组 30 例，针刀封闭组 37 例。①针刀组。患者仰卧，患膝微屈外旋，内侧朝上，在内侧找到肿胀、压痛点，标记后常规消毒，用 2%利多卡因 5ml 作局部麻醉。刀口线与人体纵轴平行，垂直进针，直达胫骨内侧髁，纵切 3～5 下，然后针体倾斜 45°，横向铲剥 2～3 下后出针。滑囊肿胀者，横向穿破多次出针，手法：对局部按压，滑液尽量挤出结束治疗，针孔处贴创可贴。最多不超过 3 次，1 周 1 次。②封闭组。准备工作同上，用 2%利多卡因 5ml 加醋酸曲安奈德 5mg，针头平行于人体纵轴，垂直刺入滑囊，如有积液，积液抽出后作局部封闭，针眼处贴创可贴。最多不超过 3 次，1 周 1 次。③针刀封闭组。先行封闭治疗，再行针刀治疗，操作方法同上，术后针孔处贴创可贴。最多不超过 3 次，1 周 1 次。结果针刀组总有效率 94.29%，封闭组 90.00%，针刀封闭组 97.30%；1 次治愈率分别为 40.00%、67.7%、89.2%。结果提示针刀配合封闭组疗效最优。

参考文献

［1］ 王庆甫. 针刀治疗膝关节鹅足滑囊炎 45 例体会［C］. 第三届全国中西医结合骨科微创学术交流会论文集， 2013：324-327.

［2］ 欧阳齐，陈合钦，吴汉卿. 水针刀治疗"鹅足肌腱炎"65 例临床分析［C］. 全国第三届微创针刀学术年会论文集，2011：179.

［3］ 王学昌. 刃针治疗鹅足滑囊炎 78 例［J］. 江苏中医药，2010，42（7）：69.

［4］ 岳蓉. 针刀治疗鹅足滑囊炎 32 例报告［J］. 医学信息，2010，23（7）：2423.

［5］ 林进忠. 小针刀针剥治疗鹅足腱滑囊炎［J］. 中国民族民间医药 2008：18

［6］ 黄芳，梁永翠，郭俐宏，等. 激光针刀、药物注射联合超短波治疗鹅足滑囊炎的临床研究［J］. 现代中西医结合杂志，2015，（22）：2425-2427.

［7］ 谢建荣，党东旭，顾雪忠. 针刀配合臭氧治疗鹅足滑囊炎的临床研究［J］. 光明中医，2015，30（1）：107-108.

［8］ 马雷，孟庆才，方锐，等. 小针刀配合封闭治疗鹅足滑囊炎疗效观察［J］. 内蒙古中医药，2012：47.

五、膝关节骨性关节炎针刀临床研究进展

1. 针刀治疗

黄贵伟[1]运用针刀松解术康复治疗膝关节骨性关节炎 62 例疗效观察。治疗方法：①膝关节前侧松解术：患者取仰卧位，双足平放治疗床上；患肢腘窝下放置一软枕，局部铺垫一次性无菌巾；龙胆紫定点：髌上囊、髁间棘前交叉韧带起止点、腓侧副韧带起止点、胫侧副韧带起止点。首先，对局部皮肤进行消毒，然后使用 1%利多卡因进行定点局部麻醉，戴无菌手套操作，采用一次性针刀，按照四步规程进针刀，针刀达韧带起止点骨面，进行纵疏横剥或铲剥 2~3 刀。分步松解上述定点部位。②膝关节后侧松解术：患者取俯卧位，双足平放治疗床上，在踝关节处放置一软枕。局部一次性无菌巾铺垫；紫药水定点部位：避开腘动脉走行，在胫骨髁间后交叉韧带起止点定位，在腓肠肌内、外侧头起点定位。局部皮肤消毒后，使用 1%利多卡因注射液进行局部麻醉，戴无菌手套操作，运用一次性无菌针刀，按四步规程进针刀，分别刺达胫骨髁间后交叉韧带起止点及股骨内、外侧腓肠肌内、外侧头的起点处骨面，纵向铲剥 2~3 刀，范围不超过 0.5cm。术毕做膝关节被动屈伸、牵引整复手法。针刀松解术每 7 日治疗 1 次，共治疗 3~6 次，术后无菌敷贴覆盖伤口，第 2 天开始配合针灸理疗康复治疗，每日 1 次；治疗期间拄拐，尽量避免承重步行；每天做膝关节不负重屈伸活动锻炼，或骑练功用自行车锻炼。治疗结果：本组患者 62 例中，治愈 31 例（50.0%），好转 30 例（48.4%），无效 1 例（1.6%），总有效率 98.4%。

李艳萍等[2]超微针刀治疗膝关节骨性关节炎 118 例。治疗方法：治疗组给予超微针刀治疗。首先选取治疗点 A、B、C、D 点。A 点为内膝眼和犊鼻穴（内外侧髌韧带的凹陷处）。B 点为筋结痛点（即髌周支持带），多集中在髌骨内外下角、左右侧方。C 点为骨质增生痛点（关节软骨、软骨下骨及胫骨结节等处）。D 点为相关穴位，主穴取阿是穴、内膝眼、梁丘、血海、犊鼻，配穴取阳陵泉、昆仑、膝阳关，行痹取风门、膈俞、

肝俞，痛痹取肾俞、关元，着痹取脾俞、足三里、阴陵泉，热痹取大椎、曲池。患者取仰卧位，充分暴露膝关节，屈髋、屈膝，治疗点碘伏常规消毒。A 点用针刀垂直皮肤进针，针刀须与髌韧带平行，进针深度 1～3cm，行纵向疏通 3～5 刀，当感觉针下出现松动感后出刀，出刀后用无菌棉球轻压针孔 2 分钟。B 点沿髌骨边缘找出痛性条索状结点，左手拇指与食指固定结节，右手持针刀，刀口线须平行于髌骨缘，进针深度 0.5～1cm，横向切割将其切断，出刀后用无菌棉球轻压针孔 1cm，横向切割将其切断，出刀后用无菌棉球轻压针孔 2 分钟。C 点在关节软骨、软骨下骨、胫骨结节等处找出痛性增生点，针刀垂直皮肤进针，当针刀进入皮下到达骨面时，行横向切割 2～3 下，出刀后用无菌棉球轻压针孔 2 分钟。D 点依据中医辨证分型选取穴位，在所选取穴位处进针刀，深度 1～3cm，局部刺激，待出现强烈针感时持续刺激 30 秒后出刀，出刀后用无菌棉球轻压针孔 2 分钟。每周 2 次为 1 疗程。治疗期间避免负重，注意休息。对照组给予针刺治疗。选用规格 0.30mm×50mm。穴位选取参照全国高等中医药院校规划教材《针灸治疗学》。主穴取阿是穴、膝眼、梁丘、血海、犊鼻，配穴取阳陵泉、昆仑、膝阳关，行痹取风门、膈俞、肝俞，痛痹取肾俞、关元，着痹取脾俞、足三里、阴陵泉，热痹取大椎、曲池。患者取仰卧位，屈膝 45°，75% 酒精消毒皮肤后采用快速进针法进针，行小幅度提插捻转手法至得气，虚补实泻法，留针 30 分钟，留针期间不行针。出针后休息 5 分钟。每次治疗 30 分钟，治疗期间避免负重，注意休息。1 周为 1 疗程，1 个疗程后判定疗效。疗效标准参照中华人民共和国中医药行业标准《中医病证诊断疗效标准》。治疗结果：治疗组 59 例，痊愈 22 例，显效 20 例，有效 15 例，无效 2 例，总有效率 96.61%。对照组 59 例，痊愈 10 例，显效 14 例，有效 24 例，无效 11 例，总有效率 81.35%。结果表明超微针刀治疗膝关节骨性关节炎优于针刺。

刘宗亮[3]对膝关节骨关节炎发病机理研究及针刀治疗疗效探讨 88 例。关节腔注射组和针刀组各 44 例。治疗方法：关节腔注射组：患者取坐位，选取髌骨内上角为穿刺点，用一次性注射器自穿刺点刺入关节腔，抽尽积液后向其中注射 20～30mg 透明质酸钠（国药准字 H10960136），完成后用无菌辅料包扎针眼，并适当活动关节。每周 1 次，5 次为 1 个疗程。针刀组：患者取俯卧位及仰卧位，在腰椎 1、2、3、4、5 横突处尖处定点，在股四头肌、股二头肌、内收肌病变处定点，消毒并局部麻醉，应用针刀刺入皮肤、皮下、肌肉组织，进行松解；针刀纵行横向剥离条索状物或硬结，完成后迅速出针并用创可贴覆盖，每次取 4～5 个点，每周 1 次，4 次为 1 个疗程。两组患者治疗期间均限制负重。治疗结果：关节腔注射组 44 例，临床控制 14 例，显效 16 例，有效 8 例，无效 6 例，总有效率 88.4%；针刀组 44 例，临床控制 23 例，显效 14 例，有效 6 例，无效 1 例，总有效率 97.7%。

杨明领[4]运用针刀微创松解术治疗膝关节骨性关节炎 60 例。观察组采用针刀微创松解术：采用卧位姿势，在局麻下进行操作，根据关节疼痛及功能障碍牵涉到肌群韧带进行定位，进针点周围皮肤常规消毒，用 1% 利多卡因注射液分别做定点局部麻醉。整个操作过程遵循针刀四步进针规程进行，采用 I 型 4 号针刀，刀口线与下肢长轴一致。具体定点及操作方法：分别在膝关节的髌上囊、胫骨内侧副韧带、内膝眼和犊鼻穴、髌下脂肪垫周围、髂胫束及鹅足囊周围寻找阳性反应点。以局部有压痛、硬结、条索为主要特征。以阳性点为针刀微创点，没有则不进行松解。具体操作方法：①髌上囊点：针尖到达髌上囊的粘连、痉挛点，呈直线与髌上韧带平行纵疏横剥数刀，范围约 1cm，以破为度。②胫侧副韧带点：针刀到达胫侧副韧带阳性层面，纵疏横剥数刀，范围约 0.5cm。③内膝眼点：刀尖垂直皮肤，针尖方向对准犊鼻穴，松解前内侧关节囊滑膜，行提插松解 2～3 刀，刺穿滑膜。④髌下脂肪垫点：针刀到达髌韧带，当刀下有突破感时，刀身与皮肤呈 15°再进针刀约 5mm，到达髌下脂肪垫，铲剥松解 2～3 刀，范围约 1cm。⑤犊鼻点：针刀到达膝关节前外侧关节囊滑膜，行提插松解 2～3 刀，刺穿滑膜囊。⑥髂胫束点：针刀到达髂胫束病灶层，与肌纤维平行直线松剥数刀，范围约 0.5cm。⑥鹅足囊点：针刀穿过鹅足囊，向上铲剥 2～3 刀，范围约 0.5cm。松解完成后行膝关节拔伸手法辅助治疗，每周治疗 1 次，共治疗 1～3 次，术后用创可贴覆盖创口，口服抗生素 3 日，3 日内创口禁水。3 周后统计治疗效果。对照组患者采用坐或仰卧位，常规术野消毒铺巾，5ml 一次性无菌注射器抽好玻璃酸钠 2ml 备用，1%利多卡因 2ml 局麻后，行关节腔穿刺，有落空感后回抽无血，将事先准备好的玻璃酸钠注射液 2ml 一次性地推入关节腔内，推注时应注意过程顺利无明显阻力。术毕，创口以无菌创可贴覆盖，术者缓慢屈伸膝关节数次，促进药物均匀分布在关节腔内，每周注射 1 次，5 次为 1 个疗程。结果：观察组 42 例，痊愈 32 例，显效 3 例，有效 2 例，无效 5 例，总有效率 88.09%；对照组 38 例，痊愈 20 例，显效 5 例，有效 2 例，无效 11 例，总有效率 71.05%。

全科等[5]运用针刀治疗膝关节骨性关节炎 50 例。观察组：采用针刀治疗方法。进针刀点：选取髌韧带的中点、内膝眼（髌韧带的中点向内侧移动 2cm）、犊鼻（髌韧带的中点向外侧移动 2cm）、股四头肌下端、髌周压痛点及内、外侧副韧带，在各点使用龙胆紫进行标记。操作方法：针刀治疗前嘱咐患者仰卧位，使用薄枕垫于膝下，垫枕厚度以患者自感舒适为宜，使术区充分暴露。术区进行常规消毒等操作。操作选用Ⅰ型 4 号 0.8mm×50.0mm 针刀进行。刀口线方向：髌韧带的中点、内膝眼和犊鼻均平行于髌韧带，股四头肌下端压痛点平行于股四头肌腱，髌周压痛点平行于髌骨边缘，内、外侧副韧带压痛点平行于韧带。髌韧带的中点采用垂直于皮肤进针刀，内膝眼进针刀对准外侧副韧带方向，犊鼻进针刀对准内侧副韧带方向，其余各点进针刀均采用垂直于局部皮肤进行。快速刺入皮肤到皮下，然后缓慢深入病灶。髌韧带的中点：针刀进入关节腔后行"十"字纵切。内膝眼、犊鼻：针刀进入脂肪垫后行纵向扇形切割，深度应达到对侧膝眼的部位。其余各点针刀缓慢深入到达软组织结节处，行纵行切割疏通 3～5 下即可。完成后出针刀，治疗点使用创可贴或无菌纱布外敷，注意按压出血。每周治疗 1 次，共治疗 2 周。对照组：采用电针治疗方法。选穴：选取内膝眼、犊鼻血海、鹤顶、梁丘、足三里、阴陵泉、阳陵泉、悬钟、局部阿是穴作为电针穴位。治疗结果：观察组 25 例，痊愈 16 例，显效 7 例，有效 1 例，无效 1 例，总有效率 96%。对照组 25 例，痊愈 11 例，显效 5 例，有效 3 例，无效 6 例，总有效率 76%。认为针刀治疗 KOA 具有较好的疗效和止痛效果，值得在临床上推广应用。

2. 针刀加其他疗法

（1）针刀加手法　徐冬康[6]运用针刀松解联合中医手法治疗膝骨性关节炎 78 例。观察组与对照组各 39 例。治疗方法：对照组患者采用南阳普康药业有限公司生产的双氯芬酸钠（国药准字：H41022703）对其进行治疗，用量为 75～100mg/d。观察组患者采用针刀松解联合中医手法对其进行治疗，具体为：①针刀松解：取患者的运动阻碍点及压痛点进行治疗。根据患者病情的不同，可选择 4～8 个点对其施术，术前给予患者常规消毒，并对其进行局部麻醉，治疗完毕对创口部位采用创可贴贴敷，每周为患者进行一次治疗，连续 3 周为 1 个疗程。②中医手法：在患者进行针刀术后 2～3 天对其进行手法治疗。患者取仰卧位，在患者的内膝眼和犊鼻穴处进行点、按、揉及推等，时间为 5～6 分钟，而后转至患者膝关节两侧及髌骨上缘各推、揉 5～6 分钟。然后两手同时握患者小腿下部及膝部位，做屈伸 15～20 次。让患者膝关节弯曲 90° 左右，做被动屈髋屈膝，以帮助患者增加关节活动，时间为 20～30 分钟。治疗结果：治疗前两组患者的膝关节功能评分分别为 84.26±9.15 分、84.51±9.28 分；治疗后观察组患者的膝关节功能评分为 27.66±6.82 分，明显优于对照组 37.51±7.68 分。观察组患者的临床治疗总有效率为 89.74%，明显高于对照组的 76.92%。认为针刀松解治疗方法，具有手术创伤小、操作简单等特点，较容易使患者接受，同时配合中医手法，能有效地改善患者的膝关节功能。

姜富馨[7]运用针刀结合手法治疗膝关节骨性关节炎 250 例。实验组和对照组各 125 例。治疗方法：实验组在治疗过程中采用针刀疗法同时辅助推拿手法进行治疗。该种治疗方式每周进行 1 次，3 次为 1 个疗程。其中，针刀疗法主要是使患者仰卧之后，在患者的膝关节内外侧找 2～4 个压痛点，如股四头肌下端止点、髌下脂肪垫、髌骨韧带、腓侧副韧带起止点、胫侧副韧带起止点等多种不同位置的压痛点，并对寻找的压痛点进行标识，可使用龙胆紫。取合适的针刀型号，对患者进行局部麻醉之后，使针刀体与皮肤保持垂直，用针刀沿着肌纤维的方向进刀，刺入选取的压痛点，针刀体先经过皮肤，再经过皮下组织到达压痛点。针刀首先纵疏横剥，然后使针刀沿着刀口线旋转 90°，再在骨面上铲剥，按照不同压痛点的实际情况实施纵行和横行剥离。将针刀拔出后，对针刀口进行包扎。如果患者在进行针刀治疗之后的 7 天内膝关节疼痛仍未改善，则可进行第二次治疗。辅助针刀疗法的推拿手法治疗则是在患者针刀治疗的 3 天之后进行，主要是对患者的腿部进行按摩。一方面，推移髌骨。主治医师将患者的髌骨向外侧推扳，直至达到最大限度，然后再次加大力度，使髌骨向外侧伸展。并以同样的手法将髌骨向上侧、下侧以及内侧进行推扳，从而使患者的髌骨能够在四个不同的方向自由活动。另一方面，压住患者髌骨的上下缘，主要使患者的下肢能够尽可能伸直，当伸直到不能再伸直时，医师需要弹压一下其髌骨。这样做的主要目的是为了使患者的软组织得到松解，以恢复其关节位置的力学平衡。对照组患者则采用关节腔内注射治疗，即在患者的膝关节位置进行穿刺，从其膝关节的缝隙处将注射器的针头插入关节腔内，以将里面的积液吸出，然后在其中注入透明质酸钠药液。该种治疗方式需要 1 周进行 1 次或者是 2 次，1 个疗程为期 4 周。治疗结果：实验组 125 例，治愈 80 例，显效 38 例，有效 5 例，无效 2 例，总有效率 98.4%。对照组 125 例，治愈 55 例，显效 30 例，有效 23 例，无效 17 例，总有效率 86.4%。

裴久国等[8]运用针刀整体松解术配合手法治疗膝关节骨性关节炎 130 例。治疗方法：观察组：采用针刀整体松解术配合手法治疗。针刀治疗：第 1 次针刀治疗取患侧髌上囊点，髌内、外侧支持带点，内、外侧副韧带起止点，髌下脂肪垫点及鹅足滑囊点。第 2 次针刀治疗松解髌股韧带点，髂胫束点及股直肌与股中间肌之间的粘连。第 3 次针刀治疗松解腓肠肌内、外侧头起点处的粘连和瘢痕。患者取仰卧位，膝关节下方置一棉垫，屈曲 60°，双足平放在手术床上。在治疗部位常规消毒铺巾，1%利多卡因注射液局部浸润麻醉，每点注射 1ml。针刀体与皮肤垂直，刀口线与下肢纵轴平行，按四步规程进针刀。松解髌骨周围时，针刀体经皮肤、皮下组织直达髌骨周缘骨面，先行纵疏横剥 2～3 刀，再调转刀口线 90°，沿髌股间隙提插切割 3 刀；松解侧副韧带时，针刀达韧带起止点骨面，先行纵疏横剥 2～3 刀，然后沿骨面铲剥 3 刀；松解鹅足时，针刀直达鹅足部骨面，先提插切割 2～3 刀，然后贴骨面作扇形铲剥 2～3 刀。出针刀后压迫止血 3 分钟，无菌敷料覆盖针眼，保持治疗区清洁干燥，避免剧烈活动。手法治疗：针刀术后，患者仰卧位，医者一手握住患侧踝关节上方，另一手托住小腿上部，在牵引状态下，摇晃、旋转、伸屈膝关节各 3 次，然后令患者膝关节伸直，医者掌心轻抚患膝髌骨，顺时针和逆时针方向各按揉 50 次，以进一步松解其粘连、瘢痕和挛缩的组织，纠正膝关节的力线。每周 1 次，治疗 3 次后评定疗效。对照组：采用电针治疗[3]。取患侧膝眼、梁丘、膝阳关、阳陵泉、足三里、阿是穴。局部常规消毒，选用 0.30mm×50mm 的华佗牌一次性无菌针灸针，针刺得气后，接 G6805-Ⅱ型电针治疗仪，取连续波，电针刺激参数为频率 2Hz，强度 5mA，通电 20 分钟。每日 1 次，7 次为一疗程，疗程间隔休息 2 日，治疗 3 个疗程评定疗效。治疗结果：两组治疗前后膝关节 JOA 评分：观察组 65 例治疗前 45.73±5.85 分，治疗后 89.64±4.59 分。对照组 65 例治疗前 47.26±6.14 分，治疗后 75.43±5.32 分，观察组优于对照组，认为针刀可以破坏 KOA 的病理构架，缓解局部肌肉的紧张痉挛，有利于膝关节活动度的恢复。

（2）针刀加中药治疗　杏建书[9]运用针刀联合中药熏蒸治疗膝关节骨性关节炎 70 例。针刀加中药熏蒸组为治疗组共 38 例；玻璃酸钠注射组为对照组共 32 例。治疗方法：治疗组：患者仰卧位，膝关节屈曲 90°，双足平放手术床上，如关节僵硬不能屈曲，可在腘窝下放一棉垫。常规消毒膝部皮肤。手术操作步骤：①松解髌骨内外侧支持带：分别在髌骨中点内外缘 2cm 处定点。针刀与皮肤垂直，刀口线与下肢纵轴一致，针刀通过皮肤、皮下组织刀下有韧性感时深入其中，行纵疏横剥 3 刀，范围不超过 1cm。②松解髌上囊：针刀与皮肤垂直，刀口线与股四头肌方向一致，针刀通过皮肤、皮下组织穿过股四头肌后有落空感即到达髌上囊，先纵疏横剥 2 刀，然后将刀体向大腿方向倾斜 45°，针刀沿股骨凹面提插 2 刀，以疏通髌上囊与关节囊的粘连点。③松解髌下脂肪垫：针刀与皮肤垂直，刀口线与髌骨韧带走行方向一致，针刀通过皮肤、皮下组织，穿过髌韧带后有明显落空感，再进刀 1cm，即到达髌下脂肪垫，纵疏横剥 2 刀。④松解压痛点：通过上述松解后，如膝关节其他部位有明显压痛点，可选取痛点进行松解，出针压迫止血后用创可贴贴紧针孔，让患者仰卧，手术者一手握住踝关节上方，另一手托住小腿上部，牵引摇动，旋转伸屈关节并推拿按摩，将内外翻和轻度屈曲畸形纠正，每周 1 次。另用中药煎水行膝关节熏蒸。处方：黄芪、威灵仙各 30g，独活、桑寄生、川芎、当归、熟地黄、白芍、茯苓、杜仲、木瓜、怀牛膝各 15g，防风 10g，生甘草 6g，全蝎 3g，煎水置容器内行膝关节熏蒸或用纱布垫药汁局部热敷治疗，每次 30 分钟，每日 2 次，每 3 日 1 剂。对照组：膝关节常规消毒，在无菌操作下，于髌骨下极正中或髌骨外上方穿刺点，用 7 号针头注射器刺入关节腔，抽吸无回血，抽尽关节积液，注入 2ml 玻璃酸钠（20mg），压迫止血。每周 1 次，5 周为 1 个疗程，注药后嘱患者做伸屈膝 3 遍，使药物充满关节，治疗期间患肢减少负重，可局部理疗。上述治疗 4 周后观察疗效。治疗结果：治疗组 38 例，显效 29 例，有效 8 例，无效 1 例，总有效率 97.4%，对照组 32 例，显效 21 例，有效 6 例，无效 5 例，总有效率 84.4%。认为针刀加中药热疗膝骨性关节炎，可明显减轻患者痛苦症状，具有疗效快、治愈率高等优点，能让患者恢复快，复发率低。

宋国政[10]运用针刀整体松解术联合中药治疗膝关节骨性关节炎 148 例。针刀整体松解术：①前侧入路。通常选择髌上囊点、髌股韧带内上缘点、髌股韧带外上缘点、髌骨内外侧支持带压痛点、胫腓侧副韧带压痛点、髌韧带正中点、鹅足囊点、"血海穴"点用龙胆紫作标记，术前准备，患者仰卧位，患膝屈曲 35°～45°，膝下置垫。常规皮肤消毒，铺无菌洞巾，采用退出式局麻方式，每个治疗点注射 0.5%盐酸利多卡因溶液 1ml（"血海穴"点除外），选用Ⅰ型 4 号直形针刀。髌上囊点：针刀体与皮面垂直，刀口线与股四头肌方向一致，按四步进针法进针刀，快速刺入皮肤直达骨面，先纵疏横剥 3 刀然后针刀体向身体上侧倾 45°，调转刀口 90°，沿股骨凹面提插 3 刀，以疏通髌上囊与关节囊的粘连点，范围 0.5cm。髌股韧带内上缘点、髌股韧带外上缘点：针刀体与皮面垂直，刀口线与股四头肌方向一致，按四步进针法进针刀，快速刺入皮肤直达骨面，先纵疏横剥 3 刀，然后调转刀口 90°，提插切割 1～3 刀。髌骨内外侧支持带压痛点、胫腓侧副韧带压痛点、鹅足囊点：针刀体与皮面垂直，刀口线与下肢纵轴方向一致，按四步进针法进针刀，快速刺入皮肤直达骨面，纵疏横剥 3 刀。如有关节间隙变窄，胫侧副韧带点可调转刀口 90°，提插切割 1～3 刀。髌韧带正中点：针刀体与皮面垂直，刀口线与髌韧带方向一致，按四步进针法进针刀，当刀下有韧性感时，即到达髌韧带，继续进针 1cm，先纵疏横剥 3 刀，然后针刀退回髌韧带下，将针刀体沿刀口线垂直方向倾斜与髌韧带平面呈 15°角将髌韧带与脂肪垫进行通透剥离。"血海穴"点：当患者关节肿胀或并有关节腔积液时，可行罹患膝关节"血海穴"点针刀刺激，针刀体与皮面垂直，刀口线与下肢纵轴方向一致，按四步进针法进针刀，快速刺入皮肤直达骨面，纵疏横剥 3 刀并留置针刀，其他点操作完毕后拔出。②后侧入路：通常选择腓肠肌内外侧头附着点，用龙胆紫作标记，患者俯卧位，患膝屈曲 15°，踝下置垫。常规皮肤消毒，铺无菌洞巾，采用退出式局麻方式，每个治疗点注射 0.5%盐酸利多卡因溶液 1ml，针刀治疗选用Ⅰ型 4 号直形针刀。腓肠肌内外侧头附着点：针刀体与皮面垂直，刀口线与下肢纵轴方向一致，按四步进针法进针刀，快速刺入皮肤直达骨面，纵疏横剥 3 刀，如有膝关节屈曲，可调转刀口提插切割 1～3 刀，针刀术后，针孔用无菌创可贴外敷，在治疗床上立即对患膝进行被动对抗牵引、晃膝旋膝，过伸过屈膝关节达最大角度，尽量矫正膝关节畸形，然后用长托板固定患膝 7 天，7 天后个别痛点不消失者，再进行一次针刀松解，重复操作不超过 3 次，双侧膝关节患病，交替进行针刀整体松解术。中药口服：按照中医辨证论治将膝关节骨性关节炎分为气滞血瘀、风寒湿困、湿热痹阻、肝肾亏虚四型，据以上分型辨证施治。①气滞血瘀型：治宜行气活血，破瘀散结，药用身痛祛瘀汤加减。②风寒湿困型：治宜祛风散寒利湿，温经通络止痛，药用麻黄温痹汤加减。③湿热痹阻型：治宜清热利湿，通络止痛，药用清热宣痹汤加减。④肝肾亏虚型：治宜补益肝肾，通络止痛，药用独活寄生汤加减。治疗结果：所治患者 148 例，逐一随访，最少 6 个月，最长 5 年，临床治愈 65 例，显效 68 例，好转 13 例，无效 2 例，总有效率 98.65%。

梁治学等[11]运用针刀松解术配合强膝通痹汤治疗膝骨关节炎 260 例。治疗组针刀松解术配合强膝通痹汤治疗。①针刀松解术。定点：选择髌骨下缘髌韧带的中点为 A 点，内膝眼、犊鼻穴各定 1 点为 B、C 点，髌骨上缘正中点为 D 点，髌骨左右侧缘压痛点为

E、F 点，共 6 点。体位：患者取仰卧位，膝下垫枕，以舒适为佳，充分暴露操作部位皮肤。操作：在以上 6 点处用记号笔标记，碘伏消毒。术者戴无菌手套，铺无菌洞巾，在定点处局部麻醉，选用 I 型 4 号一次性无菌针刀。A、B、C3 点的刀口线均与髌韧带平行，D 点的刀口线与股四头肌腱平行，E、F 点的刀口线与髌骨边缘平行，按照针刀进针四步规程刺入。A 点垂直于皮肤进针刀，通过髌韧带后用左手拇指上推髌骨下极，其余四指按压髌骨上缘，使髌骨上翘，行纵行切割横行疏通（先由髌骨下缘向胫骨结节处行纵向纵切，再向两侧横向纵切）。B、C 两点垂直皮肤进针刀，快速刺入皮肤到皮下后，朝向对侧，行横行剥离，纵行疏通。D、E、F 点垂直皮肤进针刀，快速刺入皮肤到皮下，然后缓慢深入到软组织结节处，行纵行切割疏通。出针刀后用创可贴外敷治疗点，术后注意休息。每周治疗 1 次，共治疗 5 次。②强膝通痹汤口服：中药购自本院中药房。方药组成：牛膝、续断、杜仲、补骨脂、桑寄生、木瓜、络石藤、伸筋草、透骨草、威灵仙各 15g，土鳖虫 10g。每日 1 剂，水煎早晚分服。连续服用 30 天。对照组：予常规针刺配合强膝通痹汤治疗。①常规针刺治疗。选穴：血海、内膝眼、犊鼻、阴陵泉、阳陵泉、梁丘、足三里。操作：患者端坐位，穴位常规消毒，选用 0.30mm×40mm 针灸针，分别刺入上述穴位，其中内膝眼、犊鼻分别向膝中方向斜刺 1 寸，足三里直刺 1 寸，得气后留针 30 分钟后出针。每天治疗 1 次，共 30 次。②强膝通痹汤口服：用法同治疗组。治疗结果：治疗组 130 例，临床控制 101 例，显效 19 例，有效 8 例，无效 2 例，总有效率 98.46%；对照组 130 例，临床控制 56 例，显效 17 例，有效 38 例，无效 19 例，总有效率 85.38%。治疗组的临床疗效明显优于对照组。认为针刀松解术配合强膝通痹汤可明显缓解膝关节的疼痛、肿胀等症状，改善膝关节的功能，且无不良反应，具有简、便、验、廉的特点，有一定的临床应用价值，值得进一步研究推广。

幸大华[12]运用针刀疗法联合川芎嗪治疗膝骨性关节炎 90 例。观察组：①针刀闭合松解术：患者仰卧，患膝关节下垫一 5cm 高薄枕，于患膝关节和髌骨周围寻找痛点，常规消毒后，用 1%利多卡因局麻，将针刀垂直刺入，沿肌肉韧带纤维走向行"纵疏横剥"或"铲剥"或"提插"2～3 刀，退出针刀后，用无菌敷料覆盖针孔，胶布固定。每次选 4～5 个痛点治疗，每周 1 次，根据病情酌情治疗 1～3 次。②注射川芎嗪注射液：针刀术后同时配合 40mg 川芎嗪注射液（郑州卓峰制药有限公司；国药准字 H20055479）进行关节腔注射，每周 1 次，4 次为 1 个疗程，共治疗 2 个疗程。合并关节积液的患者，待积液抽净后注入。对照组给予塞来昔布（辉瑞制药有限公司；国药准字 J20120063）口服，治疗 12 周。治疗结果：观察组 45 例，痊愈 11 例，显效 26 例，有效 4 例，无效 4 例，总有效率为 91.1%；对照组 45 例，痊愈 6 例，显效 19 例，有效 10 例，无效 10 例，总有效率为 77.8%。

（3）针刀加臭氧、玻璃酸钠治疗　卢关忠[13]运用针刀配合玻璃酸钠膝关节腔注射治疗膝关节骨性关节炎 280 例。参照组给予玻璃酸钠膝关节内注射治疗：对注射位置常规消毒后进行 1%利多卡因局部麻醉，行膝关节腔穿刺后，如有落空感，回抽无血，推注无阻力后抽尽积液，并将 2ml 的玻璃酸钠（国药准字 H10960136）注射液注入关节腔内，拔针，覆盖无菌辅料，胶布固定。注射后嘱咐患者缓缓屈伸膝关节数次，使注射药物在膝关节软骨和滑膜充分分布。每周 1 次，3～5 次为 1 个疗程。研究组在参照组的基础上给予针刀松解治疗。玻璃酸钠膝关节注射与参照组一致。针刀：患者取仰卧位，用 5～6cm 高的垫子将患者膝关节垫高，在其膝关节和髌骨周围寻找 4～5 个痛点标记。对操作部位进行常规消毒，1% 利多卡因常规局麻，采用针刀"四步法"刺入痛点直至病灶骨面后，沿韧带纤维走向行提插、铲剥 2～3 次，拔出针刀后进行无菌辅料覆盖，胶布固定。每周 1 次，4 次为 1 个疗程。整个治疗进行 1～2 个疗程。治疗结果：HSS 膝关节评分：研究组 140 例，治疗前 30.25±5.21 分，治疗后 91.28±52.37 分；参照组 140 例，治疗前 34.21±6.32 分，治疗后 81.21±45.25 分。认为针刀配合注射玻璃酸钠治疗膝关节骨性关节炎效果较好，可有效改善患者膝关节功能，降低疼痛，且不良反应轻，值得在临床推广应用。

侯玥[14]运用针刀合并玻璃酸钠注射治疗膝骨性关节炎 32 例。膝关节腔内注射：选好膝关节穿刺点，可在髌骨内下、外下、内上、外上约 1cm 处，局部常规消毒皮肤后注射 2.5ml 玻璃酸钠，有关节腔积液时，应先酌情穿刺排液，再注入药物，对其他药物有过敏史者慎用。针刀治疗：针刀定点：用龙胆紫在病变同侧的 L_1～L_5 关节突、横突尖部敏感点，同侧臀大肌、臀中肌、臀小肌及阔筋膜张肌在髂翼外附着处敏感压痛点，股内收肌群在耻骨支附着处敏感压痛点，髌骨周围敏感压痛点，髌下脂肪垫，膝关节内外侧副韧带及股四头肌、股二头肌、半腱肌、半膜肌、腓肠肌、髂胫束等在腘部股骨内外侧髁和胫骨内外侧髁敏感压痛点定点。消毒后麻醉：所有病例均采用 5ml:0.1g 盐酸利多卡因注射液局部麻醉。针刀闭合性松解术：患者仰卧于手术台上或取俯卧位（腰臀部治疗点），麻醉成功后，针刀刀口线与进针部位的组织纤维方向平行，垂直于皮肤进入，到达肌筋膜层、肌层后直达骨面，遇到阻力、条索时分别行切、铲、剥至局部无阻力感后出针，压迫止血。治疗结果：32 例患者经过 5 周的治疗，9 例治愈，占 28%；18 例显效，占 56%；4 例好转，占 13%；1 例无效；总有效率为 97%。

郭志明[15]运用玻璃酸钠联合针刀治疗膝关节骨性关节炎 60 例。观察组和对照组各 30 例，治疗方法：两组均用玻璃酸钠（山东博士伦福瑞达制药有限公司，国药准字 H20067379）膝关节腔内注射，每次 2ml，每周 1 次，5 次为 1 个疗程。观察组加用针刀治疗。患者取仰卧位，充分暴露膝关节及髌骨周围，并弯曲膝关节 30°～45°，寻找压痛点做好标识，膝关节后方可铺垫 5～6cm 高薄枕。医师用同侧手采用五指体表定位法，掌心正对髌骨中心，掌根对准髌上囊，手法定位完成后，行膝关节常规消毒，铺无菌洞巾，在标识点位置用 2%利多卡因局部麻醉，按照针刀"四步法"要求，从标识点垂直刺入病灶到达骨面后，将刀口平行韧带（肌纤维）走向，行纵疏横剥，即沿韧带走向纵行剥离 2～3 刀，然后横行剥离 2～3 刀，横向摆动分离。在实行纵疏横剥后，行关节腔注射术，选择内膝眼为穿刺点，注意避开髌韧带，使用 7 号针头穿刺，穿刺方向同胫骨平台平行，穿刺角度 45°，直至针头完全刺入，注入玻璃酸钠（山东博士伦福瑞达制药有限公司，国药准字 H20067379）2ml，术后常规消毒、包扎，每次选择 4～5 个压痛点，每周 1 次，5 次为 1 个疗程。治疗结果：对照组 30 例，痊愈 4 例，显效 11 例，有效 3 例，无效 12 例，总有效率 60.0%；观察组 30 例，痊愈 13 例，显效 11 例，有效 4 例，无效 2 例，总有效率 93.3%。

叶文汉[16]运用玻璃酸钠联合针刀治疗膝关节骨性关节炎 49 例。对照组 24 例为玻璃酸钠关节腔注射治疗，研究组 25 例在对照组治疗基础上加针刀治疗。对照组患者给予玻璃酸钠关节腔注射治疗：患者取仰卧位，对患膝进行消毒，2%利多卡因局部麻醉后于患膝髌骨外缘中点或外上缘进针，进入关节腔内抽吸无血后注入玻璃酸钠注射液，2ml/次，1 次/周，连续治疗 1 个月，研究组患者在对照组的基础上联合应用针刀治疗，患者充分暴露膝关节及髌骨周围，屈膝 30°～45°，膝关节后方垫一软枕高约 5cm，于压痛点及骨质增生处变形、粘连、结疤及挛缩组织处做好标记，采用五指体表定位法掌心及掌根分别对准髌骨中心及髌上囊，完成后对膝关节行常规消毒，采用 2%利多卡因在标识点行局部麻醉，针刀遵循"四步法"原则从标识点垂直刺入病灶部位达骨面，将针刀平行于肌纤维走向纵行剥离 2～3 刀，横向摆动分离，并对骨质增生部位进行刮剥分离，然后再从内膝眼穿刺入路，避开髌韧带，与胫骨平台平行将 7 号针头向外呈 45°完全刺入，注入 2ml 玻璃酸钠，术后常规消毒，加压包扎，每周治疗 1 次，连续治疗 1 个月。结果：研究组 25 例，显效 13 例，有效 11 例，无效 1 例，总有效率 96%；对照组 24 例，显效 10 例，有效 8 例，无效 6 例，总有效率 75%。

　　徐锋[17]运用臭氧水关节腔冲洗配合针刀松解治疗膝关节骨性关节炎 60 例。治疗组采用关节腔臭氧水冲洗结合针刀松解治疗。对照组只采取关节腔小剂量激素（每个关节腔 2.5mg 曲安奈德针）治疗。膝关节腔冲洗：患者取仰卧位，患膝屈曲 30°～50°并保持外旋位，医者沿股髌内侧缘间隙凹陷处将穿刺针刺入关节腔内，用注射器将炎性积液抽出；再用 23μg/ml 浓度的臭氧水（臭氧水由专门臭氧水设备所制浓度恒定 23μg/ml）反复多次冲洗病变关节腔，直至关节液变清为止；最后向关节腔内注射一定量浓度为 23μg/ml 浓度的臭氧水，患者关节腔内有明显憋胀感。冲洗后患肢减少活动，每周 1 次，3 次为 1 个疗程。针刀松解治疗：患者取仰卧位，患膝屈曲 30°，膝下垫薄枕，确定压痛点，用医用记号笔标记，常规消毒，取 0.5%利多卡因局部浸润麻醉，然后选择合适针刀（采用北京华夏针刀医疗器械厂生产的汉章牌 4 号针刀），刀口线与肌肉韧带走向平行，垂直皮肤进针，直达骨面行纵行疏通及横向剥离，5～7 日治疗 1 次，3 次为 1 个疗程。关节腔激素治疗：患者取仰卧位，患膝屈曲 30°，膝下垫薄枕，常规消毒，选用髌骨外侧缘于髌骨上缘两线交点为穿刺点，局部浸润麻醉后，5ml 注射器穿刺进关节腔，注入复合液（曲安奈德针 2.5mg+利多卡因注射液 1ml+生理盐水 10～15ml）。1 次/周，3 次为 1 个疗程。治疗方法：治疗组 60 例，治愈 50 例，好转 10 例，无效 0 例，痊愈率 83.3%；对照组 75 例，治愈 32 例，好转 25 例，无效 18 例，痊愈率 42.7%。

　　张文强等[18]运用针刀联合玻璃酸钠治疗原发性膝关节骨性关节炎 90 例。每组 30 例，A 组采用针刀治疗，B 组采用玻璃酸钠填充治疗，C 组采用针刀联合玻璃酸钠治疗。治疗方法：以 8 周为 1 个疗程，A 组患者采用针刀治疗，B 组采患者用玻璃酸钠填充治疗，C 组患者采用针刀，联合玻璃酸钠治疗。针刀治疗：根据手术部位选择体位后，常规消毒膝关节皮肤后，使用 1%的利多卡因对膝部进行局麻后，操作者持针刀，根据针刀四步进针法选取髌骨内上缘做穿刺点，先穿刺抽取积液，后注射曲安奈德、骨肽注射液的混合液，针刀松解 2～3 针，范围在 0.5cm 以内，每周进行 1 次治疗。玻璃酸钠治疗：嘱患者屈膝，常规消毒内膝眼、犊鼻，抽尽关节积液后注入玻璃酸钠，每周进行 1 次治疗。C 组不做任何药液注射，结合以上两种治疗操作即可。A 组 30 例，痊愈 13 例，有效 8 例，无效 9 例，总有效率 70.0%；B 组 30 例，痊愈 12 例，有效 10 例，无效 8 例，总有效率 73.33%；C 组 30 例，痊愈 25 例，有效 4 例，无效 1 例，总有效率 96.67%。认为对原发性膝关节骨性关节炎采用针刀联合玻璃酸钠进行治疗，可有效缓解患者的疼痛，效果显著，值得临床推广。

　　张前西[19]运用臭氧联合玻璃酸钠与针刀配合治疗骨性关节炎 79 例。对照组 39 例，采用臭氧配合针刀治疗，研究组 40 例，采用臭氧联合玻璃酸钠与针刀配合治疗。对照组采用臭氧配合针刀治疗，在患者的膝关节周围的痛点和粘连带采用汉章牌针刀松解，从患者的关节内侧或者关节外侧穿刺抽取关节积液，然后采用德国卡特医用臭氧治疗仪注入医用臭氧，其浓度为 45μg/ml，对关节进行反复冲洗然后抽出，再注入臭氧 10ml。研究组采用臭氧联合玻璃酸钠与针刀配合治疗，在患者的膝关节周围的痛点和粘连带采用汉章牌针刀松解，然后采用德国卡特医用臭氧治疗仪注入医用臭氧，其浓度为 45μg/ml，对关节进行反复冲洗然后抽出，采用同一针头注入玻璃酸钠注射液 1 支，再注入臭氧 10ml，两组患者每周治疗 1 次，连续治疗 1 个疗程，每个疗程 5 周。治疗结果：两组膝关节功能比较：对照组 39 例，优 12 例，良 20 例，中 6 例，差 1 例，优良率 82.1%；研究组 40 例，优 21 例，良 17 例，中 2 例，差 0 例，优良率 95%。

　　马丽敏等[20]运用针刀联合臭氧治疗膝关节骨性关节炎 100 例。对照组 50 例采用针刀治疗，试验组 50 例针刀治疗＋臭氧治疗。针刀治疗即针刀闭合松解术，以对髌上囊、髌内外侧副韧带、髌内外侧支持带、髌下脂肪垫等部位进行松解为主，选取好位置后常规消毒和铺洞巾，应用汉章牌 4 号针刀遵循针刀四步操作步骤将其插到骨面，然后稍稍退出并沿着肌肉纤维走行方向纵行进行疏通剥离，操作过程中可感受明显的松解剥离响声，当手下出现松动感时即退出针刀。压迫止血，无菌纱布覆盖。每周治疗 1 次，连续治疗 3 次作为 1 个治疗周期。臭氧发生设备受德国赫美斯臭氧发生器控制，其优点在于能够精确控制臭氧的生成浓度。治疗时从臭氧发生设备中抽取 20ml，30%的臭氧，从患者膝内膝眼或犊鼻注射进入膝关节腔内。注射完毕后，帮助患者屈伸膝关节数次，屈伸过程中关节内有气体挤压的捻发音。患者经治疗后一旁静坐 10 分钟左右，如无不适，可准允其离去。视患者病情轻重，给予臭氧治疗 1 次或者 2 次。治疗结果：试验组 50 例，显效 25 例，有效 22 例，无效 3 例，总有效率 94%；对照组 50 例，显效 20 例，有效 19 例，无效 11 例，总有效率 78%。针刀联合臭氧治疗效果更佳。

　　杜鹏斌等[21]运用臭氧冲洗配合针刀松解治疗骨性关节炎 120 例。观察组 60 例采用臭氧冲洗配合针刀治疗，对照组 60 例采用单纯的针刀治疗。①膝关节腔冲洗：患者保持仰卧，患膝弯曲约 40°并保持外旋，注射器沿髌骨内侧缘间隙的凹陷处进行穿刺后将炎性积液抽出，再用适宜浓度的臭氧水反复冲洗病变部位的关节腔，直至关节液变澄清后向关节腔内注射一定量的臭氧水至患者关节腔内有明显憋胀感。冲洗后患肢减少活动，每周进行 1 次治疗，3 周为 1 个疗程。②针刀松解：患者保持仰卧状态，患膝弯曲约 30°，膝下可垫上薄枕，确定患者的压痛点并做好标记，对标记部位进行常规消毒，取 0.5%利多卡因局部浸润麻醉，然后选择合适针刀，刀口线与肌肉韧带走形平行，垂直皮肤进针，直达骨面行纵行疏通及横向剥离。③术后针刀伤口以输液贴贴敷，并适时帮助患者做屈伸运动。每周治疗一次，3 周为 1 个疗程。对照组治疗方法对照组采用单纯的针刀松懈治疗，具体方法参见观察组针刀松解的方法，同时帮助患者患膝关节做屈伸运动，每周治疗 1 次，3 周为 1 个疗程。治疗结果：观察组 60 例，痊愈 44 例，好转 11 例，无效 5 例，总有效率 91.6%；对照组 60 例，痊愈 35 例，好转 13 例，无效 12 例，总有效率 80%。

黄永红等[22]在关节内臭氧玻璃酸钠注射及针刀松解粘连联合治疗膝关节骨性关节炎 84 例。对照组采用关节腔内臭氧、玻璃酸钠注射治疗。平卧，屈膝 80° 左右，膝下垫软枕，膝眼入路，标记髌骨下侧髌韧带内、外缘，消毒，铺无菌巾，利多卡因局麻穿刺，破入关节囊，进入关节腔，抽针栓，确认无出血后自关节腔内缓慢注入臭氧，每次 15ml，浓度 40μg/ml，完毕后贴无菌敷料，活动患侧膝关节，每周 1 次，共干预 3 次；玻璃酸钠注射方法同臭氧，每次 25mg，每周 1 次，共干预 2 次。观察组在对照组基础上加用针刀治疗，仰卧屈膝 30°，暴露患侧膝关节，膝下垫软枕，自内膝眼、犊鼻、股四头肌远端、髌周内外侧副韧带处确定压痛点，选疼痛程度最为严重 2～3 个痛点予以治疗，标记，消毒铺巾，针刀快速进入痛点，患者有酸胀感后停针，刺激穴位，行针刀松解，刀口平行患者身体纵轴，纵行剥离，横向疏通，待针下有松动感后出刀，完毕后贴无菌敷料，叮嘱患者 3 天内切口避免沾水，勿负重活动。观察组先行臭氧腔内注射，完毕后，作针刀术、关节腔内玻璃酸钠注射同步治疗，针刀松解术后 10 分钟确定患者无异常反应后，予关节腔内玻璃酸钠注射治疗。观察组 42 例，显效 24 例，有效 16 例，无效 2 例，总有效率 95.24%；对照组 42 例，显效 19 例，有效 13 例，无效 10 例，总有效率 76.19%。

3. 针刀综合治疗

李孝明等[23]运用针刀与针灸配合拔罐治疗膝关节骨性关节炎 60 例。观察组：采用针刀+拔罐+神灯理疗治疗。方法：①患者多采取仰卧位，暴露膝关节，膝下垫枕。根据患者的临床症状、体征及 X 线片所示骨质增生的部位准确选择治疗点，多于患膝关节内外侧、双膝眼、髌上囊及髌尖下方寻找压痛点，结节状物或膝关节屈伸时的痛点；并用记号笔于压痛点皮肤做标记。常规手术皮肤消毒，戴无菌手套。术者左手拇指或食指触压并固定压痛点，局部浸润麻醉（0.5%利多卡因）。采用一次性 7 号针刀，术者右手持刀，左手固定病变部位的两侧，右手加压后快速破皮刺入，透皮后缓慢摸索进针达病变部位后，按针刀四步规程要求，纵行切开疏通，横行剥离，在骨刺尖部（多为应力集中点）作切开松解和铲削，感手下松动后出针刀。出针后助手对针眼进行适当压迫止血。②全部松解完毕后在针眼可拔罐处拔罐。留罐 10 分钟，用无菌纱布擦去皮肤上从针眼拔出的瘀血及积液，最后针眼处碘伏消毒并用创可贴外敷，3 天内保持术区干燥，不能洗澡。以上治疗每 5 天 1 次，两次为 1 个疗程。③最后用邦力健神灯红外线电磁波治疗仪（风湿医用烤灯）理疗，以患者感觉舒适为度，每次理疗 20 分钟，每日 1 次，10 天为 1 个疗程。对照组：采用针灸+拔罐+神灯理疗治疗。针刺足三里、内膝眼、阳陵泉、阴陵泉，和局部阿是穴，留针 20 分钟，局部拔罐和理疗同观察组。以上两组均治疗 1 个疗程后进行疗效评定。治疗结果：观察组 30 例，患膝 49 例，痊愈 20 例，显效 19 例，有效 8 例，无效 2 例，总有效率 95.9%；对照组 30 例，患膝 48 例，痊愈 12 例，显效 16 例，有效 13 例，无效 7 例，总有效率 85.4%。认为观察组疗效优于对照组，针刀配合拔罐有止痛效果好、改善膝关节功能强的效果，相信会越来越受到重视。

徐涛[24]运用针刀结合穴位注射治疗膝骨性关节炎 64 例。治疗方法：针刀治疗组：膝关节前部选择仰卧位，膝关节后部选择俯卧位。穴位注射：选取血海、内膝眼、犊鼻、梁丘、鹤顶、阿是穴。用记号笔标记，络合碘常规消毒，2%利多卡因 4ml，维生素 B_{12} 1mg，强的松龙 20mg，0.9%氯化钠注射液 10ml，每个治疗点采用退出式注射，每处 2～3ml。

针刀治疗：髌上囊积液抽出后，垂直进针，切刺 2～3 刀，调整刀口方向，再次切刺 2～3 刀。内外侧副韧带沿韧带走行方向进针，斜刺 3～5 刀，髌下脂肪垫通过髌韧带垂直进针，刺入后调整针刀方向，与皮肤平行，对髌韧带和髌下脂肪垫进行松解。术后创可贴粘贴针眼，弹力绷带固定，每个治疗点按压 4～5 分钟，每次治疗 3～5 个点，每周治疗 1 次，总疗程 2～3 次。理疗针灸组：患者取侧卧位或者仰卧位，双膝采用仰卧位，单膝采用侧卧位，选取足三里、血海、梁丘、鹤顶、内膝眼、犊鼻、阿是穴。采用六合治疗仪或者中药离子导入仪治疗 30 分钟，然后穴位附近常规消毒，选用 0.3mm×30mm 针灸针，得气后平补平泻，连接电针，留针 20 分钟，每周 1 个疗程，治疗 2～3 个疗程。治疗结果：针刀治疗组 32 例，显效 18 例，好转 5 例，改善 5 例，无效 4 例，总有效率 91.7%；针灸理疗组显效 10 例，好转 7 例，改善 6 例，无效 9 例，总有效率 73.3%。认为治疗膝骨性关节炎用针刀作为主要治疗手段，辅以理疗其他方法最值得临床推广。

武士勇[25]运用针刀松解联合透明质酸钠治疗膝关节骨性关节炎 45 例。治疗方法：针刀手术治疗过程中，取仰卧位，暴露患处，膝关节自然伸直，在髌骨边缘有骨质增生和压痛位置定点，酒精消毒，局部麻醉，用针刀沿平行肌纤维方向进入，松解、断离横向粘连组织。切开皮下组织将凸面铲磨平整，铲磨过程刀口线与病变部位软组织走行相同，将影响患者关节活动的病灶予以充分松解，术后加压包扎固定患肢。视患者情况而定，膝关节周围痛点针刀松解 1～2 次，每周 1 次。术后 3 天以膝内侧缘为注射点，关节腔内注射透明质酸钠，屈伸膝关节数次，使透明质酸钠充盈关节腔，每周注射 1 次，共 5 次。静脉注射鹿瓜多肽、丹参或者红花注射液，每日 1 次。治疗结果：治疗后患者生活自理能力明显提高，疼痛程度明显降低，治疗前患者疼痛程度 8.4±0.5 分，治疗 1 周后患者疼痛情况 7.2±0.5 分，治疗 2 周后患者疼痛情况 5.8±0.5 分，治疗 3 周后患者疼痛情况 4.3±0.5 分。认为针刀松解和透明质酸钠联合起来治疗膝关节骨性关节炎，短期治疗效果比较显著，是一种比较好治疗膝关节骨性关节炎的措施。

陈军[26]运用针刀松解联合复方骨肽关节内注射治疗膝关节骨性关节炎 80 例。Ⅰ组为针刀治疗组：针刀组患者取仰卧位，屈曲膝关节。用记号笔标记膝关节周围压痛点，压痛点一般位于膝关节内外侧间隙、内侧副韧带止点处、胫骨前缘、髌骨上下缘处。常规消毒、铺无菌巾，在痛点处注射 1%利多卡因局部麻醉，而后针刀松解。在熟悉局部解剖的情况下，切口线顺着肌肉、韧带和神经、血管走行，针刀与皮肤呈 90°角。先根据局部压痛点定点、定向，在未刺入皮肤前针刀对皮肤缓慢加压，拟分离其下神经、血管，最后进针刀。经皮肤、皮下组织、筋膜达骨面，纵行切割、横行剥离 2～3 刀，范围 0.5cm。完毕后用碘伏消毒针孔、创可贴贴敷。每隔 7 日治疗 1 次，根据压痛点部位的多少和粘连严重程度，一般确定 2～3 个点刺入，3～5 次 1 个疗程，至压痛点消失，关节达到平衡即可。Ⅱ组为针刀松解联合复方骨肽组，在针刀治疗后第 2 日进行。取仰卧位，屈膝选择进针点，一般采用髌上内侧或外侧，髌下内侧或外侧等 4 种入路之一。常规消毒、铺无菌巾。先在进针点局部麻醉，然后将针头直接刺入关节腔，尽可能抽净关节腔积液后注入复方骨肽注射液（南京新百药业有限公司，批号 1307081）30mg，拔针后覆盖无菌纱布。每周 1 次，5 次为 1 个疗程。治疗结果：Ⅰ组 40 例，优效 15 例，良效 21 例，无效 4 例，总有效率 90.0%；Ⅱ组 40 例，优效 23 例，良效 16 例，无效 1 例，总有效率 97.5%。提示针刀松解联合复方骨肽关节内注射在治疗膝关节骨性关节炎上优于单纯的针刀治疗。

参考文献

[1] 黄贵伟. 针刀松解术康复治疗膝关节骨性关节炎 62 例疗效观察 [J]. 中国社区医师, 2017, 33 (4): 141-142.

[2] 李艳萍, 孙其斌. 超微针刀治疗膝关节骨性关节炎临床观察 [J]. 实用中医药杂志, 2017, 333 (2): 162-163.

[3] 刘宗亮. 膝关节骨关节炎发病机理研究及针刀治疗疗效探讨[J]. 中外医疗, 2017, 36 (20): 33-34, 37.

[4] 杨明领. 针刀微创松解术治疗膝关节骨性关节炎 60 例 [J]. 中医外治杂志, 2016, 25 (6): 31-32.

[5] 全科, 何冬凤, 李明潭. 针刀治疗膝关节骨性关节炎的临床分析 [J]. 中国实用医药, 2016, 11 (36): 45-47.

[6] 徐冬康. 针刀松解联合中医手法治疗膝骨性关节炎的效果分析 [J]. 中西医结合心血管病电子杂志, 2016, 4 (30): 174.

[7] 姜富馨. 针刀结合手法治疗膝关节骨性关节炎的临床研究 [J]. 大家健康 (下旬版), 2015, (8): 79-80.

[8] 裴久国, 莫锐芳, 徐胜珍, 等. 针刀整体松解术配合手法对膝关节骨性关节炎患者膝关节活动度的影响 [J]. 实用中医药杂志, 2015, (8): 760-761.

[9] 杏建书. 针刀联合中药熏蒸治疗膝关节骨性关节炎临床观察 [J]. 中医药信息, 2016, 33 (3): 116-118.

[10] 宋国政. 针刀整体松解术联合中药治疗膝关节骨性关节炎临床分析 [J]. 光明中医, 2015, (5): 1107-1108.

[11] 梁治学, 胡燕, 丁永红, 等. 针刀松解术配合强膝通痹汤治疗膝骨关节炎的临床观察 [J]. 中国中医药科技, 2015, 22 (1): 77-78.

[12] 幸大华. 针刀疗法联合川芎嗪治疗膝骨性关节炎临床疗效观察 [J]. 内蒙古中医药, 2015, 34 (8): 103-104.

[13] 卢关忠. 小针刀配合玻璃酸钠膝关节腔注射治疗膝关节骨性关节炎 [J]. 中国保健营养, 2017, 27 (22): 92-93.

[14] 侯玥. 针刀合并玻璃酸钠注射治疗膝骨性关节炎的疗效观察 [J]. 中医临床研究, 2017, 9 (1): 114-115.

[15] 郭志明. 玻璃酸钠联合针刀治疗膝关节骨性关节炎疗效观察 [J]. 实用中医药杂志, 2017, 33 (3): 273-274.

[16] 叶文汉. 玻璃酸钠联合针刀治疗膝关节骨性关节炎的疗效评价 [J]. 中国保健营养, 2017, 27 (11): 114-115.

[17] 徐锋. 臭氧水关节腔冲洗配合针刀松解治疗膝关节骨性关节炎 60 例 [J]. 中国现代药物应用, 2016, (6): 184-185.

[18] 张文强, 尚凤关, 刘文升, 等. 针刀联合玻璃酸钠治疗原发性膝关节骨性关节炎的效果观察 [J]. 今日健康, 2016, 15 (9): 126-126.

[19] 张前西. 臭氧联合玻璃酸钠与针刀配合治疗骨性关节炎临床效果分析[J]. 中国保健营养, 2016,

26（19）：113-114.

[20] 马丽敏，史东平，鲍杨，等．针刀联合臭氧治疗膝关节骨性关节炎的疗效观察 [J]．老年医学与保健，2016，22（4）：238-240.

[21] 杜鹏斌．臭氧冲洗配合针刀松解治疗骨性关节炎的疗效观察 [C]．2016 全国慢性病诊疗论坛论文集，2016：9-9.

[22] 黄永红，魏国鹏，任学通，等．关节内臭氧玻璃酸钠注射及针刀松解粘连联合治疗膝关节骨性关节炎的临床观察 [J]．河北医学，2017，23（9）：1537-1540.

[23] 李孝明．针刀与针灸配合拔罐治疗膝关节骨性关节炎的疗效比较 [C]．2016 全国慢性病诊疗论坛论文集，2016：88-89

[24] 徐涛．针刀结合穴位注射治疗膝骨性关节炎 64 例疗效观察[J]．大家健康（上旬版），2016，（2）：119-119.

[25] 武士勇．针刀松解联合透明质酸钠治疗膝关节骨性关节炎的疗效观察 [J]．医药前沿，2016，6（18）：96-97.

[26] 陈军．针刀松解联合复方骨肽关节内注射治疗膝关节骨性关节炎的疗效 [J]．实用疼痛学杂志，2015，11（3）：204-206.

六、髌骨软化症针刀临床研究进展

1. 针刀治疗

何悦硕[1]运用针刀为主治疗髌骨软化症 48 例。治疗方法：患者仰卧，用枕头将患膝略微垫起，以舒适自然为佳，术者拇指与食指固定髌骨上缘，寻找压痛点。压痛点多集中于髌骨上、下、左、右或内、外侧副韧带，股四头肌下端，髌下脂肪垫上端，取最明显痛点 3～5 个，用龙胆紫标出。痛点皮肤常规消毒，铺无菌洞巾，医生戴一次性口罩、戴无菌手套，选用 I 型 4 号针刀，刀口线与主要韧带、肌纤维方向平行，在病变处做纵行疏通与横行剥离。然后再分别从内膝眼、犊鼻穴进针刀，向髌骨后方刺入，并沿髌骨深（后）面缓缓进刀，缓慢探索到达髌骨病变部位，病变部位根据患者单足半蹲发生疼痛的角度确定。膝关节屈曲 30°～80° 发生疼痛，病位在髌骨中部，屈曲 80°～100° 发生疼痛，病位在髌骨上部，屈曲 100°～150° 发生疼痛，病位在整个髌骨。在病变的髌骨面做纵行疏通与横行剥离。当术者手下有松动感、患者出现酸胀感即可。出针后创可贴外贴治疗点，注意按压，防止出血。以上治疗每周 1 次，治愈则停止治疗，最多治疗4 次，之后加以胶布外固定和功能锻炼。疗效标准参照卫生部颁发的《中药新药临床研究指导原则》拟定。治疗结果：48 例病例 1 疗程治疗后做疗效评定，疗效不满意建议做其他治疗。治愈 18 例（37.5%），好转 27 例（56.2%），无效 3 例（6.2%），总有效率为 94.7%。认为针刀松解可以解除拉应力和压应力的不平衡，使膝关节内部的力平衡得到恢复，改善髌周软组织及膝关节内血液循环，使骨内压降低，促进关节软骨新陈代谢，筋脉得以润养，经络得以疏通，达到肢节滑动自如的目的，从根本病因上治疗本病。

周悦[2]运用针刀加手法治疗髌骨软化症 21 例。①针刀治疗。病人仰卧位，屈膝 90º。选择髌骨周围的痛点和压痛点作为治疗点，常规消毒后，每个点注射地塞米松 5mg、利多卡因 1mg。刀口线与髌韧带纵轴平行，针体垂直刺入，约 1mm 深时纵行切开 1～2 刀，继续深入达关节腔前缘，如刀下有坚韧感则进行切开松解。然后提起针刀至皮下，向髌韧带方向倾斜且使针体与髌韧带平面约成 70°，再刺入脂肪垫到达关节腔前外侧边缘，进针途中如遇硬韧之物一并切开。②手法治疗。患者仰卧位，患腿伸直，医生用手抓握住髌骨，用力上下滑动。然后令病人屈髋屈膝，用拇指顶住髌骨上缘，再令患肢伸直，同时拇指用力向下顶推髌骨。对膝关节屈伸障碍者，用镇定方法，在过伸过屈的位置上停留 30 秒钟。结果优者 14 例，良者 7 例，总有效率 100%。

2. 针刀综合治疗

李国强等[3]运用中药熏蒸结合按摩、针刀治疗髌骨软化症的 98 例。熏蒸治疗：由中药补骨脂、熟地、川续断、淫羊藿、附子、骨补碎等组成。按摩手法：①提捏股四头肌 50 次。②点按膝关节周围痛点各 1～3 分钟。③擦法以治疗股四头肌、股内侧肌和股外侧肌为主，以局部有热感为宜。④由外向内弹拨髌骨 10 次以纠正髌骨侧倾或半脱位，10 次为 1 个疗程。针刀治疗：选膝关节周围痛点 3～4 个，局麻后以针刀对痛点进行松解治疗，1～2 次。功能锻炼：髋关节屈曲 90° 位，膝关节屈曲 10°、30°、60°、90°、100° 时，进行 5 组屈伸膝关节间歇等长练习，每组抗组屈、伸各 10 次，每次 10 秒，收缩间隔 25 秒，每组间隔 30 秒，10 次为 1 个疗程。治疗结果：患者 98 例，治愈 78 例，好转 15 例，无效 5 例，总有效率 94.9%。

姚小强等[4]运用压揉股四头肌为主的方法治疗髌骨软化症 140 例。①压揉法。术者双手拇指重叠，轻轻地吸附在皮肤上向后拉，至极限后压紧骨膜向前推，先压揉股四头肌远端，然后压揉股四头肌近端，压揉完毕后，术者一手握患肢踝关节，一手推着髌骨上缘，令患者反复伸膝多次，屈曲困难者被动过伸膝关节数次；再按压髌骨上缘内上方推动髌骨到外下方，按压髌骨外上方推髌骨至内下方的同时作屈曲伸直运动 3～5 次。3 日 1 次，5 次为一个疗程。②针刀疗法。患者仰卧位，患肢伸直，结合 X 线片及临床症状，确定手术部位，用龙胆紫标记。常规消毒铺无菌洞巾，按照朱汉章教授四步进针法在髌周对挛缩、粘连处作疏通剥离，对髌周肌腱与肌腱、肌腱与骨之间的粘连进行纵行剥离 3～5 刀，出针后压迫止血，创可贴贴敷。7 日 1 次，2～3 次为 1 个疗程。③药物治疗。静滴活血化瘀类药物，并且给予滋补肝肾、强筋壮骨的中药制剂和药物熏洗膝部。结果优 112 例，良 15 例，可 8 例，差 5 例，总优良率 90.71%。认为上述三法相配，局部粘连得到松解，疗效显著。

干志诚等[5]运用针刀配合手法及中药熏洗治疗髌骨软化症 140 例。①针刀治疗。患者仰卧位，伸膝，选择髌骨周围、髌上囊、髌下脂肪垫、髌两侧支持韧带、髌股韧带附着处等部位的压痛点及结节作为进针刀点。每次选择 3～5 个反应明显的部位，龙胆紫作标记，术区常规消毒，各治疗点上注射镇痛液（2% 利多卡因 10ml、曲安奈德 40mg）1～2ml，然后用汉章牌 4 号平刃针刀操作。刀口线与治疗部位的肌纤维、肌腱韧带及神经、血管走行方向一致，按四步规程进针刀至病灶部位或达骨面，纵疏横剥，视病灶范围大小，切 3～5 刀，横行铲剥，侧刀推切剥离或广泛性通透剥离，粘连或瘢痕较大的部位可十字切开 3～5 刀，然后疏通剥离，以感到针下出现松动感为度。松解髌下脂肪垫时，在髌韧带中点垂直进针刀，穿透髌韧带后使针体与髌韧带平面约呈 15° 后左右分别疏通剥离，将粘连的髌韧带与脂肪垫充分分离。术毕，出针后用消毒敷料按压针孔 3～5 分钟，止血后用创可贴贴敷，保持针孔干燥一天。每周治疗 1 次，3 次为 1 个疗程。②手法治疗。针刀术后立即进行手法松解。患者仰卧位，患肢伸直，医者用手握住髌骨，用力上提和向上下左右滑动髌骨 10～20 次，进一步松解关节囊、支持韧带。然后医者一手拿住患肢踝关节上缘，屈膝屈髋，另一手拇指顶住髌骨上缘，再令患者伸膝，同时拇指用力向下顶推髌骨 10～20 次，向直下方和斜下方用力。膝关节屈伸障碍者，用过伸过屈膝关节的手法 3～5 次，在过伸过屈位置上各停留 30 秒。③中药熏洗治疗。将透骨草 30g、伸筋草 30g、草乌 20g、威灵仙 20g、淫羊藿 10g、桑枝、红花、细辛、木瓜、苍术、花椒各 15g，煎汤，酒醋作引，熏洗患部，每天 2 次，每次 30 分钟，3 周为 1 个疗程。结果治疗 2 个疗程后，140 例中优 112 例，良 15 例，可 8 例，差 5 例，总优良率为 90.71%。

翁良波等[6]运用针刀结合中药、功能锻炼治疗髌骨软化症 82 例。治疗组 47 例采用针刀、中药内服配合股四头肌功能锻炼治疗，对照组 35 例采用中药熏洗法治疗。①针刀治疗。髌骨内、外侧支持带压痛点为针刀的主要治疗点，配以髌骨周围的另外一个压痛点。患者仰卧位，膝关节略屈曲，常规皮肤消毒，覆盖无菌小洞巾，术者戴消毒手套。治疗髌骨内侧支持带的压痛点时，用 1%利多卡因 6ml 行局部麻醉后，选用Ⅰ型 4 号针刀，用左手把髌骨向外侧横推，按针刀四步规程进针刀，到达髌骨内缘后，调整针刀方向略向下，作广泛的横行剥离，当肌腱筋膜和骨端之间有松动感时出针刀。治疗外侧支持带时除把髌骨向内侧横推外，其余操作同内侧。作另外的髌周压痛点时，用 1%利多卡因 3ml 行局部浸润麻醉，按针刀四步规程要求进针刀，刺入达骨面后，进行纵行剥离，然后调整针刀使之与皮肤成 45º，再铲剥数刀。当肌腱筋膜和骨端之间有松动感时出针刀，创可贴压迫止血，保持针眼处干燥 3 天，每周 1 次，3 周为 1 个疗程。②中药治疗。以独活寄生汤加减。③功能锻炼。股四头肌静态等长收缩和非痛点静力半蹲练习，每天 1 次。④中药熏洗。由当归、红花、独活、地龙、透骨草、伸筋草、海桐皮、苏木、乳香等煎汤熏洗，待药液降温后，用毛巾浸润药液洗患膝或作热敷，药液凉后再加热熏洗，反复进行，每次熏洗 30 分钟，每天 2 次。3 周为 1 个疗程。口服西乐葆，1 次 1 片，每天 1 次共服 10 天。结果治疗组共 47 例，治愈 31 例，好转 13 例，无效 3 例，总有效率 93.5%。对照组 35 例，治愈 10 例，好转 14 例，无效 11 例，总有效率 71.0%。认为针刀能改善局部的应力平衡，中药和功能锻炼能改善局部血液循环，故临床疗效明显。

孙中华等[7]运用针刀结合中药内服治疗髌骨软化症 30 例。①针刀治疗。所用针刀是由长 7cm、直径 1.5mm 的克氏针制成，一端制成铲状面刀刃，另一端制成 0.3cm×0.3cm 小柄，与刀刃方向一致，并在此柄处以细银丝缠绕，使用前常规器械消毒。患者仰卧位，患膝伸直，皮肤常规消毒，于髌韧带内侧用 1%利多卡因 2ml 分别向髌骨内上缘、外上缘及髌韧带外侧局部麻醉。然后一手持针刀自麻醉处刺入皮下，另一手拇、食、中指捏住髌骨并提起，针刀穿过髌韧带，向髌骨外缘切割，彻底松解支持带及滑膜粘连，勿铲到骨面。同法再松解髌骨内上缘，最后上提针刀至皮下，横行向外剥离髌下脂肪垫。剥离完毕后，拔出针刀，用曲安缩松 40mg 分别于针刀剥离处局部封闭，针眼处用创可贴外贴并且保持干燥 3 天，每周 1 次，1 次为 1 个疗程。②中药内服。根据辨证施治而处以活血化瘀、清利湿热等药。每日 1 剂，水煎分 2 次服，1 周为 1 个疗程。结果 30 例患者痊愈 18 例，显效 9 例，好转 2 例，无效 1 例。总有效率 96.7%。

参考文献

［1］ 何悦硕. 针刀为主治疗髌骨软化症 48 例疗效观察［J］. 按摩与康复医学（上旬刊），2011，2（5）：25-26.

［2］ 周悦. 针刀加手法治疗髌骨软化症 21 例［C］. 中华中医药学会针刀医学分会 2007 学术年会，2007：140.

［3］ 李国强，段守峰，杨杰，等. 中药熏蒸结合按摩、针刀治疗髌骨软化症的临床研究［J］. 中国民间疗法，2012，20（11）：24.

［4］ 姚小强，于芳. 压揉股四头肌为主治疗髌骨软化症 140 例的临床观察［C］. 甘肃省中医药学会 2010 年会员代表大会暨学术年会论文汇编，2010：277.

［5］ 干志诚，姚小强. 小针刀配合手法及中药熏洗治疗髌骨软化症 140 例［N］. 甘肃中医学院学报，2010，27（1）：55.

［6］ 翁良波，连伟. 针刀结合中药、功能锻炼治疗髌骨软化症［N］. 浙江中医药大学学报，2008，32（1）：86.

［7］ 孙中华，魏强，邹庆，等. 针刀结合中药内服治疗髌骨软化症的疗效观察［J］. 科学之友，2007：（8）215.

第十三章
针刀术后康复保健操

"康复"这个词语来源于中世纪的拉丁语，其意是指"重新获得能力"。

20 世纪 90 年代，国际卫生组织对康复的定义为：康复是指综合协调地应用各种措施，最大限度地恢复和发展病者、伤残者的身体、心理、社会、职业、娱乐、教育和周围环境相适应的方面的潜能。

所以，"康复"一词的含义是强调患者本身的活动能力和发展患者的潜能，说明康复的意义是强调患者的主动能力。针刀疗法发明以来。在其四大基本理论的指导下，治愈了成千上万的慢性软组织损伤和骨质增生患者，对一些局部的软组织损伤及骨质增生性疾病，比如桡骨茎突肌腱炎、跟骨骨刺等，只需使用 1～2 支针刀进行一次闭合性松解就能治愈，于是，有的医生就片面地认为，针刀治疗疾病就是靠针刀扎几下就行了，不需要其他辅助措施，其结果是普遍存在针刀见效快，复发率高的现象，以至于医生和患者都承认针刀治疗有效，但在短时间内就会复发。造成这种现象的原因一方面是对慢性软组织损伤的病理机制认识不足，只把疼痛点当成针刀的治疗点，不清楚慢性软组织损伤的病理结构是以点成线、以线成面的立体网络状病理构架，另一方面是不重视针刀术后的康复，忽略了人体自身的主观能动性。针刀治疗只是帮助人体进行自我调节的一种手段，是一种扶正的手段，人体弓弦力学系统的修复必须由人体自身发挥调节作用才能恢复正常的动态平衡。随着针刀医学的发展，针刀治疗的适应证不断扩大，已经从骨伤科疾病扩展到内、外、妇、儿、五官等多科疾病的治疗，在长期的膝关节疾病的治疗实践中，发现针刀的治疗次数不再是 1～2 次，可能达到 3～5 次，针刀的治疗部位也不再是 1～2 刀，而是 6 刀，或者更多。这样，针刀术后人体的自我修复就需要更长的时间，因此，我们根据人体弓弦力学系统和慢性软组织损伤的病理构架理论设计了膝关节疾病针刀术后康复操，帮助人体进行针刀术后的自我调节，这种方法是让患者主动参与，充分发挥人体的自主意识，将动态弓弦力学单元的锻炼和静态弓弦力学单元的锻炼两者有机地结合起来，加快针刀术后组织的修复，尽快恢复人体弓弦力学系统的力学平衡。

本套康复操具有如下特点：

（1）每一式都在神情安逸、放松中练习，使患者取得事半功倍的疗效，总在喜、怒、哀、怨、恨中，何来平衡之趣。

（2）在伸膝式、屈膝式和跪膝式等中都安排了肌肉作静力收缩练习的时间，持续用力 8 秒后，然后加大用力作短促的动力收缩 1 次。这是根据针刀医学整体理论、网眼理论和中医推拿"寸劲"演变而来，这种方法可以将运动练习从动态弓弦力学单元的练习逐渐转变到静态弓弦力学单元的练习，从局部弓弦力学系统的练习逐渐转变到整体弓弦力学系统的练习，体现了以点成线，以线成面的整体康复理念。

（3）虽然每一式都明确了练习部位和主要运动肌群，且每式都具有调节机体的整体性和协调性的作用，但其练习量的多少需要患者根据自身的条件，量力而行，不可拘泥。

（4）很多练习者欲速愈，试图整天地练习，却忘记了欲速不达的古训，在完成了适合自身练习量的前提下，应参加非练习的各项动作内容，甚至参加社会活动，在乐趣中培养康复的信心，我们谓之"功课以外，快乐之中"。

（一）预备式

身心放松，神态安逸，两脚并拢，周身中正，两手自然下垂，目平视前方，深呼吸3次（图13-1）。

（二）伸膝式

1. 练习原理

本式练习操锻炼股四头肌等各伸膝肌群的协调运动能力。

2. 练习方法

双膝并拢，用力伸直下肢，持续用8秒，第9秒时间双膝关节用力同时向后弹击1次，还原放松，自然呼吸3次，左腿向前迈出半步，伸直。右膝微下蹲，左膝用力伸直，坚持8秒，第9秒时左膝关节加大用力向后弹压1次。还原放松，自然呼吸3次。右膝相同，左右重复练习3次（图13-2）。

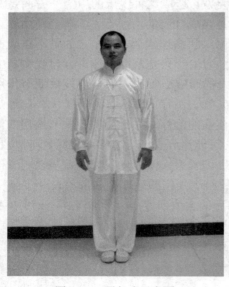 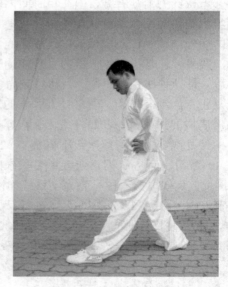

图 13-1　预备式示意图　　　　　图 13-2　伸膝式示意图

（三）屈膝式

1. 练习原理

本式练习操锻炼股二头肌、半腱肌、半膜肌等屈膝肌群的协调能力。

2. 练习方法

双手叉腰，左下肢站稳，右下肢尽力向后屈曲紧贴右臀部，持续用力 8 秒，第 9 秒时，弹击右臀部 1 次，还原，自然呼吸 3 次，左侧相同反复 9 次。本式可双手叉腰练习（图 13-3）。

（四）扣膝式

1. 练习原理

本式练习操锻炼膝关节内收肌群的主动协调能力，以及下肢与脊柱的协调能力。

2. 练习方法

双手相合置于双膝间，双膝微蹲用力夹住双手作轻微搓动，反复 36 次，还原放松，自然呼吸 3 次（图 13-4）。

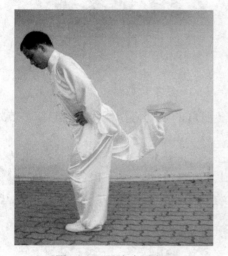 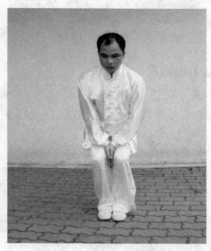

图 13-3　屈膝式示意图　　　　　　　　图 13-4　扣膝式示意图

（五）转膝式

1. 练习原理

本式复合练习锻炼膝关节的各肌群协同运动能力。

2. 练习方法

双脚分开，与肩等宽，双膝微蹲，双手扶膝，双膝同时分别作顺时针和逆时针方向划圆 9 次，再反方向划圆 9 次，身体直立，并步站立，深呼吸 1 次（图 13-5，图 13-6）。

（六）跪膝式

1. 练习原理

本式练习锻炼膝关节股四头肌各止点、髌腱、膝关节各肌群、跟腱及足部各肌腱的协同运动能力。

2. 练习方法

双手叉腰，双脚并步站立，保持躯干和大腿成一直线，膝关节慢慢下跪，体会膝关节髌腱、膝关节内外侧肌群及脚后跟腱的牵拉紧张感，坚持 8 秒，第 9 秒稍用力下跪，牵拉髌腱及跟腱 1 次，并步还原，深呼吸 3 次（图 13-7）。

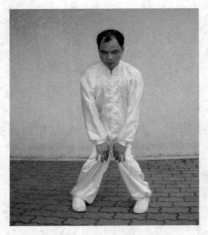 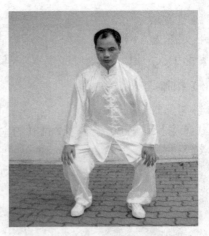

图 13-5　转膝式示意图（1）　　　　　　　图 13-6　转膝式示意图（2）

（七）越膝式

1. 练习原理

本式练习操锻炼下肢内收肌群及膝关节各肌群的主动协调能力，维持膝关节外翻角及下肢平衡能力。

2. 练习方法

左脚向右跨过右脚，两膝重叠，左膝在上，右膝在下，双手相合置其中，双膝用力夹紧其中的双手，坚持 8 秒，第 9 秒时间紧夹 1 次，还原放松，自然呼吸 3 次，反方向相同。左右重复 3 次（图 13-8）。

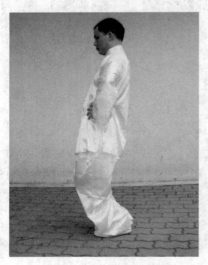 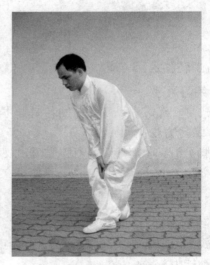

图 13-7　跪膝式示意图　　　　　　　　　图 13-8　越膝式示意图

（八）搓腰式

1. 练习原理

本式练习操锻炼腰背肌群、上肢肌和下肢肌各肌群的协调能力。通过腰部运动及搓腰部，培补身体元气，提高生命原动力。

2. 练习方法

两手从体侧向后上升，中指相接，抚于腰部向下搓动，至尾骨尖轻揉 3 次，双手上升，搓回腰部，连续 9 次还原放松，自然呼吸（图 13-9，图 13-10）。

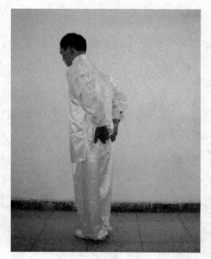 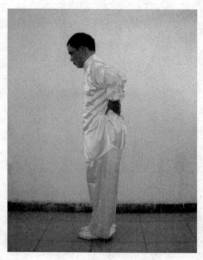

图 13-9　搓腰式示意图（1）　　　　　图 13-10　搓腰式示意图（2）

（九）搓脚心

1. 练习原理

本式练习操通过激发肾经经气，培补身体元气，提高生命原动力以及锻炼全身各肌群的协调能力。

2. 练习方法

左腿屈髋屈膝，左手轻扶左脚掌，右手掌心从左足跟轻轻搓至左足尖，往返 9 次，还原放松，自然呼吸 3 次，右侧练习 3 次，左右各重复练习 9 次（图 13-11，图 13-12）。

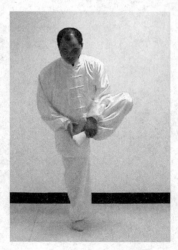 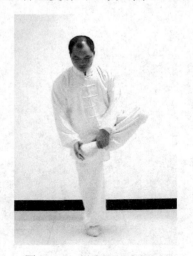

图 13-11　搓脚心示意图（1）　　　　　图 13-12　搓脚心示意图（2）